普通高等教育“十三五”规划教材
全国高等院校医学实验教学规划教材

编审委员会主任委员　文格波
编写委员会总主编　姜志胜

显微形态学实验

（组织学与胚胎学分册）

第2版

主　编　李美香　屈丽华
主　审　周国民　龙双涟
副主编　谢远杰　李朝红　唐显庆
编　委（按姓氏笔画排序）
石金凤　龙双涟　龙治峰　杜雅兰　李美香　李朝红
肖　萍　何伟国　张晓红　张蒙夏　罗红梅　周国民
郑　翔　屈丽华　莫中成　唐显庆　黄欣琼　谢远杰
谭思杰

科学出版社
北　京

内 容 简 介

本教材共分三篇。第一篇为常用仪器及基本实验技术，主要介绍形态学常用的显微镜的构造和使用，常用实验方法的原理、操作步骤及注意事项；第二篇为验证性实验，为传统形态学实验部分，主要描述细胞、组织、器官的正常形态结构及胚胎发生过程；第三篇为综合创新性实验，主要介绍了一些组织学与胚胎学研究方法的基本原理、实验步骤和应用。

本书适用于医学各专业层次的组织学与胚胎学实验教学，也可作为医学研究生的参考教材。

图书在版编目（CIP）数据

显微形态学实验（组织学与胚胎学分册）/ 李美香，屈丽华主编．—2 版．—北京：科学出版社，2017.1

普通高等教育“十三五”规划教材·全国高等院校医学实验教学规划教材

ISBN 978-7-03-050981-9

Ⅰ．①显… Ⅱ．①李… ②屈… Ⅲ．①人体形态学－显微术－实验－医学院校－教材 ②人体组织学－实验－医学院校－教材 ③ 人体胚胎学－实验－医学院校－教材 Ⅳ．① R32-33

中国版本图书馆 CIP 数据核字（2016）第 299702 号

责任编辑：李国红 周 园 / 责任校对：刘亚琦

责任印制：赵 博 / 封面设计：陈 敬

科学出版社 出版

北京东黄城根北街 16 号

邮政编码：100717

http://www.sciencep.com

北京世汉凌云印刷有限公司 印刷

科学出版社发行 各地新华书店经销

*

2010 年 7 月第 一 版 开本：787 × 1092 1/16

2017 年 1 月第 二 版 印张：14

2024 年 1 月第十次印刷 字数：349 000

定价：76.00 元

（如有印装质量问题，我社负责调换）

全国高等院校医学实验教学规划教材
编审委员会

编写委员会

序　一

近年来，教育部、卫生计生委等多部委紧密部署实施本科教学工程、专业综合改革试点、实践育人和卓越医生教育培养计划，把强化实践教学环节作为重要内容和重点要求，进一步凸显了医学实践性很强的属性，对切实加强医学实验教学提出了更高要求，指引着我国医学实验教学进入全面深化改革阶段。

高校牢固树立以学生为本、目标导向和持续改进的教育理念，积极创新和完善更加有利于培养学生实践能力和创新能力的实验教学体系，建设高素质实验教学队伍和高水平实验教学平台，以促进和保证实验教学水平全面提高。为此，南华大学医学院协同国内多所高校对第一版"全国高等院校医学实验教学规划教材"进行了修订和拓展。第二版教材涵盖了解剖学、显微形态学、医学免疫学、病原生物学、机能学、临床基本技能学、生物化学、分子生物学、医学细胞生物学、医学遗传学的实验教学内容，全书贯彻了先进的教育理念和教学指导思想，把握了各学科的总体框架和发展趋势，坚持了理论与实验结合、基础与临床结合、经典与现代结合、教学与科研结合，注重对学生探索精神、科学思维、实践能力、创新能力的全面培养，不失为一套高质量的精品教材。

愿"全国高等院校医学实验教学规划教材"的出版为推动我国医学实验教学的深化改革和持续发展发挥重要作用。

教育部高等学校基础医学类专业教学指导委员会主任委员
中国高等教育学会基础医学教育分会理事长　王晃

2015年12月

序　　二

随着本科教学工程、专业综合改革试点、实践育人和卓越医生教育培养计划的实施，高等医学院校迎来了进一步加强医学实验教学、提高医学实验教学质量的大好时机，必须积极更新医学实验教学理念，创新实验教学体系、教学模式和教学方法，整合实验教学内容，应用实验教学新技术新手段，促进医学人才知识、技能和素质全面协调发展。

"全国高等院校医学实验教学规划教材"编审委员会和编写委员会与时俱进，积极推进实验教学改革的深化，组织相关学科专业的专家教授，在第一版的基础上，吸收了南华大学等多个高校近年来在医学实验教学方面的改革新成果，强调对学生基本理论、基础知识、基本技能以及创新能力的培养，打破现行课程框架，构建以综合能力培养为目标的新型医学实验教学体系，修订并拓展了这套实验教学规划教材。第二版教材共十四本，包括：《系统解剖学实验》《局部解剖学实验》《显微形态学实验（组织学与胚胎学分册）》《显微形态学实验（病理学分册）》《病原生物学实验（医学微生物学分册）》《病原生物学实验（人体寄生虫学分册）》《医学免疫学实验》《机能实验学》《临床基本技能学（诊断技能分册）》《临床基本技能学（外科基本技能分册）》《生物化学实验与技术》《分子生物学实验》《医学细胞生物学实验》《医学遗传学实验》。

本套规划教材的编写，借鉴国内外同类实验教材的编写模式，内容上依据医学实验体系进行重组和有机融合，按照医学实验教学的逻辑和规律进行编写，并注重知识的更新，反映学科的前沿动态，体现教材的思想性、科学性、启发性、先进性和实用性。

本套规划教材适用对象以本科临床医学专业为主，兼顾麻醉学、口腔医学、医学影像、护理学、预防医学、医学检验、卫生检验、药学、药物制剂、生物科学、生物技术等专业实验教学需求，各层次各专业学生可按照其专业培养特点和要求，选用相应的实验项目进行教学与学习。

本套规划教材的编写出版，得到了科学出版社和南华大学以及有关兄弟院校的大力支持，凝聚了各位主编和全体编写、编审人员的心血和智慧，在此，一并表示衷心感谢。

由于医学实验教学模式尚存差异，加上我们的水平有限，本套规划教材难免存在缺点和不当之处，敬请读者批评指正。

总主编　姜志胜
2015年12月

第 2 版前言

实验教学在医学教育中占有重要的地位，《显微形态学实验》是基础医学教学中的重要组成部分。组织学与胚胎学均属形态学科，二者有密切的内在联系，是医学生学习生理、生化、病理、妇产科、儿科等后续课程和临床实践所必需的基础。形态学实验教学的方法与手段主要是利用显微镜观察并结合模型、照片、实物标本和多媒体技术来了解人体细胞、组织、器官的微细结构及胚胎发生过程的动态变化。

本教材共分三篇，第一篇为常用仪器及基本实验技术，主要介绍形态学常用的显微镜的构造和使用及组织学常用的实验方法，包括组织切片的制作与染色、免疫组织化学、组织细胞培养及常用电镜技术等。第二篇为验证性实验，为传统形态学实验部分，主要描述细胞、组织、器官的正常形态结构及胚胎发生过程，对每项实验的目的、内容、实验中观察的每一张切片、电镜照片与模型进行了重点突出的简述；第三篇为综合创新性实验，主要介绍组织学与胚胎学研究方法的基本原理、实验步骤和应用。

本书是一本图谱化的形态学教科书，插图总量达 400 余幅，包括光镜照片、电镜照片、模型照片和胚胎实物照片，充分彰显了形态学科的教学特点，对学生具有直接的指导作用，尤其是胚胎学部分将文字描述与不同侧面的模型照片一一对应，不仅在课堂上有很强的指导作用，而且也非常有利于学生在课外预习和复习。

本书第 1 版于 2010 年正式出版使用，经过几年的教学实践，得到广大师生和同行的好评。在此基础上，第 2 版增加了“常用仪器和基本实验技术”部分的内容，同时保持了第 1 版的图随文走、图文并茂的特色，对验证性实验和综合创新性实验的部分章节进行了补充和修改，如增加了神经系统的发生、精子计数等实验内容，更新和补充了部分图片，修订了部分文字，以期进一步提高本教材的实用性。

本书适用于医学各专业层次的组织学与胚胎学实验教学，也可作为医院从事病理检验、妇产科、儿科的医务人员及医学研究生的参考教材。

本书的编写得到了南华大学各级领导及多所医学院校同行专家、教授的帮助和指导，在此向他们表示衷心地感谢。

李美香　屈丽华

2016 年 12 月

第1版前言

组织学与胚胎学均属形态学科，有密切的内在联系，是医学生学习生理、生化、病理、妇产科、儿科等后续课程和临床实践所必需的基础。实验教学是其中的重要环节，其实验方法与手段主要是利用显微镜并结合模型、照片、实物标本和多媒体技术观察组织细胞、器官的正常细微结构及胚胎发生过程中的动态变化。为更好地适应21世纪高校医学实验教学改革、全面提高本科教学质量，教材建设至关重要。为此，我们根据新的人才培养目标和卫生部规划教材教学大纲的要求，结合我们多年的教学实践，组织编写了这部符合国家示范实验室建设要求的实验教学规划教材——显微形态学(组织学与胚胎学分册)。

本书共分两篇，第一篇为经典验证性实验，主要描述细胞、组织、器官的正常形态结构及胚胎发生过程，对每项实验的目的、内容、实验中观察的每一张切片、电镜照片与模型进行了重点突出的简述；第二篇为综合创新性实验，主要介绍组织学与胚胎学研究方法的基本原理、实验步骤和应用。

本书坚持传承与创新相结合，改变以往传统的图文分家的老模式，做到图随文走，图文并茂，更加有利于学生直观、便捷地学习和掌握理论讲授内容。为使学生拓宽知识面，培养学生的科学思维方式和创新能力，我们将本学科的新知识、新技术、新理论、新进展及学科交叉内容融入综合性与创新性实验中。

本书是一本图谱化的形态学教科书，插图总量达360余幅，包括光镜照片、电镜照片、模型照片和胚胎实物照片，充分彰显了形态学科的教学特点，对学生具有直接的指导作用，尤其是胚胎学部分首次将文字描述与不同侧面的模型照片一一对应，不仅在课堂上有很强的指导作用，而且也非常有利于学生在课外预习和复习。

本书适用于医学各专业层次的组织学与胚胎学实验教学，也可供医院从事病理检验、妇产科、儿科的医务人员参考。

本书的编写得到了南华大学各级领导及多所医学院校同行专家、教授的帮助和指导，在此向他们表示衷心地感谢。

由于编写时间仓促，水平有限，难免有疏漏和错误之处，恳请各界同仁和读者指正，以期再版时进一步完善。

屈丽华　罗红梅

2010年3月

目　　录

第一篇　常用仪器及基本实验技术

第二篇　验证性实验

第三篇　综合创新性实验

第一篇　常用仪器及基本实验技术

本篇主要介绍显微形态学实验的常用仪器和基本实验方法，包括多种显微镜的构造和使用方法，常用切片制作技术和染色方法，免疫组化、组织细胞培养技术及常用电镜技术等。

第一章　光学显微镜的结构和使用

一、普通光学显微镜的结构和使用

1. 成像原理与构造　光学显微镜利用凸透镜放大成像原理，将肉眼不能分辨的微小物体通过物镜、目镜两次放大成像，便于人们提取观察对象的微细结构信息。普通光学显微镜由机械装置和光学系统两部分构成（图 1-1-1）。

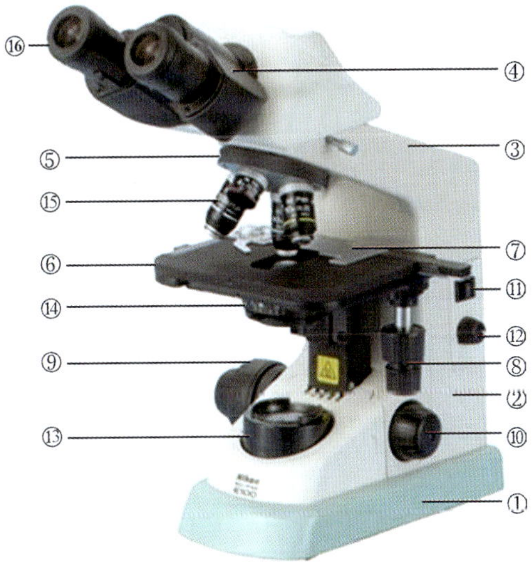

图 1-1-1　普通光学显微镜结构示意图

①镜座；②镜柱；③镜臂；④镜筒；⑤物镜转换器；⑥载物台；⑦片夹；⑧推片器调节旋钮；⑨粗准焦螺旋；⑩细准焦螺旋；⑪电源开关；⑫光强度调节旋钮；⑬电光源；⑭光圈及聚光器；⑮物镜；⑯目镜

（1）机械装置

1）镜座：位于显微镜底部，支持全镜。

2）镜柱：下端连镜座，上端与镜臂相连。

3）镜臂：呈弓形，位于镜柱上方，支持镜筒，是取用显微镜时握拿的部位。

4）镜筒：位于镜臂的前面，上端装有目镜，下端连旋转盘。根据镜筒的数目，显微镜可分为单目镜和双目镜两类。

5）旋转盘：又称物镜转换器，为接于镜筒下方的圆盘，其上嵌有 3 ～ 4 个物镜，旋转物镜转换器，可调换不同放大倍数的物镜。

6）载物台：四方形或圆形平台，供放置载玻片或标本之用，中央有一通光孔。

7）片夹：载物台上用于固定载玻片或标本的镰刀形弹簧夹，其左边可以向外拉开。片夹常被固定在推片器的推进齿条上。

8）推片器：是移动标本的机械装置，由一横一纵两个推进齿轮和齿条构成，调节推片器的旋钮位于载物台一侧的下方，转动旋钮可以使载玻片前后左右移动。

9）调焦螺旋：粗调焦螺旋与细调焦螺旋合在一起，位于镜臂上端或镜柱两侧，转动调焦螺旋可上下移动载物台，从而调节焦距使之清晰成像。粗调焦螺旋（大螺旋）可使镜筒或载物台按垂直方向做较大距离的升降，用于低倍镜观察时的焦距调节。细调焦螺旋（小螺旋）可使镜筒或载物台做很小距离的升降，适用于高倍镜和油镜观察时的清晰成像，其构造精密，不宜旋转过多、过快。

（2）光学系统

1）目镜：装于镜筒上端，由两块透镜组成。亦分高倍与低倍两种。高倍者较短，其上刻有 10× 或 15×；低倍者较长，其上刻有 5× 或 8× 字样。目镜内常装有指针，用以指示视野中的某一目标供他人观察。

2）物镜：装于旋转盘上，一般有低倍物镜、高倍物镜及油镜三种。低倍镜短，其上刻有 10/0.25 字样，10 代表该物镜的放大倍数，0.25 表示数值孔径，物镜的分辨率及放大倍数与数值孔径成正比。标本的放大主要由物镜完成，物镜放大倍数越大，它的焦距越短，物镜与玻片间的距离越小。高倍镜与油镜较长，其上分别刻有 40/0.65 及 100/1. 25 等字样（图 1-1-2）。当物像清晰时，物镜镜面与盖玻片上表面之间的距离称工作距离。物镜的放大倍数与其工作距离成反比（图 1-1-2）。当低倍镜被调节到工作距离后，可直接转换高倍镜或油镜，稍微调节细调焦螺旋便可见到清晰的物像，这种情况称为同高调焦。

光镜的放大率等于目镜和物镜放大倍数的乘积。

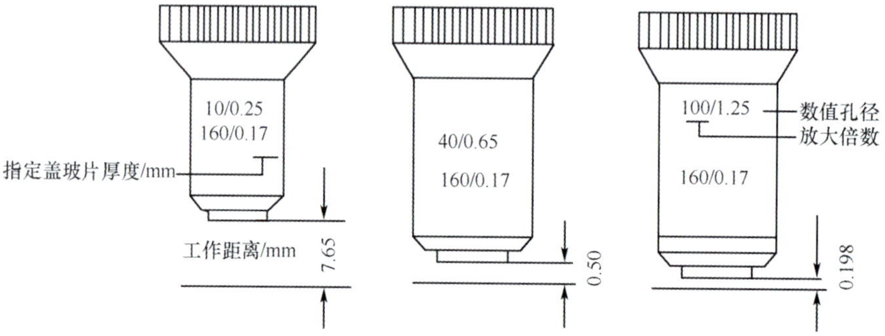

图 1-1-2　普通光学显微镜物镜及其工作距离示意图

3）聚光器与虹彩光圈：聚光器位于载物台通光孔下方，由一组透镜组成，能将反光镜所反射之光线或照明灯泡之光线汇聚至所观察的标本。载物台下方有一小螺旋，转动时可升降聚光器。上升时光线强，下降时光线弱。虹彩光圈位于聚光器下方，由多个活动钢片组成，中心形成圆孔，其外侧有一小手柄，拨动时能调节光圈大小，以调节光线的强弱。

4）光源：反光镜或照明灯泡。反光镜位于镜座上方，能向各方转动，使光线反射至聚光器；照明灯泡通常安装在镜座内，其附近有电源开关及光线强弱调节旋钮。

2. 使用方法

（1）对光：将低倍镜转到对准通光孔的位置，上升聚光器，打开光圈，打开电源开关后转动光线强弱调节旋钮或调整反光镜的角度，若用双目镜观察标本，应用双眼自目镜中观察，调至整个视野非常明亮为止，同时调节两个目镜间的距离，直到双眼看到一共同视野为止。用单目镜观察标本时，应练习两眼同时睁开，以减少视觉疲劳；用左眼自目镜中观察，右眼用于绘图和记录实验结果。

（2）置片：将组织切片有盖玻片的一面朝上，置于载物台上，将片夹左边向外拉开，把标本玻片平移入片夹内，轻轻弹回片夹左边，卡住固定好标本，转动推片器调节旋钮，将观察目标移至通光孔中央。

（3）调节焦距：切片放好后，先慢慢转动粗调焦螺旋使载物台上升，同时双眼从侧面注视切片与物镜间距离，当物镜镜头与切片相距约 0.5cm 时，眼睛从目镜中观察，边观察边将载物台慢慢下降，直到物像清晰为止。若物像不够清晰，可用细调焦螺旋调节。

（4）低倍物镜转高倍物镜：低倍镜看清物像后，将要观察的目标移至视野中央，直接转动物镜转换器由低倍镜转至高倍镜。转至高倍镜后，一般即可见模糊的物像，注意此时千万不要转动粗调焦螺旋及提升载物台，只需用细调焦螺旋稍加调整即可见清晰的物像。

（5）油镜的用法：使用油镜时，应先在高倍镜下看清物像，并将要观察的目标移至视野中央，移开高倍镜，在通光孔位置的标本上滴一小滴香柏油后，转动物镜转换器至油镜对准通光孔。从侧面观察，可见油镜头下端与切片上的镜油充分接触。此时目镜内观察一般也可见模糊的物像，缓慢转动细调焦螺旋直至看到清晰物像。

油镜用完后，先转动粗调焦螺旋下降载物台并将油镜转离通光孔，用干擦镜纸揩擦镜头一次，以去除大部分的油，再用沾有少许清洗剂的擦镜纸缓慢、仔细擦拭一次，以将油彻底去除，最后用干擦镜纸再擦拭一次，以将清洗剂去除。切片的处理方法与油镜头相似。

3. 使用注意事项　显微镜是精密的光学仪器，若使用不当，常会造成巨大损失，故要求同学们在使用时必须严格遵守下列规定：

（1）使用结束后，先将光调节器调至最小，关闭电源。

（2）搬动显微镜时必须双手持镜，以右手握紧镜臂，左手托住镜座，平贴胸前，以防撞碰。禁止单手提镜或使镜倒转，以免零件落地打破。

（3）使用前应检查显微镜的主要部件有无缺损；使用时应正确、缓慢的旋动有关机械部分。

（4）如遇镜头模糊不清时，严禁用手或粗布、粗纸等拭擦镜头，只能用擦镜纸轻轻拭擦。

（5）更换切片标本时，应先转开物镜，再取出或放置切片标本。

（6）使用油镜时，应首先鉴别高倍镜和油镜这两种镜头，切勿将油镜当高倍镜使用。

（7）不要随便取出目镜，以免灰尘落入镜筒内影响观察。

（8）不得自行拆卸修理显微镜，如有故障应立即报告老师。

（9）显微镜用完后，应将镜头转在交叉位置移离通光孔，载物台降到最低位置，降下聚光器，盖好防尘罩放回原处。

二、倒置相差显微镜的结构和使用

1. 成像原理与构造　普通光学显微镜一般不能分辨未染色细胞的细微结构，这是因为各细微结构的折光性接近或对比度不够。倒置相差显微镜，是相差显微镜和倒置显微镜相结合的产物，倒置相差显微镜既具有倒置显微镜的倒置观察方式，同时又具有与相差显微镜相一致的成像原理（图 1-1-3）。

倒置显微镜组成和普通显微镜一样，主要包括三部分：机械部分、照明部分、光学部分。相比于普通显微镜，倒置显微镜的物镜与照明聚光系统以载物台为轴颠倒位置，物镜在载物

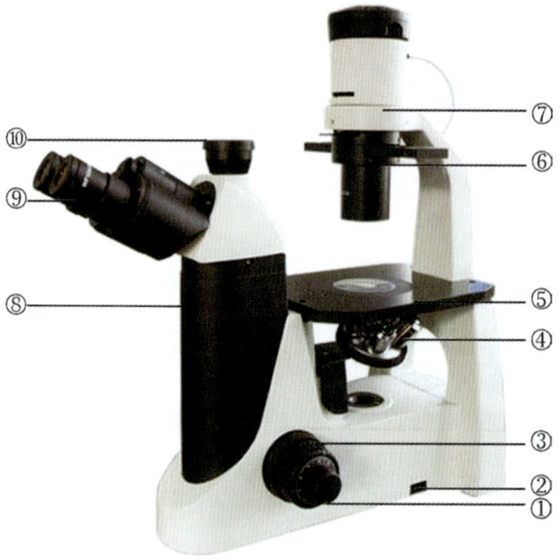

图 1-1-3 倒置相差显微镜结构示意图

①细准焦螺旋；②电源开关；③粗准焦螺旋；④物镜；⑤载物台；⑥光阑及聚光器；⑦光源；⑧主机；⑨目镜；⑩相机接筒

台之下，照明系统在载物台之上。这样的构造使得照明聚光系统与载物台的有效距离可以显著扩大，便于放置培养皿、细胞培养瓶等较厚的待观察器具，而同时物镜与材料之间的工作距离不必很大。一般研究用倒置显微镜都配有 4×、10×、20×、40× 相差物镜。

相差显微镜和普通显微镜的主要区别是用环状光阑代替可变光阑，用带相板的相差物镜（相板能将直射光和衍射光的相位差转变为振幅差，使明暗反差加强）代替普通物镜，并带有一个合轴用的望远镜。活细胞和未染色生物标本各部分细微结构的折射率和厚度不同，光波通过时，波长和振幅并不发生变化，仅发生人眼无法观察的相位变化（光程差）。相差显微镜通过带有环状光阑的聚光镜和相差物镜改变这种相位差，把相位差变为振幅（光强度）差从而实现观测。

相差显微镜主要用于观察生长在培养瓶中的活细胞或未染色的组织切片，有时也可用于观察缺少反差的染色标本。

2. 使用方法

（1）开机：打开镜体下端的电源开关。

（2）调节光源：旋转物镜转换器，选择放大倍数较小的物镜，同时调节镜体下端的光线亮度螺旋，并通过调节聚光镜下面的光阑来调节光源的大小。

（3）调节焦距：将待观察对象置于载物台上，慢慢转动粗调焦螺旋使物镜升降，见到物像后再用细调焦螺旋调至物像清晰，并消除或减小图像周围的光晕，提高图像的衬度。调节焦距可看到不同焦距水平的细胞。随后移动载物台上的观察对象，选择观察视野并拍照或利用与显微镜连接的计算机采集数码图像。根据需要可转换至高倍镜观察。

（4）关机：取下观察对象，旋转光源亮度螺旋至最暗。关闭镜体下端的电源开关，并旋转物镜转换器，使物镜置于载物台下，防止灰尘沉降其上。

3. 使用注意事项 与普通光学显微镜基本相同。

三、荧光显微镜的结构和使用

1. 成像原理与构造 荧光显微镜（fluor-escence microscope）也是光学显微镜的一种，由普通光学显微镜加上一些附件（如荧光光源、荧光镜组件）组成，结构如图 1-1-4 所示。荧光显微镜的原理是利用高效发光光源，经过虑色系统发出一定波长的光作为激发光，激发检测样品内的荧光物质发射出各种不同颜色的荧光后，再经物镜和目镜进行放大以观察标本的荧光图像。荧光显微镜主要用于细胞结构、功能及化学成分等的研究。

荧光显微镜由光源、滤色系统和光学系统等主要部件组成（图 1-1-4）。光源一般采用超高压汞灯，该灯可发出各种波长的光，每种荧光物质都有一个产生最强荧光的激发光波长，所以需加用滤色系统仅使一定波长的激发光经物镜照射至标本上。滤色系统是荧光显微镜的重要部位，由激发滤板和压制滤板组成。根据光源和荧光色素的特点，可选用紫外、紫色、蓝色或绿色激发滤板，分别提供一定波长范围的激发光。压制滤板与激发滤板相对应，其作用是完全阻挡激发光进入目镜，以免干扰荧光和损伤眼睛，同时让特异波长范围的荧光选择透过，以显示专一的荧光色彩。故压制滤板与激发滤板必须选择配合使用。

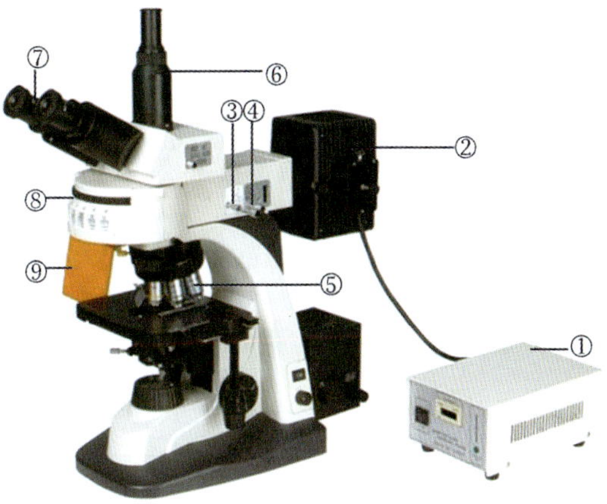

图 1-1-4　荧光显微镜结构示意图

①稳压电源；②光源灯箱；③视场光阑旋钮；④孔径光阑旋钮；⑤物镜；⑥相机接筒；⑦目镜；⑧荧光组件室；⑨紫外线保护罩

荧光显微镜按照明方式可分为落射式和透射式两类。落射式荧光显微镜是近代发展起来的新式荧光显微镜，透射式荧光显微镜较为原始，其激发光源是通过聚光镜穿过标本材料来激发荧光的。目前荧光显微镜照明方式通常为落射式，其成像原理是激发光通过双色束分离器反射至物镜，向下落射到标本表面，样品所产生的荧光以及由物镜表面、盖玻片表面反射的激发光同时进入物镜，返回到双色束分离器，使激发光和荧光分开，残余激发光被压制滤板吸收，因此物镜同时具有照明聚光器和收集荧光的作用（图 1-1-5）。

2. 使用方法

（1）开机：打开紫外灯电源，超高压汞灯要预热 15min 才能达到最亮点。

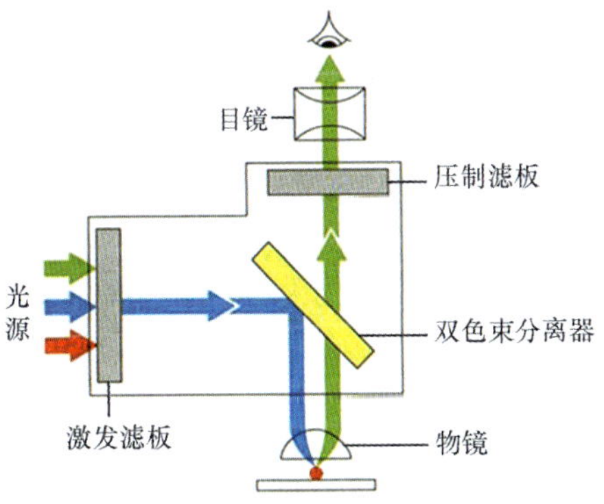

图 1-1-5　落射式荧光显微镜成像示意图

（2）选择相应的滤色系统：透射式荧光显微镜需在光源与暗视野聚光器之间装上所要求的激发滤板，在物镜的后面装上相应的压制滤板。落射式荧光显微镜需根据样品的荧光指示剂，在光路的插槽中插入所要求的激发滤板、双色束分离器、压制滤板的插块即旋转荧光组件室数码圆盘，以满足不同荧光反应产物的需要，分别对应如下：

WB——适用于 FITC 荧光抗体染色的样品观察，阳性染色为绿色。

WG——适用 PE 或 Cy3 荧光抗体和罗丹明染色的样品观察，阳性染色为红色。

WU——适用于紫外光荧光染色的样品观察，阳性染色为蓝色。

（3）调节光源：将荧光指示剂标记好的样品放存载物台后，低倍镜对准通光孔，根据不同型号荧光显微镜的调节装置，调整光源中心，使其位于整个照明光斑的中央。

（4）调焦距：按照普通光学显微镜的使用方法调焦距至物像清晰为止。根据需要可转换至高倍镜或油镜观察。同时利用与显微镜连接的计算机采集数码图像。

3. 注意事项

（1）严格按照荧光显微镜出厂说明书要求进行操作，不要随意改变程序。

（2）应在暗室中进行检查。进入暗室后，接上电源，点燃超高压汞灯 5 ～ 15min，待光源发出强光稳定后，眼睛完全适应暗室，再开始观察标本。

（3）防止紫外线对眼睛的损害，在调整光源时应戴上防护眼镜。未装滤光片不要用肉眼直接观察。

（4）检查时间每次以 1 ～ 2h 为宜，超过 90min，超高压汞灯发光强度逐渐下降，荧光减弱。

（5）荧光显微镜光源寿命有限，标本应集中检查，以节省时间，保护光源。电源应安装稳压器，因电压不稳会降低荧光灯的寿命。天热时，应加电扇散热降温。高压汞灯关闭后不能立即重新打开，需待汞灯完全冷却后才能再启动，否则会不稳定，影响汞灯寿命。新换灯泡应从开始就记录使用时间，一天中应避免数次点燃光源。

（6）标本染色后立即观察，因荧光会逐渐衰减。若将标本放在聚乙烯塑料袋中 4℃保存，或使用 ND 滤光片或孔径光阑减少激发光强度，可延缓荧光减弱时间。长时间的激发光照射标本，也会促使荧光衰减，故应尽可能缩短照射时间。

（7）用油镜观察标本时，必须用无荧光的特殊镜油。

四、激光扫描共聚焦显微镜的基本原理和应用

激光共聚焦扫描显微镜（laser confocal scanning microscope，LCSM）是在荧光显微镜成像基础上加装激光扫描装置，用激光作光源逐点、逐行、逐面扫描成像，利用计算机进行图像处理，从而获得细胞或组织内部微细结构的荧光图像。它是一种无损的、先进的多层形态观测分析仪器，已广泛应用于细胞生物学、生理学、病理学、解剖学、胚胎学、免疫学和神经生物学等领域。共聚焦显微技术是由美国科学家 M. Minsky 在 1957 年提出的，当初主要目的是消除普通光学显微镜在探测样品时产生的多种散射光。传统的光学显微镜使用的是场光源，在所观察的视野内，位于焦平面外的散射光也可通过物镜而成像，因而图像的信噪比降低，影响了图像的清晰度和分辨率。世界上第一台共聚焦显微镜商品在 1984 年由 Bio-Rad 公司推出。

1. CLSM 工作原理　CLSM 采用激光束作为光源，激光束经照明针孔，经由分光镜反射至物镜并聚焦于样品上，对标本内焦平面上的每一点进行扫描。然后，激发出的荧光经原来入射光路直接返回到分光镜。通过检测针孔时先聚焦，聚焦后的光被光电倍增管（photo multiplier tube，PMT）探测收集，并将信号输送到计算机上显示图像。在这个光路中，只有在焦平面上的光才能穿过检测针孔被 PMT 收集成像，焦平面以外区域射来的光线在检测针孔平面是离焦的，不能通过检测针孔成像（图 1-1-6）。由于照明针孔与检测针孔相对于物镜焦平面是共轭的，焦平面上的点同时聚焦于照明针孔与检测针孔，即共聚焦，这也是共聚焦显微镜名称的由来。针孔是共聚焦显微镜与普通光学显微镜最主要的区别，由于它的存在可以阻挡被测标本其他位置发出的荧光，来自标本的非焦平面光线不能进入探测器，从而提高了图像的清晰度和分辨率。另外，显微镜的载物台加一个微量步进马达，可使载物台上下步进移动，细胞或组织各个横断面的“光学切片”都能清楚地显示，获得“断层”影像，并可通过计算机软件重建三维立体结构，克服了普通共轭光路不能对快速运动及变化的标本进行观察的缺陷。

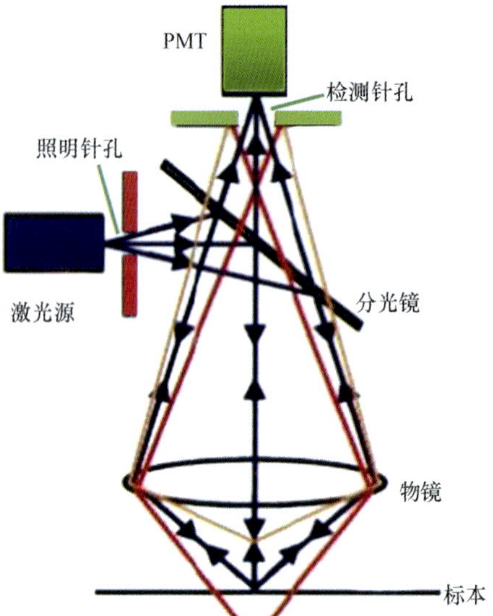

图 1-1-6　共聚焦成像原理图
物镜焦平面上的光（蓝色线条所示）能穿过检测针孔被探测器（PMT）收集成像，焦平面以外的点（红色、黄色线条所示）不能在检测针孔处成像

激光扫描共聚焦显微镜主要由显微光学系统、扫描装置、光源、检测器和应用软件系统组成。

（1）显微光学系统：由倒置显微镜和共聚焦系统组成，是系统成像质量的核心部分。显

微镜光路一般采用无限远光学系统结构，可以方便地在其中插入光学元件而不影响成像质量和测量精度。物镜组的转换、滤色片组的选取、载物台的移动调节、焦平面的记忆锁定等都可以由计算机自动控制。

（2）扫描装置：激光扫描共聚焦检测系统是进行大范围检测必需的组件，通常有丝杠导轨组成的 *X-Y* 平移扫描、阵镜摆动扫描等方式。平移扫描方式可以实现大范围区域的扫描，而阵镜摆动扫描的扫描范围相对较小，但其扫描及图像采集速度快，有利于对那些寿命短的离子做荧光测定。扫描系统的工作程序由计算机自动控制，与信号采集相对应。

（3）激光照射系统：包括激发光源和声光调焦螺旋，光源有单色光（激光）和多色光（汞灯、氙灯、卤素灯等）。激发光源可以使用氩离子激光器，它提供发射波长为 457nm、488nm 和 514nm 的蓝绿光；另外，氦氖绿激光器可提供发射波长为 543nm 的绿光，氦氖红激光器可提供波长为 633nm 的红光，UV 激光器可提供波长为 351nm、364nm 的紫外光。激光源还可以用其他半导体激光器。

（4）检测器：通常采用光电倍增管（PMT）、光子计数器等，通过转换器将信号输入计算机以便进行图像重建和分析处理。通常在 PMT 前设置针孔，可以采用恒定大小的针孔或由计算机软件来控制大小可变的针孔。如果是检测荧光，光路中还应该设置能自动切换的滤色片组，以满足不同测量的需要；也可以采用光阑或棱镜分光后进行扫描。

（5）应用软件系统：是 LCSM 的神经中枢，它控制着机械、光学、声学系统及各种外围设备，各部件之间的操作、切换都在计算机操作平台进行。

2. 激光扫描共聚焦显微镜在生物医学中的应用

（1）组织、细胞光学切片：通过 CLSM 能获得普通光镜无法达到的分辨率，同时具有深度识别能力，它以一个微量步进马达（最小步距可达 0.1μm）控制载物台的升降，可以逐层获得高反差、高分辨率、高灵敏度的二维光学横断面图像，从而对活的或固定的细胞及组织进行无损伤的系列“光学切片”，得到其各层面的信息。这种功能也被称为“细胞 CT”。

（2）三维图像重建：CLSM 通过薄层光学切片功能，可获得较厚组织的三维数据，经计算机图像处理及三维重建软件，沿 *X*、*Y* 和 *Z* 轴或其他任意角度来观察标本的外形及剖面，得到其三维立体结构，从而能十分灵活、直观地进行形态学观察，揭示亚细胞结构的空间关系。利用特定的荧光探针，CLSM 可利用计算机软件对目的细胞的形状、周长、面积、平均荧光强度及细胞内颗粒数等参数进行自动测定。能对细胞内特异结构的含量、成分及分布进行定量、定性、定时及定位测定。

（3）细胞物理和生物化学测定：CLSM 可对活细胞进行低光探测和重复性极佳的荧光定量分析，从而能对单细胞或细胞群的溶酶体、线粒体、内质网、细胞骨架、结构蛋白质、DNA、RNA、酶和受体分子等亚细胞结构的含量、组分及分布进行定位、定性、定量及实时分析；同时还可定量或半定量测定 Ca^{2+} 和 H^{+}（pH）等细胞内离子浓度及其变化，测定分子扩散、膜电位、氧化 - 还原状态和配体结合等生化反应变化程度。

（4）荧光漂白恢复：利用高能量激光束将细胞内某一部分中选定靶区域的某种荧光淬灭，然后观察邻近相同的荧光标志物重新扩散入该区域的速度和方式，从而分析活细胞内蛋白质运输、受体在细胞膜上的流动和大分子组装等细胞内分子的运动过程。

（5）长时程观察细胞迁移和生长：激光扫描共聚焦显微镜只需要很小的激光能量就可以达到较好的图像质量，应用软件可自动控制进行定时和定方式的激光扫描，从而减小了每次扫描时激光束对细胞的损伤，既可以用于观察细胞形态，细胞内生化成分的定量分析、光密度统计以及细胞形态的测量，配合焦点稳定系统可以实现长时间活细胞动态观察，记录细胞迁移和生长等细胞生物学现象。

3. CLSM 基本使用方法

（1）实验材料制备：新鲜的组织器官经过常规冷冻切片进行样品制备，培养的细胞要求细胞很好地贴附在玻片上。实验标本经过荧光染色后才能进行 CLSM 的观察和分析，必须根据实验目的、实验标本和现有仪器的配置选择合适的荧光标志物。

（2）先打开 CLSM 电源开关，然后打开扫描头开关。

（3）根据实验目的选择并打开合适的计算机分析软件，待系统初始化完成后打开激光管。

（4）根据荧光标志物的发射波长选择相应的滤片。

（5）按软件要求，设置有关参数，采集图像进行分析。

4. 注意事项

（1）汞灯开关的间隔时间不能太短。

（2）激光管使用前要预热，不能反复开关。

五、数码显微互动教学系统的使用

数码显微互动教学系统是现代形态学教学的重要辅助工具，可以大大提高形态学实验教学的效率和质量。

1. 数码显微互动教学系统的组成

（1）数码显微镜系统：数码显微镜系统由一台带高像素摄像系统的教师显微镜和若干台学生数码显微镜构成。该系统能够提供高像素清晰的画面，并实时显示在计算机上。

（2）数码互动教学成像系统：将学生用显微镜与教师的计算机相连，可在教师计算机屏幕进行同步显示，也可有选择性地显示任何一台学生显微镜的图像。同时该系统还可将实时图像投影到大屏幕上，让更多的学生共享好的图像。此外，该系统还具有视频的白平衡、除噪与单独调整、快速图像捕捉等功能。

（3）计算机软件系统：数码显微图像处理系统不仅能对图像进行各种测量，还可以对选定目标进行过滤处理、分割及自动计数，还能手动、自动拍照、录像、自动曝光和自动平衡。

（4）语音问答系统：该系统包括教师端主控计算机和学生端的操作面板等，具有全通话模式、学生示范模式、师生对讲模式、分组讨论模式，这些模式可充分保证教师与学生之间的语音双向交流、学生之间的双向对话以及学生分组讨论渠道的通畅。

2. 数码显微互动教学系统的主要功能

（1）教师机功能：包括广播教学、语音教学、语音对讲、学生演示、监控转播、屏幕录制、屏幕播放、分组教学、分组讨论、查看作业、视频直播、电子点名、文件分发、班级模型、系统管理、远程命令、远程设置等。

（2）学生机的功能：包括电子签到、电子举手、镜下显微结构的荧屏显示、拍照、屏幕播放、作业提交、远程消息、窗口接收广播、可选窗口显示模式等。

3. 使用方法

（1）学生端使用方法

1）电脑开机后，双击桌面数码显微互动教学系统软件相应图标，进入该软件主界面。

2）单击“预览”按钮，预览窗口显示学生显微镜下实时的图像。

3）电子举手：学生在听课过程中可以使用电子举手请求教师回应。学生登录后在右键菜单中选择“举手”或按“Scroll Lock”键即可发出举手信息。教师机屏幕上会显示，老师能通过互动系统回答学生提问。

4）作业提交：作业提交允许学生将学生机的目录或作业发送至所选教师机的某目录。通过作业提交，学生可以将教师布置的作业提交给教师。

5）白平衡调节：移动切片至空白区域，点击“自动白平衡”按钮，图像背景显示为白色，再将切片移回原来位置即可观察或拍照保存图像。

6）图像处理：在“图像处理”模块可以双击左下方图像列表区中显示的“视频预览”模块，进入界面后，选择镜下拍照目标，调焦后点击“拍照”，然后保存图片至电脑硬盘或移动储存设备，默认保存路径为D盘根目录，也可更改保存路径。可对所拍摄的图片进行处理，也可以单击“打开”从电脑磁盘中调入图片进行处理。

7）视频回放：“录像”所录制视频默认保存路径为C盘根目录。单击“打开”按钮从磁盘中选择“视频预览”模块下所录制的视频，然后单击“播放”进行视频的回放。学生机端屏幕回放功能可以播放自己和教师端屏幕录制的文件。

8）使用完毕后关闭软件，返回电脑窗口界面。

（2）教师端的使用

1）电脑开机后，双击桌面数码显微互动教学系统软件相应图标，进入主界面。

2）选择不同的通道后，即可进行配套教学。常用的功能包括：

授课：将教师机的图像、屏幕及声音适时传到学生端进行教学，任选多个画面同时显示，可对任一实时画面单独提出进行单独施教；同时任意设定不同学生进行分组讨论、教学。

实时屏幕监视、控制：教师屏幕可以同屏监视多个学生机屏幕或直接取得任意学生机的鼠标控制权，在互动系统硬件允许范围内，可显示多达256个学生端图像。

学生屏幕转播：教师可以将任意一个学生机的屏幕转播给任意其他学生。

语音系统：实现教师和学生、学生和学生的语音对讲。

学生演示：将某学生端的图像声音转给其他学生。

屏幕录制／回放：将授课的屏幕过程录制下来，便于重复上课时回放使用。

图像捕捉：①静态捕捉，对任一动态图像进行单帧捕捉，存储到硬盘；②自动定时捕捉，能够按一定的间隔时间进行捕捉，捕捉的帧数和时间间隔可根据需要在软件中自由设置；③动态录像捕捉，可以对任一动态图像进行录像，并且可对教师屏幕进行同步录像及录音。

图像处理：①白平衡，还原实时图像的真实色彩/RGB，进行实时图像的红、绿、蓝颜色调节；②除噪声，去除由于数据传输过程中产生的噪声，得到最佳的图像效果；③背景光平衡，对实时图像的背景光进行平衡处理，得到理想的图像效果；④动态滤色，得到实时动态的滤波处理效果（反转、灰值化、红、绿、蓝处理）。

4. 注意事项

（1）使用该系统时若出现故障，一定要请老师指导调整。

（2）不要将自己的移动硬盘或U盘等插到电脑上，以免带来病毒破坏系统。

（3）数码拍照时所获得的图像放大倍数不是很准确，最好的方法是在显微镜下标定已知长度的标线（bar）同时保存在图片上，就能显示出图片的准确放大倍数。

（谢远杰）

第二章　组织切片制作

组织切片技术是教学和科研中常用的方法。组织在经过固定、脱水、透明、包埋等步骤后，用切片机切成较薄的切片，再经不同的染色就可以显示不同细胞组织的形态及其中某些化学成分含量的变化，组织切片也便于保存。组织切片制作技术是组织学、胚胎学、病理学、法医学及临床诊断学等学科研究观察细胞、组织的生理、病理形态变化的一种主要手段。组织制片技术方法有石蜡包埋切片法，树脂包埋切片法，火棉胶包埋切片法，冷冻切片法等多种。这里介绍常用的石蜡切片和冷冻切片的制作，其中石蜡切片制作是最基本的切片技术。

一、石蜡切片制作

【实验原理】　石蜡切片（paraffin section）是组织学常规制片技术中应用最为广泛的方法。石蜡切片制作的基本步骤包括：取材、固定、洗涤、脱水、透明、浸蜡、包埋、切片与贴片等步骤。固定是用化学药品配制成的固定液使细胞、组织中的蛋白质变性、凝固，以保存其原有的形态结构和抗原性；脱水是指用某些溶媒置换组织内水分，乙醇为常用脱水剂。固定后的组织先用乙醇脱去组织、细胞中的水，再用二甲苯、香柏油置换出乙醇并使组织透明；浸蜡是将石蜡透入组织内部取代透明剂，并使之变硬。包埋是将组织块浸入熔化的石蜡中，待石蜡冷凝后被包埋成石蜡组织块；切片、贴片是将石蜡组织块在切片机上切成薄片，然后贴到载玻片上，用于染色。一般的组织从取材固定到制成石蜡块需要数日，但标本可以长期保存使用。

【实验器材】

（1）脱水机、包埋机、切片机、切片刀、染色缸、染色架、载玻片和盖玻片等。

（2）固定液、石蜡（软蜡、硬蜡）、乙醇、二甲苯、香柏油等。

【实验方法】

1. 取材　标本可取自动物、外科手术或活检组织。所取组织材料越新鲜，组织、细胞的结构保存得越好。人体组织一般应在死后 4h 内取材，动物组织则应在处死后立刻取材。组织块力求小而薄，一般组织块的厚度为 0.2 ～ 0.3cm；面积 1 ～ 1.5cm^2，最多不超过 2cm^2，让固定液能迅速而均匀地渗入组织内部。

2. 固定　固定的目的是尽量保持组织的生理状态。固定液有多种，各种固定液各有其优缺点。由单一化学物质组成的单一固定液有甲醛、乙醇、冰醋酸、升汞、锇酸（四氧化锇）、重铬酸钾及苦味酸等。乙醇渗透慢，有固定兼脱水作用，可固定肝糖原但溶解脂肪；甲醛渗透快，能固定一般组织，但溶解肝糖原和色素。单一固定液不能固定细胞中的所有成分，由多种化学物质组成的混合固定液可以互补不足。常用的混合固定液有 Bouin 液、Zenker 液、FAA 液、Carnoy 液、SuSa 液（配方见有关技术书籍）。因此，应根据实验目的的不同来选择适宜的固定液。固定液的用量通常为组织块的 20 倍左右，固定时间则根据组织块的大小及松密程度以及固定液的穿透速度不同而定。

固定的方法常用的有浸泡法、灌注法及蒸汽法：①浸泡法是最常用的固定法，它将组织块直接浸泡在固定液中，固定的时间一般在 2 ～ 24h，适用于动物标本、尸检标本及临床活检标本等。②注射、灌注固定法主要适用于动物实验，大动物可以经门静脉、肾动脉、腹主动脉、肺动脉等插管注入，小动物可用注射器直接穿入心室或主动脉。先用生理盐水或缓冲液冲洗血液，再灌入固定液，要注意控制压力和注入量，一般灌注 30min 后即可取材。灌注法又有局部灌注固定和全身灌注固定之分。局部灌注固定常用于单个器官的固定，如固定肺组织可将固定液从气管或支气管注入；固定肝、肾组织则可从肝、肾动脉注入固定液；脑组织的固定，先麻醉动物，注射器的针尖从颈动脉向着头部的方向注入固定液。全身灌注固定则常用于较大的动物，将固定液从一侧颈总动脉或股动脉输入，将另一侧相应的静脉切开放血。③蒸气法：比较小而薄的标本可用锇酸或甲醛蒸气固定。主要用于血液、细胞涂片以及某些薄膜组织的固定。

3. 洗涤 固定后的组织材料需洗涤以除去留在组织内的固定液及其结晶沉淀，以免影响染色效果。一般用水配制的固定液固定后的组织块可用流水冲洗；用乙醇配制的固定液则不必洗涤，可直接进行脱水；苦味酸固定的组织块则需用乙醇多次浸洗以去除黄色。

4. 脱水 乙醇为常用脱水剂，它既能与水相混合，又能与透明剂相混。组织块应使用从低浓度到高浓度递增的乙醇进行脱水。通常从 50% 乙醇开始，经 70%、85%、95% 至 100% 梯度乙醇。具体脱水时间应根据组织块的大小及特性决定，组织块在 90% 以下的乙醇中可过夜，90%、95% 的乙醇中 4 ～ 5h，100% 乙醇中 2 ～ 3h。通常组织块可以放在 80% 乙醇中长期保存。

5. 透明 将脱水后的组织块，放入二甲苯中透明。通常先经纯乙醇和二甲苯各半的混合液浸渍过度，再转入纯二甲苯中浸渍。透明的时间则要根据组织块大小及种类而定，一般为 15 ～ 30min，最长不超过 1h。如果透明时间过短，则透明不彻底，石蜡难于浸入组织；透明时间过长，则 组织硬化变脆，切片时易碎。

6. 浸蜡 石蜡分为软蜡（熔点为 42 ～ 45℃，46 ～ 50℃）和硬蜡（熔点为 52 ～ 54℃，56 ～ 60℃）。石蜡使用前要先熔化、过滤去除杂质以增加石蜡密度。通常先把组织块放在熔化的石蜡和二甲苯的等量混合液浸渍，再先后移入软蜡和硬蜡中浸渍，浸蜡应在高于石蜡熔点 3℃左右的温箱中进行，以利石蜡浸入组织内。

7. 包埋 浸蜡后的组织块切面朝下放在装有蜡液的包埋容器中，待蜡液表层凝固即迅速放入冷水中冷凝变硬，即做成含有组织块的蜡块。

8. 切片与贴片 包埋好的蜡块在切片前须修剪成正方形或长方形，组织周边留蜡 1 ～ 2mm。将修好的蜡块夹在切片机的组织块夹具内，调整蜡块与切片刀的距离，使蜡块切面与切片刀刃平行，旋紧。根据实验要求调整刻度到所需切片的厚度（一般为 5μm 左右），即可正式切片，用毛笔托起蜡带，挑断后放入蜡带盒内，蜡带的光滑面朝下放置。

将一定长度蜡带或单个蜡片（光滑面朝下）漂浮于温水（45℃左右）中展平后，捞至载玻片上铺平，置于37℃温箱中烘干待用。一般组织切片用的载玻片要清洗干净后涂上黏附剂（如多聚赖氨酸）以免切片脱落。切片烤干后即可进行后续的染色等步骤。

二、恒冷箱切片制作

【实验目的】

（1）掌握恒冷箱切片制作的基本原理和制作步骤。

（2）掌握恒冷箱切片标本的准备要求。

【实验原理】 冷冻切片（frozen section）是一种在低温条件下使组织快速冷冻到一定硬度，然后进行切片的方法。冷冻切片的种类较多，有低温恒冷箱冷冻切片法，二氧化碳冷冻切片法，甲醇循环制冷冷冻切片法等。目前最常用的冷冻切片法是低温恒冷箱冷冻切片法。恒冷箱冷冻切片法的原理是将切片机置于低温冰箱内，用电子温控器维持恒定低温。由于制片过程中，组织块在低温条件下冷冻、变硬，不需脱水、透明及高温等处理，有利于保持组织形态结构和酶的活性，故常用于组织化学、免疫细胞化学和原位杂交等方法研究，并常作为快速切片的方法应用于临床诊断。但冷冻切片在冷冻过程中组织细胞内容易形成“冰晶”，严重时甚至损伤细胞结构，而且难以制作连续切片和薄的冷冻切片。冷冻切片后的组织块不能像石蜡组织块一样保存和重复使用。故取材时可多取几个组织块，液氮或 -80℃冰箱保存备用。

【实验器材】 恒冷切片机、刀片、载玻片。

【实验方法】

1. 取材与冻存 为了较好地保存细胞内的酶活性，一般在取材后立刻对组织块进行速冻。组织速冻的方法有多种，常用的有液氮冻存、干冰 - 丙酮冻存、-80℃冰箱冻存或 OCT 包埋直接冷冻。

2. 切片

（1）恒冷箱切片机平时维持在 0 ～ 5℃，用前调整好所需温度，切片的适宜温度在 -25 ～ -15℃。标本类型不同，切片温度要求也有所不同。标本块温度的高低关系到切片操作的成败，温度过低，标本块色白不透明，切片易卷曲或破碎；温度过高，标本块色淡略透明，切片易皱缩或易黏附于刀面。通常冷冻切片厚度为 6 ～ 10μm，切片标本可以是新鲜标本、固定标本或冷藏标本，如果是脂肪组织，应以固定标本切片为好。

（2）清洁切片刀和抗卷板，在切片机内快速冷冻台上放置好样品夹，上好切片刀。

（3）在金属的样品夹上滴 1 ～ 2 滴 OCT 包埋剂，尽快将组织块放于 OCT 上，1 ～ 2min 内，组织块就会发白变硬，冻凝在样品夹上。

（4）将样品夹固定于标本台上，用刀片修去多余的 OCT。调整好切片刀与组织块的距离。

（5）先不用抗卷板，摇动切片机手柄修好组织块的切面。调整好切片厚度，放下抗卷板，调整其上缘与刀口几乎平齐，匀速摇动切片机手柄切片，组织片平行滑入刀与抗卷板之间。

（6）移开抗卷板，用干净的载玻片轻轻接触组织切片，切片立即被吸附到载玻片上。

（7）用毛笔刷去片屑，放下抗卷板，重复切片。

（8）切片风干后，立即固定，冷藏待用。为防止脱片，载玻片上要先涂上黏附剂。

【实验结果】 切片应厚薄均匀、贴得平整无皱褶。

（石金凤）

第三章　组织切片常用染色方法

组织切片的染色方法很多，最经典、最常用的染色方法是苏木精（hematoxylin）-伊红（eosin）染色（HE染色），简称HE染色。但组织或细胞中某些特定结构用常规的HE染色方法不能显示，而需要选用一些专门用于显示某一特定结构的染色方法称为特殊染色，如显示网状纤维的硝酸银染色，显示脂肪细胞的苏丹Ⅲ染色等。特殊染色是常规染色的必要补充。本章仅介绍HE染色和硝酸银染色。

一、HE 染 色

【实验目的】

（1）掌握HE染色的基本原理和步骤。

（2）掌握HE染色结果的观察。

【实验原理】　苏木精是一种蓝紫色的碱性染料，带正电荷。细胞核内的染色质主要是脱氧核糖核酸（DNA），DNA两条链上的磷酸基朝外，带有负电荷，易与带正电荷的苏木精以离子键或氢键结合而被染成蓝紫色。伊红是一种红色的酸性染料，在水中离解成带负电荷的阴离子，细胞质中蛋白质的氨基带正电荷，可与伊红结合而被染成红色。

【实验器材】　染色缸、染色架、石蜡切片、盖玻片、苏木精染液、伊红染液、1%盐酸乙醇、梯度乙醇、二甲苯、1%碘乙醇、5%硫代硫酸钠、中性树胶、蒸馏水等。

【实验方法】

1. 脱蜡　贴好烤干的石蜡切片分别经二甲苯Ⅰ脱蜡10～15min，二甲苯Ⅱ脱蜡10～15min。

2. 下行入水　依次经100%乙醇Ⅰ 1～2min，100%乙醇Ⅱ 1～2min，95%乙醇　1～2min，80%乙醇1～2min，70%乙醇1～2min，蒸馏水洗1～2min。

3. 苏木精染色　切片过蒸馏水后入苏木精染色5～15 min，流水稍洗1～3 s，入1%盐酸乙醇分色3～5 s以褪去过染的颜色置自来水中返蓝30min，以显微镜下见细胞核呈蓝色、细胞质无色为佳。

4. 伊红染色　水洗后的切片过蒸馏水，入伊红染色1～3 min，蒸馏水洗1～2s。

5. 脱水　伊红染色后的切片水洗后依次经70%乙醇30s，80%乙醇30s，95%乙醇Ⅰ 1～2min，95%乙醇Ⅱ 1～2min，100%乙醇Ⅰ 2～5min，100%乙醇Ⅱ 2～5min脱水。

6. 透明　经乙醇脱水后的切片依次经二甲苯Ⅰ透明5～10min，二甲苯Ⅱ透明5～10min。在二甲苯中若组织片上出现白色云雾，表明脱水不够，应重入100%乙醇脱水。

7. 封片　从二甲苯中取出切片，速滴一滴中性树胶于组织上，用镊子轻轻加盖盖玻片，此过程应尽量避免产生气泡。

8. 观察　封固好的切片及时平放于恒温箱中40～50℃烘烤15h左右。待树胶干后，贴上切片标签，写上切片名称，即可置于显微镜下观察。

【注意事项】

（1）HE染色过程中所用的时间仅供参考，可根据染色时所处的室温、染液的新鲜程度等情况进行调整。在室温高、染液新鲜的情况下，染色时间可适当缩短，反之适当延长。

（2）若固定组织时所采用的固定液中含有汞盐等成分（如Zenker液），应在苏木精染色之前脱去汞盐。具体步骤如下：石蜡切片分别经二甲苯Ⅰ脱蜡10～15min，二甲苯Ⅱ脱蜡10～15min，然后依次经100%乙醇Ⅰ 1～2min、100%乙醇Ⅱ 1～2min、95%乙醇1～

2min、80% 乙醇 1 ～ 2min、70% 乙醇 1 ～ 2min，再入 1% 碘乙醇 5min、自来水 1 ～ 2min 后入 5% 硫代硫酸钠 5min、自来水洗 1 ～ 2min、蒸馏水洗 1 ～ 2min。然后再进行后续的染色步骤。

（3）染色后的切片在梯度乙醇脱水过程中，低浓度的乙醇有分化作用，因此时间不宜过长，在高浓度的乙醇中则要逐步延长脱水时间，使水分脱除干净。脱水一定要彻底，否则影响透明。

（4）伊红染液有蒸馏水配制和乙醇配制两种配制方法。若用蒸馏水配制时，伊红染色后要经水洗，用吸水纸稍吸去组织周围的水分后进入下面的步骤；若用乙醇配制时，伊红染色后用吸水纸稍吸去组织周围的水分，并擦去浮在组织周围的染液后直接进入下面的步骤，不需经过水洗，但在脱水过程中，应使用与溶解伊红等浓度的乙醇开始脱水。

【实验结果】 细胞核呈鲜艳的蓝紫色，细胞质及细胞外基质呈红色或粉红色。

二、硝酸银染色

硝酸银染色是神经原纤维、网状纤维、胃肠内分泌细胞、甲状腺滤泡旁细胞等常用的染色方法，其基本原理是把固定后的组织或切片浸于硝酸银溶液中，再用还原剂处理，使金属银颗粒沉淀在细胞和结构内部或表面，呈现深棕色或黑色。下面以网状纤维的硝酸银染色（Gomori 银染色法）为例介绍硝酸银染色的基本方法。

【实验目的】

（1）熟悉硝酸银染色的基本步骤。

（2）掌握染色结果的观察。

【实验原理】 网状纤维在疏松结缔组织中含量较少，纤维较细，分支多，彼此交织成网状，在 HE 染色下难以区分，但借助于镀银法（硝酸银染色法）能使其呈现黑色。其基本原理是网状纤维表面包有较多的蛋白多糖和糖蛋白，它们与银的化合物结合，用甲醛还原成金属银颗粒，并沉淀于网状纤维内部或表面而呈现黑色。

【实验器材】 染色缸、染色架、石蜡切片、盖玻片、银氨溶液、0.5% 高锰酸钾溶液，20% 甲醛溶液、2% 草酸、2% 硫酸铁铵、0.2% 氯化金、2% 硫代硫酸钠溶液、100% 乙醇、二甲苯、中性树胶等。

银氨溶液：甲液（10% 硝酸银），乙液（3. 1% 氢氧化钠），取甲液 5ml 滴加氨水至溶液清亮，加入 5ml 乙液，此时该液突然变成黑色，再滴加氨水至溶液清亮，多加 4 滴氨水，再用蒸馏水补足 50ml。

【实验方法】

（1）脱蜡：石蜡切片常规脱蜡至水。

（2）0.5% 高锰酸钾氧化 5min，自来水洗 1min。

（3）2% 草酸漂白切片 2min，自来水洗 2min。

（4）2% 硫酸铁铵媒染 2min，自来水洗 1min，蒸馏水洗 2 次。

（5）入银胺溶液 1min，蒸馏水洗 2 次。

（6）20% 甲醛溶液还原 5min，蒸馏水洗 2 次。

（7）0.2% 氯化金溶液 1min，蒸馏水洗 2 次。

（8）2% 硫代硫酸钠 2min，蒸馏水洗 2 次。

（9）无水乙醇脱水。

（10）常规二甲苯透明，中性树胶封片。

（11）观察：待树胶干后，贴上切片标签，写上切片名称，即可置于显微镜下观察。

【实验结果】 网状纤维呈黑色，胶原纤维呈黄色。

（郑　翔　龙治峰）

第四章　免疫组织化学技术

免疫组织化学（immunohistochemistry，IHC）又称免疫细胞化学（immunocytochemist-ry），是利用抗原与抗体间特异性结合的原理，对细胞或组织内的特定抗原（或抗体）进行原位检测的一门技术，由免疫学和传统的组织化学技术相结合发展而来。抗原是指能刺激机体产生抗体并能与之发生特异性结合的物质；抗体则是机体在抗原刺激下产生的一类能与抗原特异性结合的免疫球蛋白。免疫组织化学技术是用已知的标记抗体（或抗原）与细胞或组织内的相应抗原（或抗体）结合，形成带有标志物的抗原抗体复合物，在镜下对反应产物进行观察。凡能作为抗原、半抗原的物质，如蛋白质、多肽、核酸、酶、激素、磷脂、多糖、受体、病原体等均可应用免疫组织化学技术进行定性或定位检测。

免疫组织化学已成为生物医学各学科领域的重要研究手段，具有特异性强和敏感性高等优点，且能将形态学改变与功能和代谢结合起来，在生物学、医学等领域的研究和诊断中显示出巨大的实用价值，在临床肿瘤病理学中已成为常规的诊断方法。

免疫组织化学技术根据标志物的不同，可分为免疫荧光组织化学技术、免疫酶组织化学技术、亲和免疫组织化学技术、免疫金银及铁蛋白标记技术等。

一、免疫荧光组织化学技术

【实验目的】　掌握免疫荧光组织化学技术的基本原理、实验步骤和结果观察。

【实验原理】　免疫荧光组织化学技术简称免疫荧光技术，其基本原理是先将已知的抗原或抗体标记上荧光素成为荧光标记抗体。再用荧光标记抗体与组织细胞内的相应抗原（抗体）特异性结合，形成带有荧光素的抗原－抗体复合物。在荧光显微镜下，荧光素受外来激发光的照射而产生明亮的荧光（黄绿色或橘红色），可以看见荧光所在的组织细胞，从而确定抗原或抗体的性质、定位，以及利用定量技术测定含量。

常用的荧光色素有：

（1）异硫氰酸荧光素（fluoresceinisothiocyanate，FITC），最大吸收光波长为 490 ～ 495nm，最大发射光波长 520 ～ 530nm，呈现明亮的黄绿色荧光，是应用最广泛的荧光素。

其主要优点是：①人眼对黄绿色较为敏感；②通常切片标本中的绿色荧光少于红色。

（2）四乙基罗丹明（rhodamine，RIB200）最大吸收光波长为 570nm，最大发射光波长为 595 ～ 600nm，呈橘红色荧光。

（3）四甲基异硫氰酸罗丹明（tetramethylrhodamineisothiocyanate，TRITC），吸引光波长为 550nm，最大发射光波长为 620nm，呈橙红色荧光。与 FITC 的翠绿色荧光对比鲜明，可配合用于双重标记或对比染色。

免疫荧光技术可分为直接法、间接法和补体法三种。

1. 直接法　将荧光素标记在特异性抗体上（图 1-4-1）。用标记的已知抗体直接与组织或细胞内相应抗原反应。此方法特异性高，操作简便，非特异性荧光染色少；但敏感性低，且每检查一种抗原就需要制备一种荧光抗体，目前较少用。

2. 间接法　将荧光素标记在第二抗体上（图 1-4-1）。第一步，用非标记的特异性抗体与组织或细胞内相应抗原反应，再用标记的荧光抗体与特异性抗体结合，形成抗原 - 特异性抗体 - 荧光抗体复合物。此方法比直接法更灵敏；但需注意间接荧光抗体必须能与特异性抗体特异性结合。

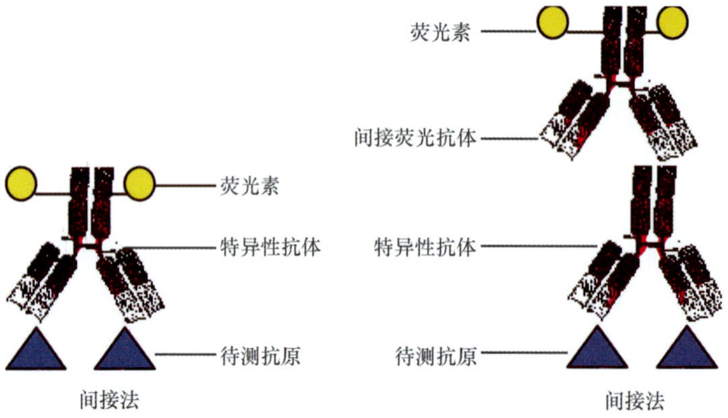

图 1-4-1　免疫荧光组织化学方法示意图

双重免疫荧光染色：当需要在同一标本上检测两种不同的抗原时可进行双重免疫荧光染色。通常用间接法，选择两种来自不同种属的特异性抗体，并选用两种用不同的荧光素分别标记的能与两种特异性抗体结合的间接荧光抗体。检测时先用两种特异性抗体按适当比例混合后孵育标本，漂洗去除多余的抗体后再用两种带有不同荧光素的间接荧光抗体混合或先后孵育标本。荧光显微镜下选用不同波长的滤光片观察。

【实验材料】 常规切片制作的仪器设备和低耗品，抗体（特异性抗体和荧光标记抗体），PBS（pH7.4），牛血清白蛋白，Triton X-100，缓冲甘油（分析纯无荧光的甘油 9 份 + pH9. 2 0.2M 碳酸盐缓冲液 1 份配制）。

【实验方法】

1. 免疫荧光间接法染色方法实验步骤

（1）冰冻切片、细胞爬片固定后用 PBS 漂洗 2 ～ 3min；石蜡切片经二甲苯脱蜡后下行乙醇入水，经 PBS 漂洗 3×3min。

（2）除去 PBS 液，每个标本加一滴 3% 牛血清白蛋白室温下孵育 30min，以封闭标本上与抗体非特异性结合的位点。

（3）吸去血清，加一滴 PBS 稀释的特异性抗体，湿盒内室温下孵育 2h 或 4℃冰箱过夜。PBS 漂洗 3×5min。

（4）除去 PBS 液，每个标本加一滴适当浓度的荧光素标记的二抗，室温下避光孵育 1h。PBS 漂洗 3×5min。

（5）缓冲甘油封片，荧光显微镜下观察。

2. 对照试验 为了保证实验结果的特异性，在染色过程中，应进行对照试验。

（1）阳性对照：用已知含有待测抗原的标本与待测标本同时进行实验。

（2）阴性对照：①空白对照，免去一抗；②代替对照，免疫前血清代替一抗；③用已知的阴性标本作为阴性对照；④特异性对照（抑制试验），标本加未标记的特异性抗体，再加荧光标记的特异性抗体。

【实验结果】 荧光显微镜下，组织或细胞上荧光清楚，背景干净。

【注意事项】

（1）载玻片需用防脱片剂如多聚赖氨酸预处理以防组织块脱落。

（2）标本上滴加试剂前需甩干玻片上的液体，并用滤纸吸去组织块周围的液体，以免残留液体稀释加入的试剂而影响实验效果。

（3）在整个实验过程中一定要保持组织块湿润，否则易导致非特异性染色。

（4）一定要设置对照实验，特别是阴性对照，排除试剂和方法的干扰。

（5）加荧光标记的二抗后一定要注意避光以防荧光淬灭。

（6）注意区分自发荧光，可通过设置阴性对照实验：标本加 1 ～ 2 滴 0.01mol/L、pH7. 4 的 PBS 代替特异性一抗。

二、免疫酶组织化学技术

【实验目的】 掌握免疫酶组织化学技术的基本原理、实验步骤和结果观察。

【实验原理】 免疫酶组织化学技术的基本原理是将酶连接到抗体上，制成酶标抗体，再借助酶对底物的特异性催化作用，生成有色的不溶产物或具有一定电子密度的颗粒，在光镜或电镜下显示细胞表面或细胞内部各种抗原成分的定位。

用来标记抗体的酶有辣根过氧化物酶（horseradish peroxidase，HRP）、碱性磷酸酶（alkaline phosphatase，AKP）、葡萄糖氧化酶（glucose oxidase，GOD），其中以辣根过氧化物酶最常用。常用的底物有 3，3′- 二氨基联苯胺（3，3′-diaminobenziden，DAB），反应产物为棕褐色颗粒，不溶于水，不易褪色，电子密度高，最为常用。另外还有 4- 氯 -1- 萘酚（4-chloro-1-naphthol），反应产物呈蓝色；3- 氨基 -9- 乙基 - 卡巴唑（3-amino-9-ethylcarbazol，AEC），反应产物呈红色。

免疫酶组织化学可分为直接法、间接法和非标记抗体酶法。

1. 直接法 与免疫荧光的直接法类似，把酶标记在特异性抗体（一抗）上，与标本中的相应抗原反应结合形成抗原 - 抗体 - 酶复合物，再加入酶的底物，产生有色的产物（即显色）沉积在抗原抗体复合物的部位，在普通光学显微镜下即可观察，进行定位、定性以至定量研究。该方法的优点是简单，时间短，特异性强；缺点是灵敏度低，所需抗体量大，现在基本不用了。

2. 间接法 与免疫荧光的间接法类似。把酶标记在间接抗体（二抗）上，与标本中的相应抗原反应结合形成抗原 - 特异性（Ⅰ）- 间接抗体（Ⅱ）- 酶复合物，再与酶的底物反应产生有色的产物（即显色）沉积在抗原抗体复合物的部位，在普通光学显微镜下即可观察。该方法的优点是较直接法灵敏，可标记一种抗体来鉴定多种抗原；缺点是特异性较直接法差。

3. 非标记抗体酶法 是在上述方法的基础上的改良。由于抗体和酶结合以后会降低抗体和抗原结合的能力，且对标志物的活性也有影响。非标记抗体酶法不用化学方法使酶与抗体结合，其基本原理是：①用酶免疫动物，制备效价高、特异性强的抗酶抗体；②用桥抗体的两个抗原结合部位分别与抗酶抗体和特异性抗体结合，经酶催化底物的显色反应后，显示出抗原所在的部位及含量。非标记抗体酶法包括酶桥法、PAP 法、APAAP 法，PAP 法应用最广。

（1）酶桥法：基本原理为组织切片上的抗原（待检抗原）与特异性抗体结合，桥抗体的 1 个抗原结合部位与特异性抗体结合，另一个抗原结合部位与抗酶抗体结合，加入酶与抗酶抗体结合，形成抗原 - 特异性抗体 - 桥抗 - 抗酶抗体 - 酶复合物，再加入底物显色（图 1-4-2）。此方法中，酶是通过免疫学原理与抗酶抗体结合的，任何抗体均未被酶标记，避免了共价连接对酶活性的影响，提高了方法的敏感性，也节省了特异性抗体的用量。

（2）过氧化物酶 - 抗过氧化物酶法（PAP 法）：这个方法是在酶桥法上的改良。基本原理与酶桥法相似，所不同的是将酶和抗酶抗体制成复合物（peroxidase-antiperoxidase，PAP）以代替酶桥法中的抗酶抗体和随后结合的酶，将两个步骤结合为一个步骤，即组织抗原 - 特异性抗体 - 桥抗 -PAP 复合物一起形成复合物，再加入底物显色。此方法不仅简化了步骤，更提高了反应的灵敏度，因为 PAP 是由 3 个过氧化物酶分子和 2 个抗酶抗体分子结合形成的环形分子，结构稳定，不易脱落，且结合的酶分子增多，故呈色效果增强（图 1-4-2）。

（3）碱性磷酸酶 - 抗碱性磷酸酶法（APAAP 法）：此方法是在 PAP 法的基础上用碱性磷酸酶代替了辣根过氧化物酶，基本原理相同。

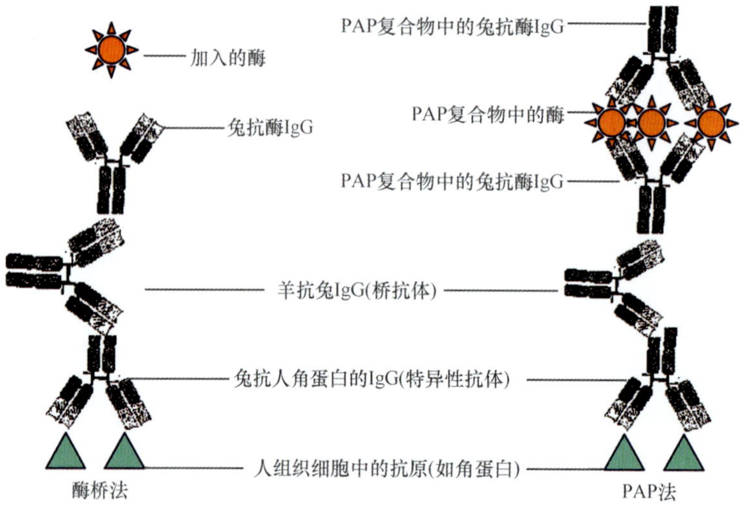

图 1-4-2　非标记抗体酶法示意图

【实验材料】　常规切片制作的仪器设备和低耗品，抗体，PBS（pH7. 4），牛血清白蛋白，Triton X-100。

【实验方法】　以 PAP 法染色为例。

1. 实验步骤

（1）冷冻切片、细胞爬片固定后用 PBS 漂洗 2 ～ 3min；石蜡切片经二甲苯脱蜡后下行乙醇入水，经 PBS 漂洗 3×3min。

（2）除去 PBS 液，0.3% 的 Triton X-100 室温孵育 20min，PBS 漂洗 3×5min。

（3）除去 PBS 液，含 0.3%H_2O_2 的 PBS 室温孵育 30min，封闭内源性过氧化物酶，PBS 漂洗 3×5min。

（4）除去 PBS 液，加正常羊血清，室温下孵育 30min，以封闭标本上与抗体非特异性结合的位点。

（5）吸去血清，加 PBS 稀释的特异性抗体，湿盒内室温下孵育 1h 或 4℃冰箱过夜。PBS 漂洗 3×5min。

（6）除去 PBS 液，加第二抗体（与特异性抗体种属匹配），湿盒内室温下孵育 1h。PBS 漂洗 3×5min。

（7）除去 PBS 液，滴加 PAP 复合物，湿盒内室温下孵育 1h。PBS 漂洗 3×5min。

（8）除去 PBS 液，DAB 显色，显微镜下控制显色时间和反应强度，及时洗去 DAB 终止反应。

（9）必要时苏木精复染细胞核，系列上行乙醇脱水、二甲苯透明、中性树胶封片。

2. 对照实验　同免疫荧光技术。

【实验结果】　阳性反应产物为棕褐色颗粒。

【注意事项】

（1）特异性抗体最好使用有效的低浓度。若切片上过多的第一抗体，两抗体间的距离恰好等于桥抗体的两个抗原结合部位与之结合，则无 PAP 结合物的位置，就会出现假阴性结果。

（2）桥抗体必须过量，保证桥抗体的两个抗原结合部位能分别与特异性抗体和与酶抗体结合。

（3）PAP 复合物中的抗酶抗体必须与特异性抗体来自同一种属。

（4）合理选择对比染色。若反应产物在胞质内，可复染细胞核。

三、亲和免疫组织化学技术

【实验目的】 掌握亲和免疫组织化学技术的基本原理、实验步骤和结果观察。

【实验原理】 亲和组织化学是利用两种物质之间的高度亲和能力及其可标记性而显示其中一种物质的方式。亲和免疫组织化学是将免疫组织化学和亲和组织化学结合起来的一种技术，其本质上不是抗原 - 抗体反应。该技术结合了免疫酶组织化学在待检抗原部位形成有色沉淀和亲和组织化学能产生有效抗原信号放大系统的特点，使其敏感性大大增加，操作简便，背景清晰，因而成为目前应用最广泛的免疫组织化学方法。

目前，生物素（biotin）与亲和素（avidin）是在亲和免疫组织化学中应用最为广泛的亲和物质对。生物素是一种小分子维生素（维生素 H），能与抗体分子结合而不影响抗体与抗原结合的能力。亲和素是一种糖蛋白。每个亲和素有 4 个和生物素结合的位点，因其能使生物素失活，故又称抗生物素。亲和素和生物素之间有极强的亲和力，结合的强度远大于抗原 - 抗体的结合，二者结合快，难解离。

目前，常用的亲和免疫组织化学方法有：亲和素 - 生物素 - 过氧化物酶复合物法（avidin biotin-peroxidase complex method，ABC 法）、链霉菌抗生物素蛋白 - 过氧化物酶法（streptavidin peroxidase method，SP 法）和链酶亲和素 - 生物素 - 过氧化物酶复合物法（streptavidin-biotin-peroxidase complex method，SABC 法）。

1. 亲和素 - 生物素 - 过氧化物酶复合物法（avidin biotin-peroxidase complex method，ABC 法） 此方法是将亲和素和生物素偶联的过氧化物酶按一定的比例混合形成亲和素 - 生物素 - 过氧化物酶复合物（ABC），使每个亲和素分子的 3 个结合位点与偶联有过氧化物酶的生物素结合，另一个结合位点保留，用于与生物素化的第二抗体结合。染色时，特异性抗体先与标本中的抗原结合，再与生物素化的第二抗体结合，然后加入 ABC 复合物，复合物中亲和素上游离的结合位点便与第二抗体上的生物素结合，最后通过显色反应显示组织或细胞中的抗原（图 1-4-3）。

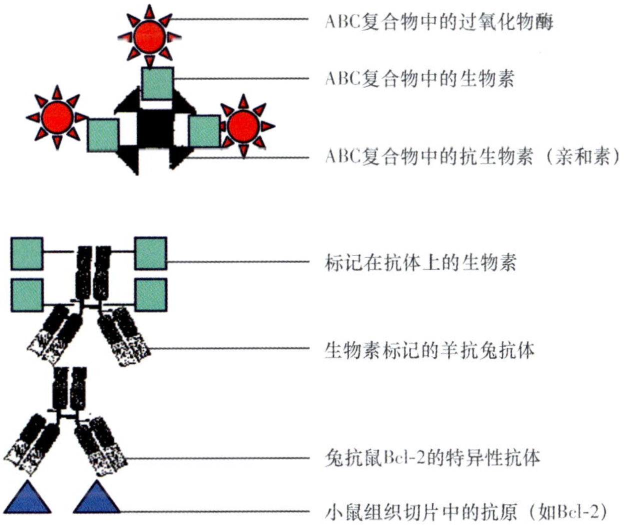

图 1-4-3 ABC 法示意图

ABC 法的特点：以亲和素作为“桥”将生物素结合的酶和生物素化的抗体链接起来，使抗原与抗体反应信号放大，以增加敏感性。

2. 链霉菌抗生物素蛋白 - 过氧化物酶法（streptavidin peroxidase method，SP 法）　链霉菌抗生物素蛋白（链霉亲和素）是从链霉菌培养物中提取的蛋白质，也具有 4 个生物素结合位点，是一种更完美的生物素结合蛋白。SP 法用链酶亲和素替代 ABC 法中亲和素 - 生物素复合物，形成链霉菌抗生物素蛋白，直接与过氧化物酶结合，形成链酶亲和素 - 过氧化物酶复合物（SP）；当生物素化抗体与结合在标本上的特异性抗体结合后，该复合物通过链酶亲和素游离的生物素结合位点与生物素化抗体结合，然后通过显色反应检测组织或细胞中的抗原。

SP 法的优点：链酶亲和素组织穿透性强，反应速度快；链酶亲和素不含糖基，不与内源性生物素结合，因此敏感性更高，特异性更强。

3. 链霉亲和素 - 生物素 - 过氧化物酶复合物法（SABC 法）　SABC 法是 ABC 法的改良，用链霉亲和素代替 ABC 法中的亲和素，其他成分与 ABC 法的完全相同。

【实验材料】　常规切片制作的仪器设备和低耗品，抗体，PBS（pH7. 4），牛血清白蛋白，Triton X-100。

【实验方法】

1. SP 法染色实验步骤

（1）冷冻切片、细胞爬片固定后用 PBS 漂洗 2 ～ 3min；石蜡切片经二甲苯脱蜡后下行乙醇入水，经 PBS 漂洗 3×3min。

（2）除去 PBS 液，0.3% 的 Triton X-100 室温孵育 20min，PBS 漂洗 3×5min。

（3）除去 PBS 液，含 3%H_2O_2 的去离子水或甲醇溶液室温孵育 10min，封闭内源性过氧化物酶，PBS 漂洗 3×5min。

（4）除去 PBS 液，加正常山羊血清封闭液，室温下孵育 30min，以封闭标本上与抗体非特异性结合的位点。

（5）吸去血清，加 PBS 稀释的特异性抗体，湿盒内室温下孵育 2h 或 4℃冰箱过夜。PBS 漂洗 3×5min。

（6）除去 PBS 液，加第二抗体（与特异性抗体种属匹配），湿盒内室温下孵育 1h。PBS 漂洗 3×5min。

（7）除去 PBS 液，滴加 SP（链霉亲和素 - 过氧化物酶），湿盒内室温下孵育 30min。PBS 漂洗 3×5min。

（8）除去 PBS 液，DAB 显色，显微镜下控制显色时间和反应强度，及时洗去 DAB 终止反应。

（9）必要时苏木精复染细胞核，系列上行乙醇脱水、二甲苯透明、中性树胶封片。

2. 对照实验　同免疫荧光技术。

【注意事项】　与免疫酶组织化学基本相似。另需注意对于含内源性生物素较高的组织，如肝、肾等组织，染色前，应先用 0.04% 的亲和素和 0.01% 生物素溶液分别作用 20min，以消除内源性生物素活性。

（李美香）

第五章　组织细胞培养技术

组织细胞培养始于20世纪初期，现在已经广泛应用于生物学和医学的各个领域，成为细胞学与组织学研究的重要技术手段。组织细胞培养技术是指在无菌的条件下将活体组织或活体细胞置于模拟体内生理环境等特定的体外条件下使其生长增殖的方法。按培养物的种类不同，可分为组织培养、细胞培养和器官培养。组织培养是从生物体内取出一小块活体组织在体外进行培养，细胞培养一般指将分散的细胞在体外进行培养，两者之间没有明显的界限。器官培养则是指将活体中器官或器官的一部分取出后置于体外培养，使其生长并保持其一定的结构和功能特征。

组织细胞在体外培养需要合适的环境和必需的条件，不同的组织或细胞的培养条件各有不同，但一般来说需要满足以下要求：

1. 营养需求　组织和细胞在体外生长必需一些基本的营养物质，如氨基酸、维生素、碳水化合物及一些无机离子等。氨基酸是组成蛋白质的基本单位，体外培养的细胞必须依赖培养液供给12种必需氨基酸（精氨酸、组氨酸、半胱氨酸、异亮氨酸、亮氨酸、蛋氨酸、苯丙氨酸、苏氨酸、色氨酸、酪氨酸、缬氨酸和赖氨酸），另外有些细胞还需补充谷氨酰胺。维生素是维持细胞生长的生物活性物质，如烟酰胺、叶酸、维生素 B_2、维生素 B_{12}、泛酸等。碳水化合物既是细胞的能量来源，也是合成某些氨基酸的原料，主要有葡萄糖、核糖、脱氧核糖、丙酮酸钠和乙酸钠等。无机离子是细胞的重要成分，也是某些维生素、激素和酶形成过程中不可缺少的原料，它们在调节细胞代谢、促进细胞生长发育和维持细胞生理功能等方面有重要作用。

除上述基本营养物质外，体外培养细胞的生长还需要促细胞生长因子。血清中含有多种细胞生长所需要的物质，有利于细胞在体外存活和生长，因此往往在培养液中增加血清以协助细胞生长。

2. 生存环境要求　组织细胞体外培养必须要具备能使细胞存活并增殖的生理学环境，包括合适的温度、气相和pH等。体外培养的细胞需要在一定的恒温环境中才能正常生长，哺乳动物包括人类体外培养细胞的理想温度为35～37℃。多数细胞需要在有氧条件下才能生长，且氧张力要略低于大气状态，二氧化碳亦为细胞生长所必需，同时又是细胞代谢的产物，并与维持细胞培养液的pH有关。体外培养细胞的理想气体环境一般为5%CO_2+95%空气的混合气体。此外，多数细胞适合于在pH 7.2～7.4的条件下生长，pH低于6.8或高于7.6均可能对细胞产生损害，甚至导致细胞死亡。在实验中，为保持培养液中pH的稳定，可加入磷酸盐等缓冲液。

3. 无污染及无毒　体外培养必须在无污染的环境中进行，组织细胞培养成功的首要条件是防止污染，因此所有的操作必须要做到最大限度的无菌。无毒也是细胞培养的必需条件，所有与培养细胞接触的器皿或材料，均不能具有细胞毒性，否则会导致细胞死亡。

一、原代培养

原代培养（primary culture），也称初代培养，是从生物供体中分离获取组织细胞后在体外进行的首次培养，是建立各种细胞系的第一步，也是组织细胞培养最基本的技术。原代培养的细胞，由于组织和细胞刚刚离体，其生物学特征尚未发生很大的变化，最能接近和反映体内的生长特性，比较适合做药物测试、细胞分化等实验研究。原代培养是获取细胞的主要手段，但原代培养的组织中细胞成分比较复杂，不同供体来源的同一类型细胞间差异可能很大，因此严格的对比性实验研究，需要对细胞传代后进行。

原代培养的方法很多，一般常用的为组织块培养法和蛋白水解酶消化法。

（一）组织块培养法

组织块培养法是一种操作简单且成功率较高的原代培养方法，即将组织剪切成小块，接种于培养瓶，一般贴壁培养 24h 后，细胞就能从组织块四周游出。但由于剪切和接种过程的操作会对组织块产生一定的损伤，并不是每一个组织小块都能长出细胞，而且接种的组织块不能太大，否则不易获取营养，从而影响细胞的生长。

【实验目的】

（1）掌握组织细胞培养中的无菌技术。

（2）初步掌握组织块培养瓶培养法的基本方法和技术。

【实验材料】 小白鼠，培养瓶，培养皿，离心管，吸管，烧杯，手术器械，酒精灯，记号笔，打火机，血球计数板，离心机，恒温水浴箱，超净工作台，CO_2 培养箱，倒置显微镜，DMEM 培养基（含 10% 小牛血清），Hanks 液，75% 乙醇。与培养标本接触的器材需要高温或高压灭菌后备用。

【实验步骤】

（1）在超净工作台内，处死小白鼠，置于 75% 乙醇中浸泡片刻消毒，无菌条件下解剖取肝脏组织块，用 Hanks 液清洗 2 ～ 3 次，再移入培养皿中，将组织块用眼科剪反复剪切成 $1mm^3$ 左右的小组织块。剪切过程中为保持湿润，可适当向组织上滴加 1 ～ 2 滴培养液。

（2）将剪切后的组织小块移至离心管，用 Hanks 液清洗 2 ～ 3 次。

（3）用眼科镊或吸管将组织小块小心送入培养瓶内，用弯头吸管将组织小块在瓶底壁上均匀摆放，一般每小块间距 5mm 左右。略倾斜培养瓶，吸去 Hanks 液。

（4）轻轻翻转培养瓶，使瓶底在上，加入适量培养液（以翻转培养瓶后，刚好能覆盖组织块为宜）。

（5）盖好瓶盖，并放置于 37℃，5% CO_2 培养箱中 2 ～ 4h，使组织块黏附于瓶壁。

（6）待组织块贴牢于瓶壁后，取出培养瓶，缓慢翻转培养瓶，使培养液缓缓覆盖于组织块（勿使组织小块漂浮），再放置于 CO_2 培养箱中培养。

（7）一般于 2 ～ 3 天后，可见细胞从组织块边缘长出，逐日增大，3 ～ 4 天后，可以换液一次，吸出一部分培养液，补加新的培养液。

（8）当组织块边缘长出的单层细胞相互接触后，或经细胞计数后达到下一步实验要求，即可以进行传代培养。

【注意事项】

（1）组织块黏附于瓶壁是组织块培养法成功与否的关键，可以在组织块移入培养瓶前适当处理培养瓶，如在培养瓶壁涂一层薄薄的小牛血清或胶原，有利于组织块的黏附。

（2）取材要严格注意操作的无菌，并且时间不宜耽搁太久，防止组织坏死。

（3）在组织块培养最初 48 ～ 72h 内，培养瓶须处于绝对静止状态，防止过多移动使组织块漂浮。

（二）消化培养法

消化培养法是采用蛋白水解酶（胰蛋白酶和胶原酶等）从组织中消化分离细胞的方法，其原理主要是蛋白水解酶可以去除细胞外基质中的基质和纤维成分，从而使细胞分散，形成细胞悬液。这种方法可以很快获得大量活细胞，但步骤较繁琐，易污染，并且一些消化酶价格较昂贵，实验成本较高。

【实验目的】

（1）掌握组织细胞培养中的无菌技术。

（2）初步掌握消化培养法的基本方法和技术。

【实验材料】 小白鼠，培养瓶，培养皿，离心管，吸管，烧杯，手术器械，200 目钢丝筛网，酒精灯，记号笔，打火机，血球计数板，离心机，恒温水浴箱，超净工作台，CO_2 培养箱，倒置显微镜，DMEM 培养基（含 10% 小牛血清），胰蛋白酶（0.25%），PBS 缓冲液，75% 乙醇。

与培养标本接触的器材需要高温或高压灭菌后备用。

【实验步骤】

（1）在超净工作台内，处死小白鼠，置于 75% 乙醇中浸泡片刻消毒，无菌条件下解剖取肝脏组织块，用 PBS 液清洗 2 ～ 3 次，再移入培养皿中，将组织块用眼科剪反复剪切成 1 mm^3 左右的小组织块，并剔除脂肪、结缔组织、血液等杂物。

（2）将剪切后的小组织块转移至离心管中，视组织块的量加入 5 ～ 6 倍体积（一般 2 ～ 3ml）的 0.25% 胰酶溶液，37℃水浴中消化 20 ～ 30min，每 5min 振荡一次，观察至组织块变白、疏松为止。

（3）用吸管反复吹打，使细胞分离，然后加入 3 ～ 5ml 含 10% 小牛血清的培养液以终止胰酶的消化作用。

（4）静置 5min，使未分散的组织块下沉后，收集上层悬液，通过 200 目孔径不锈钢网过滤，去掉未充分消化的组织块。

（5）低速离心（800 ～ 1000r/min）10min，弃上清液。

（6）加入 2 ml 培养液，吹打分散细胞后，移入 25ml 培养瓶中，再加入 3ml 培养液并混匀细胞，倒置显微镜下观察并计数，细胞呈圆形，悬浮在培养液中。

（7）置于 37℃、5%CO_2 培养箱中培养。3 ～ 4 天后可置换部分培养液，7 ～ 10 天后细胞形成致密单层后可进行传代培养。

【注意事项】

（1）严格无菌操作。

（2）吸取液体用的吸管不能混用，盛装液体的瓶子开口后尽量保持 45° 倾斜位。

（3）胰酶消化时要注意观察，防止消化过度。

二、传代培养及细胞的冻存与复苏

传代培养（subculture），也称继代培养。当原代培养或者细胞株需要在体外持续培养，则需要将培养的细胞分离稀释，重新接种到另外的培养器皿（瓶）内再进行培养，这个过程就称为传代（passage）。随着培养时间的延长和细胞不断分裂，细胞之间相互接触可发生接触性生长抑制，生长速度减慢甚至停止；同时，营养物不断消耗及代谢物不断积累也不利于细胞生长，故而需要传代。不同的细胞采取的传代方法不完全相同，贴壁生长的细胞一般用消化法传代，部分贴壁生长但贴附不牢的细胞及悬浮的细胞可采用直接吹打结合离心沉淀的方法分离传代。本节主要介绍贴壁细胞的消化法传代。

（一）消化法细胞传代

贴壁细胞的消化法细胞传代类似组织块的消化分离法，一般采用胰蛋白酶液（0.25%）消化分离细胞。

【实验目的】 初步掌握细胞传代培养的基本方法和技术。

【实验材料】 细胞株或原代培养的细胞，培养瓶，离心管，吸管，烧杯，酒精灯，记号笔，打火机，血球计数板，离心机，恒温水浴箱，超净工作台，CO_2 培养箱，倒置显微镜，DMEM 培养基（含 10% 小牛血清），胰蛋白酶（0.25%），PBS 缓冲液，75% 乙醇。

与培养标本接触的器材需要高温或高压灭菌后备用。

【实验步骤】

（1）取出培养的细胞（一般细胞覆盖至瓶底面积 80% 左右为宜），吸去原培养液，用 PBS 缓冲液漂洗细胞 1 ～ 2 次。

（2）加入 0.25% 胰蛋白酶液，以液面刚好盖住瓶底为宜，37℃静置 3 ～ 5 min。

（3）在倒置显微镜下观察细胞形态变化，当出现胞质回缩、细胞变圆球形、细胞间隙增大时，需终止消化。这时需去掉消化液，加入 3～5 ml 含 10% 小牛血清的新鲜培养液，吹打后制成细胞悬液。

（4）将细胞悬液吸出 2 ml 左右，加入到另一个培养瓶中，每个瓶中再分别加入 3 ml 新鲜培养液，置于培养箱中继续培养。

（5）观察细胞生长，一般传代后 2h 左右细胞就能附着在培养瓶底壁上，2～4 天就可以在瓶内形成单层细胞层，根据细胞计数或实验要求可进行再次传代。

（二）细胞的冻存和复苏

细胞的低温冷冻储存可减少细胞因传代保存所需要的人力和经费等资源，并可减少污染，减少细胞生物学特性的变化。细胞冻存和复苏已经成为细胞培养中常规的技术手段。细胞低温贮存在液氮中，温度低至 -196℃，理论上的储存时间是无限的。冻存细胞时，如果直接冷冻，会使细胞内、外的水均形成冰晶，导致细胞损伤。因此，一般在冻存时加入一定的保护剂，如二甲基亚砜（DMSO）或甘油，减少冰晶形成并保护细胞。细胞冻存和复苏的基本原则是慢冻快融，慢冻可以减少细胞内冰晶形成，而复苏时的快速融化可以保证细胞外冰晶在很短时间内融化，避免缓慢融化使水分渗入细胞内再次形成结晶而损害细胞。

【实验目的】

（1）了解细胞冻存和复苏的基本原理及意义。

（2）掌握细胞冻存和复苏的基本操作过程。

【实验材料】 培养的细胞，培养瓶，离心管，冻存管，吸管，烧杯，酒精灯，记号笔，打火机，离心机，恒温水浴箱，超净工作台，CO_2 培养箱，倒置显微镜，DMEM 培养基（含 10% 小牛血清），胰蛋白酶（0.25%），PBS 缓冲液，75% 乙醇，二甲基亚砜，液氮罐。

与培养标本接触的器材需要高温或高压灭菌后备用。

【实验步骤】

（1）选取拟冻存的细胞，冻存前 24h 更换新鲜培养液一次。

（2）配置新鲜的冻存液：含有 10% DMSO 或新鲜甘油的培养液。

（3）按常规方法将其制成细胞悬液，计数后离心（800～1000r/min，5～10min），弃上清液。

（4）加入新配制好的冻存液，冻存细胞最终浓度为 [（5～10）$\times 10^6$ 个 /ml]。用吸管吹打细胞使之均匀，然后分装入无菌冻存管中，一般每管 1～1.5ml。

（5）旋紧密封冻存管，标记好细胞名称、冻存时间等信息并做好相应冻存记录。

（6）标准的冻存应按 1～2℃ /min 的速度进行降温；当温度达到 -25℃以下时，按 5～10℃ /min 的速度进行降温；当温度达到 -100℃时，则可迅速浸入液氮中。一般按以下简易程序来控制降温速率：冻存管正立于冻存盒中，4℃平衡 30 分钟，再依次转入 -20℃冰箱 30min，液氮罐中气相空间过夜，最后置于 -196℃液氮中保存。

（7）冻存细胞的复苏：从液氮中取出冻存管，用镊子夹住，迅速放入 37℃水浴箱中，轻轻摇动使其尽快融化。待细胞悬液完全融化后取出冻存管，用乙醇消毒后开启，吸出细胞悬液，注入离心管并加入 10 倍以上的新鲜培养液，混合后低速离心（800～1000r/min，5min），弃去上清，再重新加新鲜培养液，吹打混匀细胞后移至培养瓶，置于 37℃培养箱中培养。次日更换一次新鲜培养液后常规培养即可。

【注意事项】

（1）所有操作需严格无菌。

（2）吸取液体用的吸管不能混用，盛装液体的瓶子开口后尽量保持 45° 倾斜位。

（3）从液氮中取出冻存管时，由于温度升高致液氮气化而可能发生爆炸，因此存取冻存管时均需要佩戴防护眼镜和手套，防止意外发生。

（莫中成）

第六章　常用电镜技术

电子显微镜是一种高精密度的电子光学仪器，它与光学显微镜的主要区别是：用电子束代替可见光，用电磁透镜代替玻璃透镜，用荧光屏使肉眼看不见的电子束成像，使放大工具的分辨率从光镜的 0.2μm 提高到 0.2nm。电子显微镜自问世以来，即在生物医学、金相学、材料科学等领域得到广泛的应用，极大地推动了科学的发展。其发明者于 1986 年荣获诺贝尔物理奖。根据成像原理的不同，电子显微镜分为透射电子显微镜（简称透射电镜，TEM）和扫描电子显微镜（简称扫描电镜，SEM）两大类。TEM 是观察样本的平面形态，SEM 是观察样本的立体形态。

一、透射电子显微镜的结构与工作原理

（一）结构

透射电子显微镜一般由电子光学系统（又称镜筒），真空系统和供电系统三大部分组成。

1. 电子光学系统（镜筒）　镜筒是透射电子显微镜的主体部分，其内部自上而下顺序地排列着电子枪、聚光镜、样品室、物镜、中间镜、投影镜、荧光屏和照相机等装置［图 1-6-1，图 1-6-2（A）］。

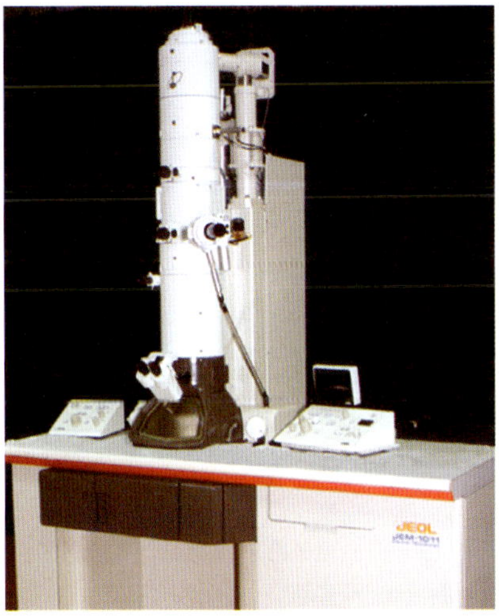

图 1-6-1　透镜电镜实物照片

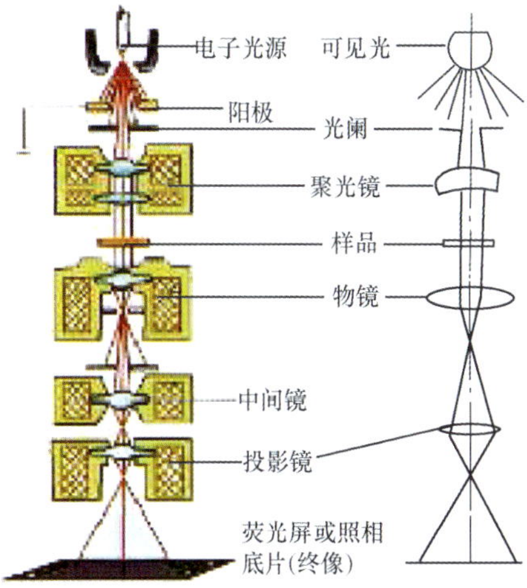

图 1-6-2　透射电镜（A）与光学显微镜（B）光路图

（1）电子枪：发射高能电子束，提供光源。

（2）聚光镜：将来自电子枪的电子束会聚到被观察的样品上。

（3）样品室：其内有样品台，装载需观察的样品。

（4）物镜：电镜最关键的部分，将透过样品的电子束聚焦成像和初级放大，物镜中任何缺陷都将被后续其他透镜进一步放大。

（5）中间镜：第二次放大，并控制成像模式（图像模式或者电子衍射模式）。

（6）投影镜：第三次放大。

（7）荧光屏：将电子信号转化为可见光图像，供操作者观察。

（8）底片盒：传统的底片照相。

(9) CCD 相机：先进的电子相机，拍照效率比传统底片高很多。

2. 真空系统和供电系统　真空系统和供电系统是为了保证电子光学系统正常工作的辅助系统。

（1）真空系统：是为了保证电子在镜筒内整个狭长的通道中不与空气分子碰撞而改变电子原有的轨迹，同时为了保证高压稳定度和防止样品污染。不同的电子枪要求不同的真空度。一般常用机械泵加上油扩散泵抽真空。

（2）供电系统：供电系统主要提供稳定的加速电压和电磁透镜电流。

（二）工作原理

透射电镜的总体工作原理是：由电子枪发射出来的电子束，被聚光镜会聚成一束尖细、明亮而又均匀的光斑，照射在样品上；透过样品后的电子束携带有样品内部的结构信息，样品内致密处透过的电子量少，稀疏处透过的电子量多；这些透过的电子束经过物镜的会聚调焦和初级放大后，进入下级的中间透镜和投影镜进行逐级放大成像，最终被放大了的电子影像投射在观察室内的荧光屏上；荧光屏将电子影像转化为可见光影像以供使用者观察。透射电镜和普通光学显微镜的成像光路图相似（图 1-6-2）。

（三）透射电镜的特点

分辨率高，能对细胞内部的精细结构或亚细胞结构进行研究，但样品制备过程复杂而严格，需要做超薄切片，样品厚度小于 0.1μm，观察视野小，只能得到二维平面结构的信息。

二、扫描电子显微镜的结构与工作原理

（一）结构

扫描电镜由电子光学系统（镜筒），信号收集及处理系统，真空系统及电源系统组成。

1. 镜筒　镜筒包括电子枪、聚光镜、物镜、扫描线圈及样品室（图 1-6-3，图 1-6-4），其作用是产生很细的电子束（直径约几个纳米），并且使该电子束在样品表面扫描，扫描电子束与样品发生相互作用后产生多种信号，其中包括二次电子、背散射电子、X 线、吸收电子、俄歇（Auger）电子等。在上述信号中，最主要的是二次电子，它是被入射电子所激发出来的样品原子中的外层电子，产生于靠近样品表面 50 ～ 500 埃的区域，其产生率主要取决于样品的形貌和成分。通常所说的扫描电镜像指的就是二次电子像，它是研究样品表面形貌的最有用的电子信号。

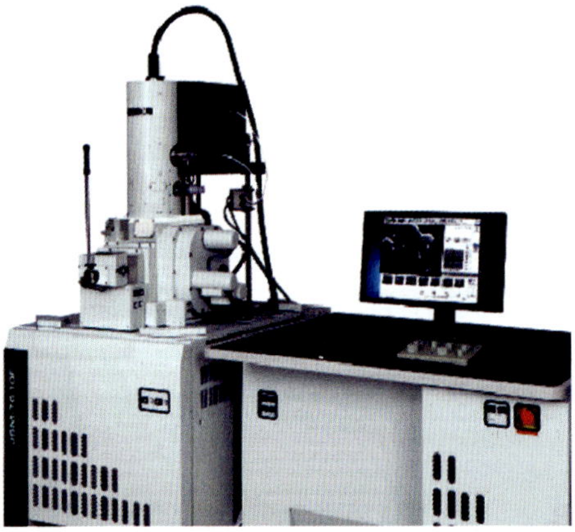

图 1-6-3　扫描电镜实物照片

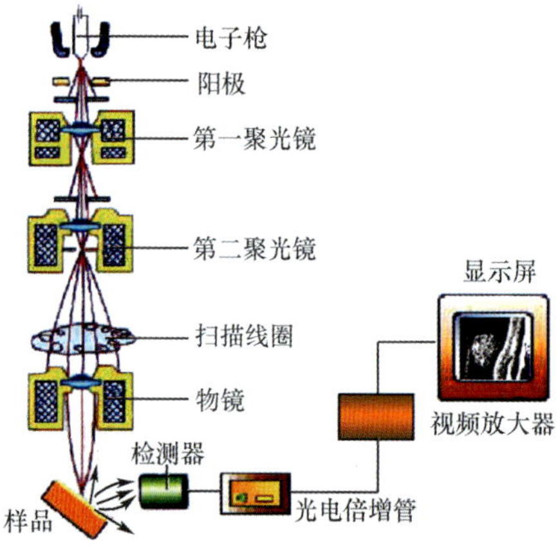

图 1-6-4　扫描电镜光路图

2. 电子信号的收集与处理系统 在样品室中，收集二次电子的检测器（图 1-6-3，图 1-6-4）的探头是一个闪烁体，当二次电子打到闪烁体上时，就在其中产生光，这种光信号被光导管传送到光电倍增管，光信号即被转变成电流信号，电流信号再经放大，转变成电压信号，最后被送到显像管上成像，并由照相机拍照记录。

3. 真空系统及电源系统 扫描电镜的真空系统由机械泵与油扩散泵组成，其作用是使镜筒内达到高度真空，防止样品污染。电源系统由稳压、稳流及相应的安全保护电路组成，其作用是供给各部件所需的特定的电源。

（二）工作原理

从电子枪发出的电子束（直径约 30μm），经过聚光镜及物镜的会聚作用，缩小成直径约几个纳米的电子束。在物镜上部的扫描线圈的作用下，电子束在样品表面逐点扫描，与样品相互作用，并且激发出多种物理信号（主要是二次电子）。这些信号被相应的检测器接收，经过放大并转换成电压信号，最后在荧光屏上显示反映样品表面各种特征的图像。由于二次电子产生的多少与电子束入射角度及样品表面的凸凹起伏有关，所以在荧光屏上会得到样品表面形貌的立体图像（图 1-6-3，图 1-6-4）。

（三）扫描电镜的特点

与光学显微镜及透射电镜相比，扫描电镜具有以下特点：

（1）能够直接观察样品表面的结构，样品制备过程简单，对样品的形状没有任何限制，甚至可以不做任何处理。并且样品可以很大，尺寸可大至 120mm×80mm×50mm。

（2）样品室大，样品可以在样品室中作三度空间的平移和旋转，因此，可以从各种角度对样品进行观察。

（3）景深大，图像富有立体感。扫描电镜的景深较光学显微镜大几百倍，比透射电镜大几十倍。

（4）图像的放大范围广，分辨率也比较高。可放大几倍到几十万倍，它基本上包括了从放大镜、光学显微镜直到透射电镜的放大范围。使用者可以首先概观整个样品，然后转换放大倍数，观察某些选择结构的细节。分辨率介于光学显微镜与透射电镜之间，可达 3nm。

（5）操作简单，一次聚焦好后即可从高倍到低倍、从低倍到高倍连续观察，不用重新聚焦。

（6）电子束光斑直径狭小，能量也比较小，而且不是固定一点照射样品，而是以光栅状扫描照射样品，因此对样品的损伤与污染程度较小。

（7）在观察形貌的同时，还可利用从样品发出的其他信号作微区成分分析。

三、电子显微镜标本制作

（一）透射电镜标本的制备

由于电子束穿透能力较弱，不能观察厚样品，必须把样品切成厚度小于 0.1μm 以下的薄片才行，这种薄片称为超薄切片。常用的厚度为 50 ～ 70nm。

超薄切片的制作过程与石蜡切片基本相似，需要经过取材、固定、脱水、浸透、包埋、聚合、切片及染色等步骤。但超薄切片操作过程更为细致与复杂，要求更为严格。

1. 取材 取材必须做到“快、小、冷、准、净”：

（1）取材动作迅速，组织从活体取下后应在 1min 内浸入固定液。

（2）所取组织块体积一般不超过 $1mm^3$，也可将组织块修成 1mm×1mm×2 mm 大小。

（3）操作最好在 0 ～ 4℃下进行，取材器械、操作台面、固定液及容器必须预冷。

（4）取材器械要锋利、干净，切割时避免牵拉、挤压。

（5）取材部位要准，预先要考虑好定位和切面。

2. 固定 固定方法有物理方法和化学方法两大类。物理固定方法是采用冰冻、干燥等手段来保持细胞的结构；化学方法是采用锇酸（四氧化锇）、戊二醛、多聚甲醛、高锰酸钾等化学试剂来固定细胞的结构。通常使用化学方法对组织细胞进行固定。

超薄切片组织块固定通常采用戊二醛—锇酸双重固定法。分预固定和后固定两步，中间用磷酸缓冲液漂洗，均在 4℃下进行。预固定用 pH7.2 ～ 7. 4 的 2.5% 戊二醛固定 2 ～ 4h，后固定用 pH7.2 ～ 7.4 的 1% 锇酸固定 1 ～ 2h。固定完毕，用磷酸缓冲液漂洗后脱水。

3. 脱水 常用梯度乙醇和丙酮逐步去除组织中的水分。

4. 浸透 分别用丙酮溶解的包埋剂（环氧树脂）和纯包埋剂浸泡组织块，使包埋剂渗入到组织细胞内部，便于后续的包埋。

5. 包埋与聚合 用环氧树脂包埋组织块，高温聚合使其变得坚硬，便于超薄切片。环氧树脂在单体状态时（聚合前）为液体，能够渗入组织细胞内部，当加入某些催化剂并加温后，能聚合成固体，从而将组织块包埋。

6. 超薄切片前的准备工作

（1）修块：一般用手工在立体显微镜下，用锋利的刀片先削去表面的包埋剂，露出组织，然后再削去组织四周的包埋剂和无关部分，把要观察的部分修成锥体形。

（2）半薄切片定位：为了避免超薄切片的盲目性以及便于做光镜和电镜的对照观察，必须进行半薄切片定位：把修好的组织块在超薄切片机上切出 0.5 ～ 2μm 的切片，用甲苯胺蓝染色后，通过光镜观察确定所要观察的位置；根据光镜观察的结果，对包埋块做进一步修整，保留要用电镜观察的部分，削去其余部分，以便进行超薄切片。

（3）制刀：用于超薄切片的刀有两种，一种是玻璃刀，另一种是钻石刀。由于玻璃刀价格低廉，使用较多。制刀用的玻璃是一种特制的硬质玻璃。玻璃刀在临用前用制刀机裁制。

（4）载网和支持膜：超薄切片必须置于一种金属网（载网）上才能进行观察。一般常用每英寸 200 目的铜网，直径为 3mm。为了使超薄切片能很好地贴附在铜网上，必须在铜网上铺上一层火棉胶或聚乙烯醇缩甲醛（formvar）等支持膜。

7. 超薄切片 在超薄切片机上将组织块切成 50 ～ 70nm 的超薄切片，捞在覆有支持膜的铜网上。

8. 电子染色 利用某些重金属盐（如铅、铀等）与细胞的某些结构和成分结合或被吸附，以增加其电子散射能力，进而提高图像的反差。常用乙酸铀和柠檬酸铅双重染色。染色后的样品因电子散射程度的不同呈现黑白反差图像。

9. 电镜观察、拍片、记录等 将染色后的样品放入透射电镜样品室中进行观察，电子散射多的结构，在荧光屏上的图像深暗，称为电子密度高；电子散射少的结构，在荧光屏上的图像明亮，称为电子密度低。

（二）扫描电镜标本的制备

大多数生物样品都含有水分，而且比较柔软，因此，在进行扫描电镜观察前，要对样品做相应的处理。扫描电镜样品制备的主要原则是：最大限度地保持样品活体时的形貌，不含水分，具有良好的导电性和较高的二次电子发射率。

扫描电镜样品制备的程序包括：取材、清洗、固定、脱水、干燥、粘样、镀膜等步骤。

1. 取材 扫描电镜样品取材的原则与透射电镜的超薄切片法基本相同。但所切取的组织块比透射电镜的要大一些，可达 10mm×10mm×5mm 左右。要保护好样品观察面，做好标记。

2. 清洗 扫描电镜要观察的部位是样品的表面，但是在许多样品的表面常附有血液、组织液、黏液或灰尘等杂物，这会遮盖样品的表面结构，影响观察。因此，在样品固定之前，要将这些附着物清洗干净。

（1）清洗液的选择：一般组织用等渗生理盐水或配制固定液的缓冲液清洗；游离细胞（精子、血细胞等）及悬浮液中的微生物用等渗的缓冲液清洗；表面覆有大量黏液的组织（如胃肠黏膜）：选用低浓度蛋白水解酶（透明质酸酶、糜蛋白酶、胰蛋白酶等）处理。培养的组织细胞用相应的培养液清洗。

（2）清洗的方法：较干净的样品可在固定后置于 20 倍体积的清洗液中轻摇清洗，换液三次；表面附着大量黏液的样品用振荡法或注射器加压冲洗；游离细胞、微生物用离心法清洗（低速离心，重复 3 ～ 4 次）；表面结构复杂、凹陷、皱折多的样品用超声波清洗，但必须严格控制频率和功率。观察管腔内壁结构的样品，采用灌流清洗，但必须控制灌流压力。

3. 固定　样品的固定、漂洗和脱水等处理所用的试剂和方法基本上与透射电镜的样品相同。脱水时间视样品大小而定，避免样品裸露和夹伤。

4. 样品的干燥　指除去样品中的残存液体（水或脱水剂），使样品中不含液态物质的过程。目前常用的干燥方法主要有空气干燥法、临界点干燥法、冷冻干燥法和真空干燥法等。

（1）空气干燥法：空气干燥法又称自然干燥法，就是将经过脱水的样品暴露在空气中使脱水剂逐渐挥发干燥。这种方法的最大优点是简便易行和节省时间；它的主要缺点是在干燥过程中，组织会由于脱水剂挥发时表面张力的作用而产生收缩变形。因此，该方法一般只适用于表面较为坚硬的样品。

（2）临界点干燥法：临界点干燥法是一种消除了物相界面（液相／气相），也就是消除了表面张力来源的干燥方法。这种方法由于没有表面张力的影响，所以样品不易收缩和损伤，较好地保存样品的微细结构。此法操作较为方便，所用的时间也不算长，一般 2 ～ 3h 即可完成，所以是最为常用的干燥方法。

（3）冷冻干燥法：冷冻干燥法是将含大量水分的生物样品迅速投入液氮中，使样品冷冻固化，而后将样品移入真空镀膜仪内，在高真空状态下升华，脱水剂直接由固态转为气态，样品随之得到干燥。冷冻干燥的基础是冰从样品中升华，即水分从固态直接转化为气态，不经过中间的液态，不存在气相和液相之间的表面张力对样品的作用，故对样品损伤较小。

（4）真空干燥法：将含水分或脱水剂样品置于真空干燥器内，使样品干燥。真空干燥法选用高熔点的有机材料（叔丁醇、乙氰、正丁醇等）做升华介质，既保留了冷冻干燥法的优点，又不用对样品进行冷冻处理，无冷冻损伤，且操作简单。

5. 粘样　样品干燥后要粘在样品台上。对于不镀膜而直接观察的样品，必须用导电胶来粘固；对于要镀膜的样品，则可以用胶水或万能胶来代替，微细的样品如粉末、纤维等也可用双面胶纸来粘贴。

6. 样品的导电处理　生物样品经过脱水、干燥处理后，其表面不带电，导电性能也差。用扫描电镜观察时，当入射电子束打到样品上，会在样品表面产生电荷的积累，形成充电和放电效应，影响对图像的观察和拍照记录。因此在观察之前要进行导电处理，使样品表面导电，增加二次电子的发射率，改善图像的反差、亮度、分辨率，从而改善图像的质量；并增强样品的机械强度。常用的导电方法有金属镀膜法和组织导电法。

（1）金属镀膜法：金属镀膜法是采用特殊装置将电阻率小的金属，如金、铂、钯等蒸发后覆盖在样品表面的方法。样品镀以金属膜后，不仅可以防止充电、放电效应，还可以减少电子束对样品的损伤作用，增加二次电子的产生率，提高图像的反差。其次，样品经过金属镀膜后，机械强度增加，可以避免起泡、龟裂、穿孔、分解和漂移等不良现象的产生。此外，通过镀膜能把扫描电镜的信息来源限定于样品表面，防止来自组织内部的信息参与成像。

（2）组织导电法：组织导电法是利用某些金属盐溶液对生物样品中的蛋白质、脂类和醣类等成分的结合作用，使样品表面离子化或产生导电性能好的金属盐类化合物，从而提高样品耐受电子束轰击的能力和导电率。

7. 扫描电镜　观察、拍照。

（屈丽华）

第二篇　验证性实验

第一章　组织学绪论

组织学是基础医学的主干课程，属于形态学科，具有很强的直观性和实践性。实验课是本课程的一个重要组成部分，以显微镜观察组织切片为主，它可以帮助学生在观察机体组织、器官细微结构的基础上对理论知识进行理解和记忆；而学生基本技能的训练、科学的思维方法、严谨的科学作风、实事求是的科学态度的培养更是离不开实验课。对于医学生来讲，掌握组织学的基本知识和技能，是将来学好生理学、病理学、诊断学等后续课程的基础。

一、实验目的

（1）熟悉实验室规则和实验课注意事项。

（2）掌握组织学实验课的实习方法。

（3）熟练掌握光学显微镜的基本结构和操作方法。

（4）掌握 HE 染色的原理及结果。

二、实验内容

（一）实验室规则和实验课注意事项

（1）实验前须预习当次实验内容，带好理论及实验教材、实验报告本及绘图用的红篮铅笔、普通铅笔、尺子、橡皮，以便在需要时参考或绘图。

（2）严禁携带食物进入实验中心。

（3）实验时严格按编定的实验室和座位就坐。

（4）不得迟到、早退，未经许可不得中途离开。

（5）保持室内安静，不准高声谈笑和无故走动；不准吸烟和乱画黑板，不准随地吐痰，不准穿拖鞋进实验室，不准在实验室使用通讯工具。

（6）观察模型时不要搬离桌（台）面，要轻拿轻放，观察完后要拼装好，放回规定位置。

（7）爱护国家财产，不许随便拆装显微镜上的零件，损坏切片或模型等公共财产时，要及时报告老师，并按规定酌情赔偿。

（8）实验后要收拾好实验用的所有物品，由班干部安排值日生打扫卫生，关好门窗水电后，方能离开实验室。

（二）组织学的实验目的与方法

1. 组织学的实验目的

（1）通过实验可以验证讲授过的基本理论知识，以便更深入理解和掌握人体各种主要组织、器官的结构。

（2）通过切片及模型的观察、绘图和描述等基本技能训练，培养学生独立思考、独立工作的能力。

（3）培养学生科学的思维方法、严谨的科学作风、实事求是的科学态度以及爱劳动、爱护公共财物的品德。

2. 组织学的实验方法

（1）组织切片观察：将机体的器官组织做成能在显微镜下观察的切片标本。观察组织切片时必须注意：

1）按顺序进行：一般是肉眼观察→低倍观察→高倍观察。观察切片时，切记有盖玻片的一面应朝上，否则转高倍后，无法调清图像。

2）理论联系实际：一般情况下，实验是能验证理论的，当遇到实验所见与理论不完全一致时，应想一想是什么原因。很多情况都可能使观察的标本与理论不完全相符，如取材动物的不同、组织切面的不同、染色方法的不同，某组织或器官所处的功能状态的不同，以及同一器官的不同部位结构也不完全相同等。

3）应善于将平面联系立体，建立整体观：因为理论课介绍的是组织器官总的立体微细结构，是标准而模式化的结构，而实验观察的是器官的某一个切面，同一个器官由于切面的部位和方向不同可以显示不同的形态，如煮熟的鸡蛋，可切成许多各不相同的切面。图 2-1-1 ～图 2-1-4 表示立体与切面关系。

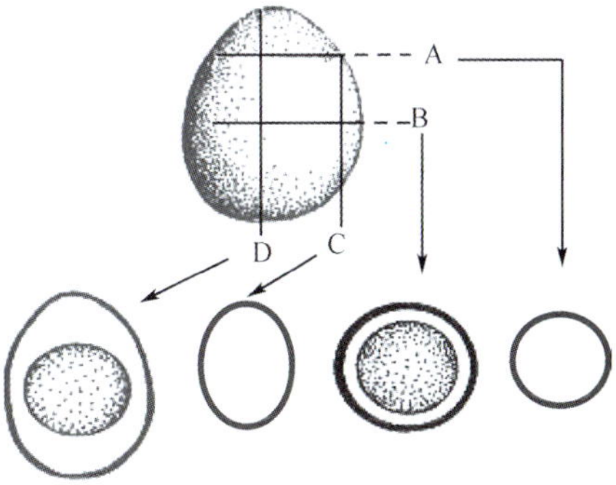

图 2-1-1　鸡卵的各种切面

（2）模型观察：通过三维重建，将小而不易观察到的结构放大，帮助建立立体的概念。

（3）其他观察方法：主要有幻灯片、录像片、电镜照片、电影及多媒体动画等，以增强感性认识，加深对理论知识的理解和记忆。

（4）作业要求：通过对组织切片、模型和电镜照片等的观察验证理论课所讲授过的知识，最后完成每一次实验规定的作业，以理解和掌握人体各种主要器官的结构和功能。

1）绘图：绘图是学习形态学的主要方法之一，它有利于仔细地观察结构，有助于形象化记忆。绘图既可加深感性认识，又可巩固理论知识，还可以培养严谨的科学作风和实事求是的科学态度。在绘图时应注意：①应选择结构完整、清晰、典型的部位，既要实事求是地描绘镜下所见，又要去伪存真排除人为假象。②注意组织和细胞的大小、各结构的比例以及与放大倍数的关系，否则绘出来的图将失去它的真实性和科学性。③简洁、清晰。要将图中主要结构用标注线引出，用铅笔注字，标明结构名称；图下方应注明图名、材料来源、染色方法和放大倍数。

2）填图：在已印好的图上按要求填写各结构的具体名称，正确运用专业术语。

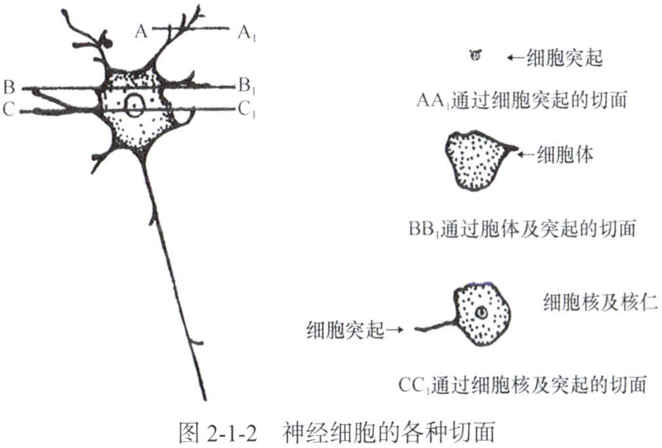

图 2-1-2　神经细胞的各种切面

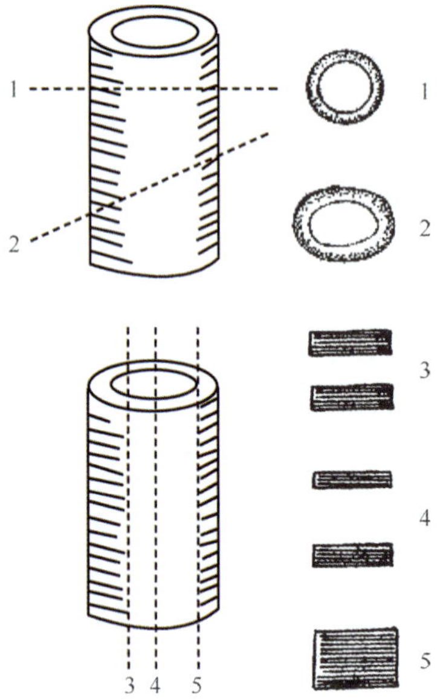

图 2-1-3 直管形器官的各种切面

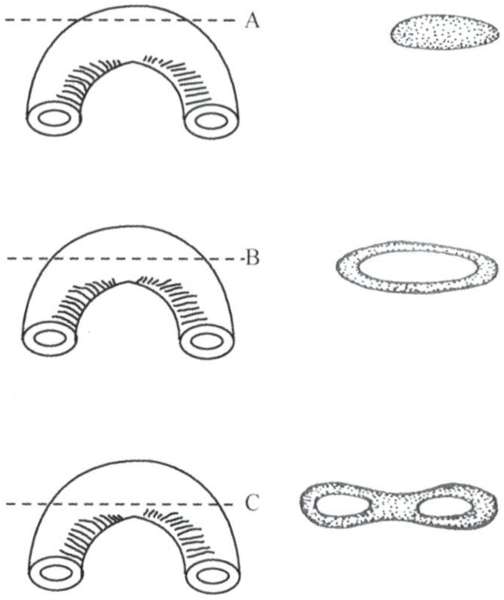

图 2-1-4 弯管形器官的各种切面

3）复习思考题：综合分析、突出重点，用自己组织的语言来描述、解答题目，不要单纯抄书或照抄实验指导。

（三）光学显微镜的构造与使用（详见第一篇第一章）

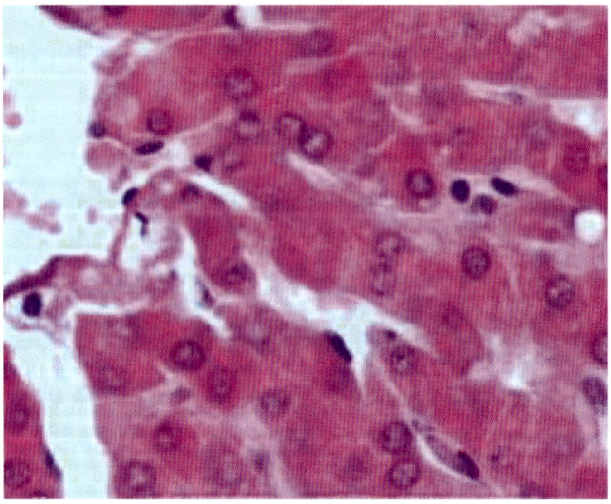

图 2-1-5 肝细胞（HE 染色 高倍）

操作练习

（1）观察毛发玻片：肉眼可见玻片上有两根交叉的毛发，先用低倍镜观察，找到两根毛发的交叉点，再将交叉点移到视野中央，换高倍镜观察，来回转动细调节器，分辨出两根毛发的上下位置。

（2）观察肝细胞（HE 染色）：肉眼可见玻片上的组织块呈紫红色的三角形或四边形，低倍镜下可见许多多边形的小区，高倍镜下可见小区内成放射状排列的细胞索，染红色的部分为细胞质和细胞外基质，染蓝色或紫蓝色的部分为细胞核所在（图 2-1-5）。

三、作 业

【复习思考题】

（1）转用高倍镜时，发生转不过来或碰擦标本的情况，应如何处理？

（2）如何判断视野中所见到的污点或灰尘的位置？怎样擦拭镜头？

（3）如果组织切片盖玻片面朝下放置，能在高倍镜或油镜下清楚地观察到你所要看的目标吗？

（屈丽华）

第二章　上皮组织

上皮组织（epithelial tissue）简称上皮（epithelium），按功能可分为被覆上皮和腺上皮两大类。被覆上皮呈膜状，覆盖于体表或衬贴于体腔和有腔器官的内表面；腺上皮是由腺细胞组成的以分泌功能为主的上皮。上皮组织的主要特点是：细胞排列紧密，细胞外基质少；有极性，即细胞的不同表面在结构和功能上具有明显的差别，朝向身体表面或有腔器官腔面的一侧为游离面，可有微绒毛和纤毛等特化结构，与游离面相对朝向深部结缔组织的一面为基底面，可有基膜、质膜内褶和半桥粒等特化结构；一般无血管；神经末梢丰富。上皮具有吸收、保护、分泌、排泄等功能。本章主要实习被覆上皮。

一、实验目的

（1）掌握上皮组织的分布和结构特点。

（2）掌握各类被覆上皮的结构特征并加以区别。

（3）熟悉上皮细胞游离面、基底面、侧面的超微结构和功能。

（4）了解各类被覆上皮的生理功能。

二、实验内容

（一）自观标本

1. 单层柱状上皮（simple columnar epithelium）

【实验材料】　狗胆囊，HE 染色。

【肉眼观察】　标本为一细长条状，染成蓝色凸凹不平的一面为上皮所在处。

【低倍观察】　可见许多高低不平的突起，突起的表面覆有上皮，此即单层柱状上皮。选一结构完整且清晰的部位移到视野中央，转高倍镜观察。

【高倍观察】　可见上皮由一层柱状细胞密集排列而成，上皮细胞的核呈长椭圆形，位于细胞近基底部（图 2-2-1）。有些部位的上皮被切到横切面或斜切面，上皮细胞呈六边形或细胞核排成多层（切经核的切面）。试想：上皮的细胞外基质位于何处？

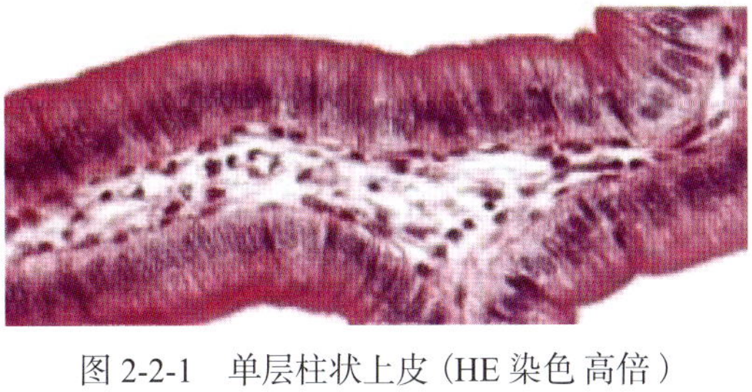

图 2-2-1　单层柱状上皮（HE 染色 高倍）

2. 假复层纤毛柱状上皮（pseudostratified ciliated columnar epithelium）

【实验材料】　猫气管，HE 染色。

【肉眼观察】　标本呈环形，中央为气管管腔，腔面为上皮所在处。

【低倍观察】　移动切片找到气管腔面的上皮。上皮的游离面和基底面较整齐，但细胞核的位置高低不一，好似复层。

【高倍观察】　上皮细胞排列紧密，细胞高矮不等，细胞核不在同一水平面上，细胞界限不明显。基膜较明显。可辨认从上皮基底面一直延伸至游离面的柱状细胞以及夹在柱状细胞之间的杯状细胞。柱状细胞表面的纤毛清晰可见，胞核大、椭圆形、淡染，位于近游离面；

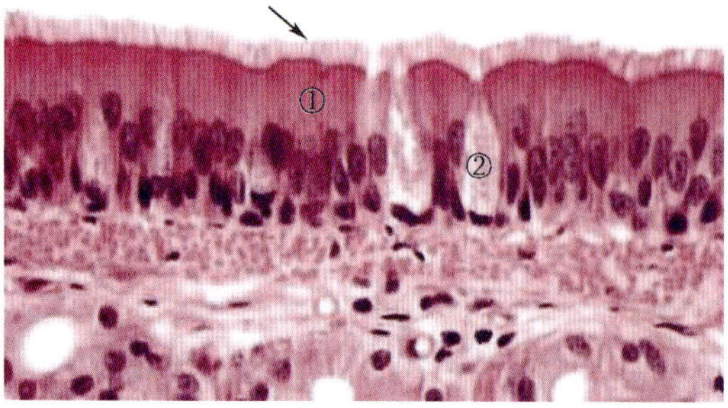

图 2-2-2　假复层纤毛柱状上皮（HE 染色 高倍）
①柱状纤毛细胞（箭头所指为纤毛）；②杯状细胞

杯状细胞顶部被染成淡蓝色或空泡状（黏原颗粒被溶解所致），核位于细胞基部，呈三角形或半月形；锥形细胞核呈圆形，近上皮基部；梭形细胞核呈卵圆形，但较柱状细胞的核窄小，染色深，近基部（图 2-2-2）。试将此上皮与单层柱状上皮做比较。

3. 复层扁平上皮（未角化型）（stratified squamous epithelium）

【实验材料】　狗食管，HE 染色。

【肉眼观察】　标本为食管的横断面，管腔不规则，腔面染成紫红色的为上皮所在处。

【低倍观察】　上皮由多层细胞构成，基底面凸凹不平。基部细胞很密，呈矮柱状或立方形，靠近腔面的细胞渐近扁平状，选一清晰的部位用高倍镜观察。

【高倍观察】　由上皮的基底面往游离面逐一观察，可见最深面的一层细胞为矮柱状或立方状，核卵圆形，排成一层。往游离面可见细胞由矮柱状转变为多边形，细胞界限不清，核圆形，近表面的细胞逐渐转变为扁平状，核也变成扁圆形，且沿细胞的长轴排列。无角质层（图 2-2-3）。

4. 变移上皮（transitional epithelium）

【实验材料】　狗膀胱（空虚时），HE 染色。

【肉眼观察】　标本长条形，被染成紫蓝色的一面为上皮所在处。

【低倍观察】　可见上皮细胞层次多，选一清晰部位移到视野中央，转高倍镜观察。

【高倍观察】　可见表层细胞大，呈立方形，能盖住数个中间层的细胞，称为盖细胞，其近腔面处胞质着色较深，有时可见双核。中间层细胞呈多边形或倒梨形。基底层细胞呈矮柱状或立方形（图 2-2-4）。

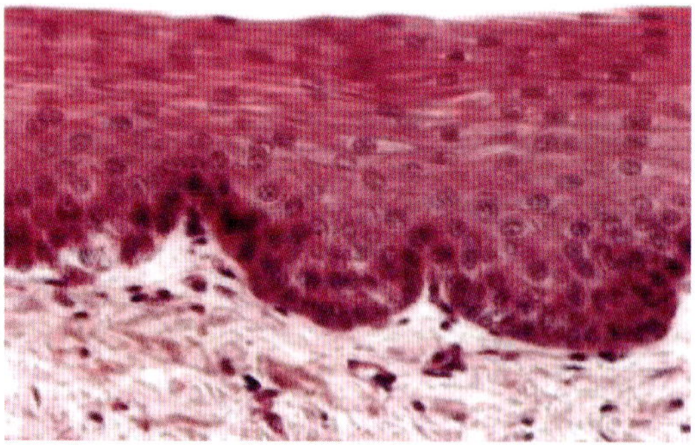

图 2-2-3　复层扁平上皮（HE 染色 高倍）

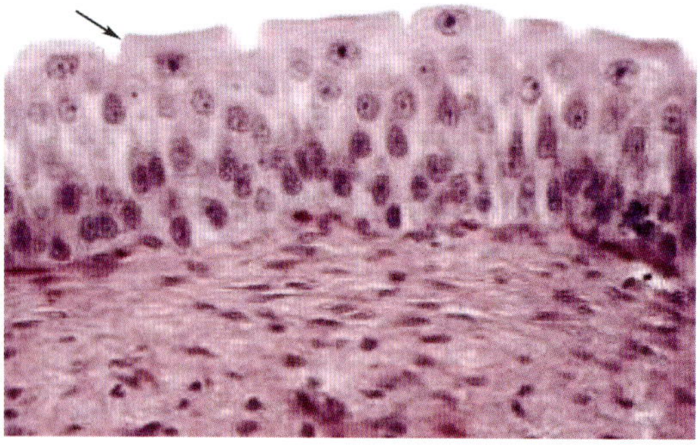

图 2-2-4　变移上皮（HE 染色 高倍）
箭头所指为盖细胞

（二）示教标本

1. 单层立方上皮（simple cuboidal epithelium）

【实验材料】　狗肾脏髓质，HE 染色。

镜下可见大小不一的管道，管壁上皮细胞呈立方形，核圆形，位于细胞中央。胞质染色浅，细胞界限清楚（图 2-2-5）。

2. 单层扁平上皮侧面观（simple squamous epithelium）

【实验材料】　狗肾脏皮质，HE 染色。

镜下可见一球形结构被一腔隙包围。线条所指即单层扁平上皮所在。上皮细胞核呈梭形，染成紫蓝色，胞质极少，呈线条状，染成粉红色（图 2-2-6）。

3. 单层扁平上皮正面观（simple squamous epithelium）

【实验材料】　兔肠系膜，硝酸银染色。

镜下可见扁平上皮细胞呈多边形，相邻细胞的胞膜呈锯齿形相嵌。细胞边界被银盐染成棕色，胞核未着色（图 2-2-7）。

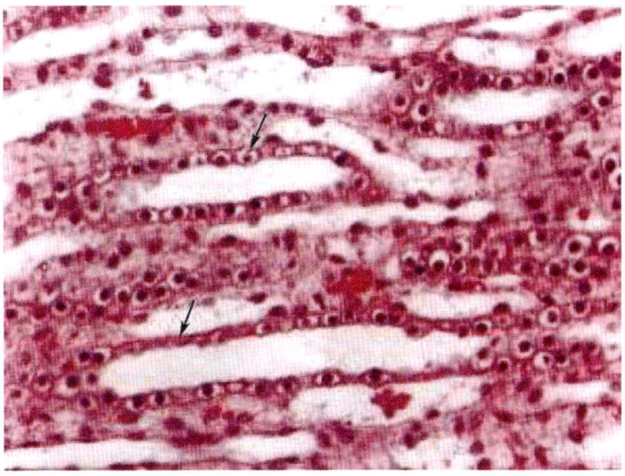

图 2-2-5　单层立方上皮（HE 染色 高倍）

箭头所指为单层立方上皮

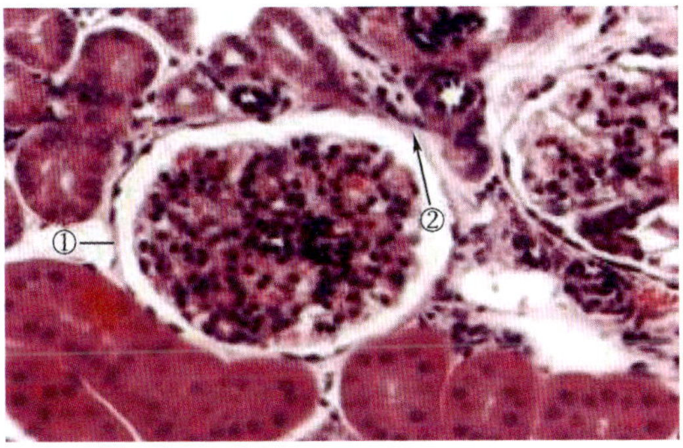

图 2-2-6　单层扁平上皮（侧面观）(H. E 染色 高倍）

①单层扁平上皮；②扁平上皮细胞核

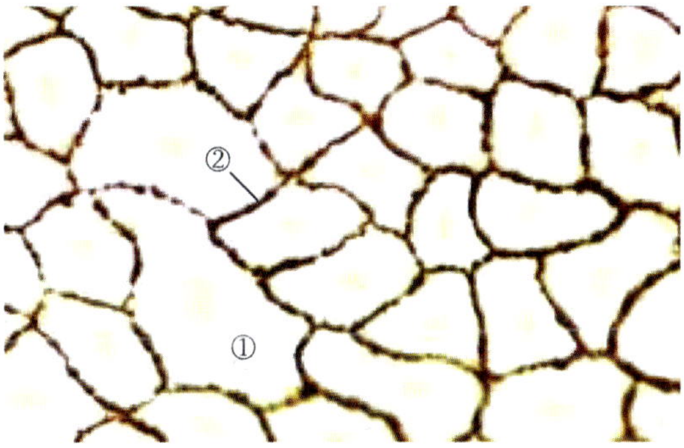

图 2-2-7　单层扁平上皮（表面观）（银染 高倍）

①扁平上皮细胞；②相邻扁平细胞膜及细胞外基质

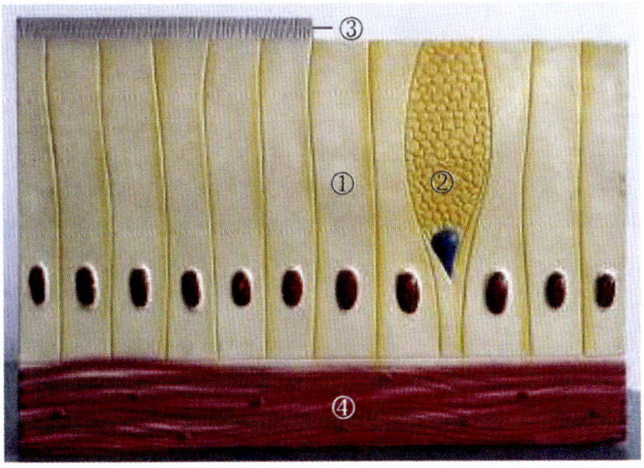

图 2-2-8　单层柱状上皮

①柱状细胞；② 杯状细胞；③ 纹状缘；④ 结缔组织

（三）模型观察

1. 上皮组织模型

（1）单层柱状上皮（图 2-2-8）：本模型为肠道的上皮，主要由一层柱状细胞组成，细胞排列紧密，在柱状细胞间夹有杯状细胞。在垂直切面上，柱状细胞呈长条状，游离面有纹状缘（微绒毛），细胞核椭圆形，靠近基底面，其长轴与细胞长轴一致；杯状细胞形似高脚酒杯，底部狭窄，顶部膨大，细胞核位于底部，胞质中充满黏原颗粒。从表面观察，柱状细胞呈六角形或多角形。

（2）假复层纤毛柱状上皮（图 2-2-9）：由柱状细胞、梭形细胞、锥形细胞和杯状细胞组成，其中柱状细胞最多，游离面有大量的纤毛（灰色）。基膜明显（上皮与深面结缔组织组之间的蓝色结构）。这些细胞形态不同、高矮不等，细胞核不在同一水平面上，所以在垂直切面上貌似复层，但实际上这些细胞的基底部均附着于基膜上，实为单层。

（3）未角质化的复层扁平上皮（图 2-2-10）：由多层细胞组成，与深部的结缔组织连接面凹凸不平（有什么作用？），紧靠基底面是一层矮柱状细胞，往游离面依次是几层多边形细胞和梭形细胞，表层是扁平状细胞。

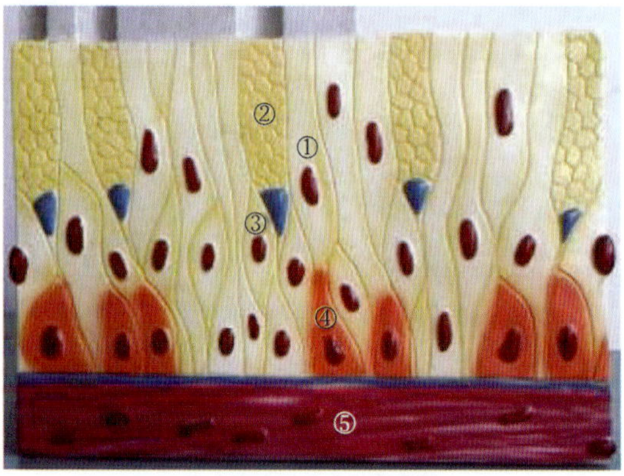

图 2-2-9　假复层纤毛柱状上皮

①柱状细胞；②杯状细胞；③梭形细胞；④ 锥形细胞；⑤ 结缔组织

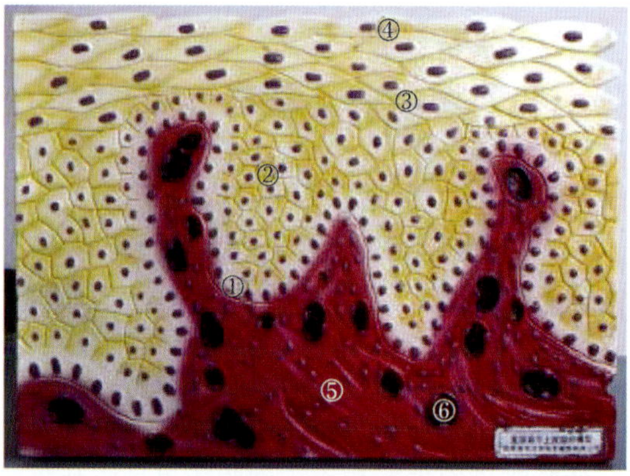

图 2-2-10　复层扁平上皮

①矮柱状细胞；② 多边形细胞；③ 梭形细胞；④ 扁平细胞；⑤ 结缔组织；⑥ 血管

（4）变移上皮（图 2-2-11，图 2-2-12）：由多层细胞组成，细胞分为表层细胞、中间层细胞和基底细胞。由于一个表层细胞可覆盖几个中间层细胞，故称为盖细胞。变移上皮中细胞的形状和层数可随器官空虚与扩张状态而改变：空虚时，细胞层数变多，盖细胞呈大的立方形，上皮变厚（图 2-2-11）；扩张时，细胞层数变少，盖细胞呈扁平状，上皮变薄（图 2-2-12）。

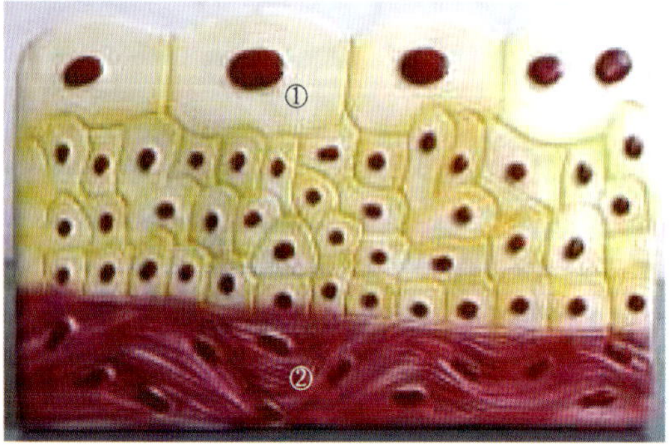

图 2-2-11　变移上皮（空虚状态）

①盖细胞；②结缔组织

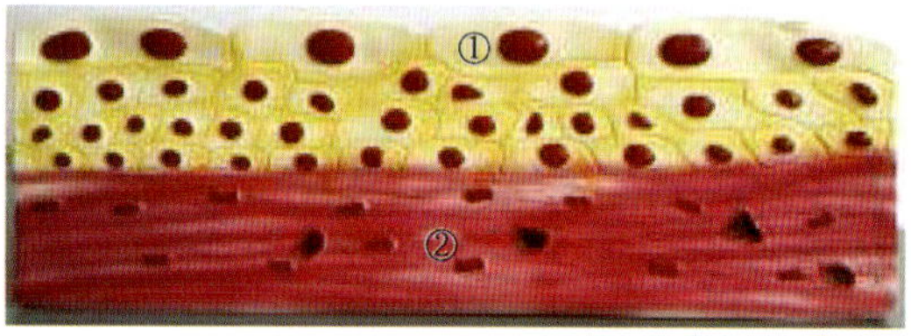

图 2-2-12　变移上皮（扩张状态）

①盖细胞；② 结缔组织

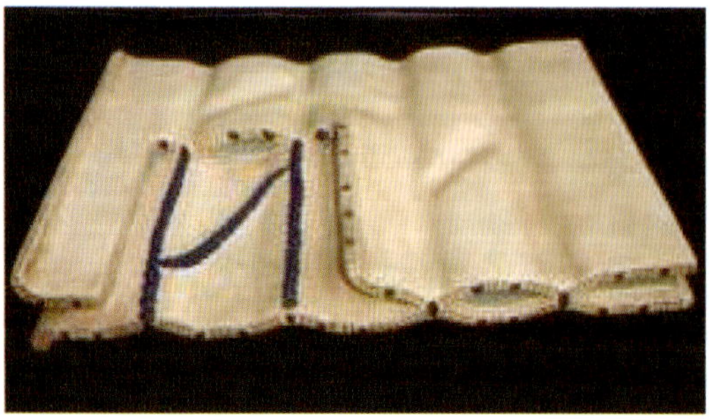

图 2-2-13　紧密连接

2. 上皮细胞侧面的连接模型　上皮细胞的侧面是细胞的相邻面，细胞间隙很窄，在细胞膜接触区域特化形成的细胞连接用以加强细胞间的机械联系，维持组织结构的完整性和协调性。

（1）紧密连接（图 2-2-13）：一般位于细胞的侧面顶端。相邻细胞膜间断融合，融合处有较粗的蛋白颗粒（深蓝），切开处可见此蛋白颗粒在细胞连接面排成线状并吻合成网，非融合处有极窄的细胞间隙（灰色）。

（2）黏合带（图 2-2-14）：多位于紧密连接下方，相邻细胞间隙内含丝状物（灰色），细胞膜胞质面有微丝（针样）附着。

（3）桥粒（图 2-2-15）：呈斑状或纽扣状，大小不等，相邻细胞间隙内含丝状物（淡绿），间隙中央是一条与细胞膜相平行而致密的中间线（红色，丝状物交织而成），细胞膜胞质面有盘状桥粒斑（半月形，红色），中间丝（红色细丝）伸入桥粒斑并折成袢状结构返回胞质。

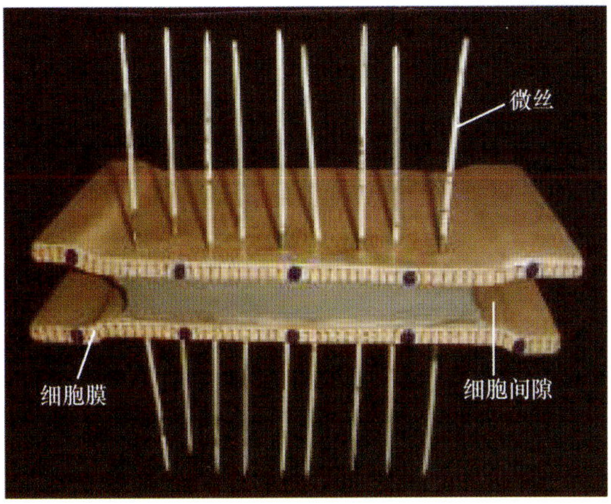

图 2-2-14 黏合带

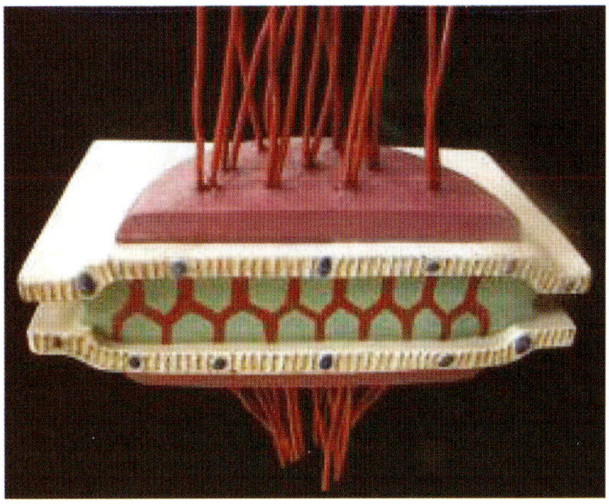
图 2-2-15 桥粒

（4）缝隙连接

1）相邻细胞膜胞质面观（图 2-2-16）：连接处呈斑状（浅红）。

2）局部放大（图 2-2-17）：细胞间隙极窄，胞膜中有穿膜柱状颗粒（浅红），称连接小体，由六个杆状的连接蛋白分子围成，中央有一小管（淡绿），相邻细胞膜的柱状颗粒对接，管腔相通。

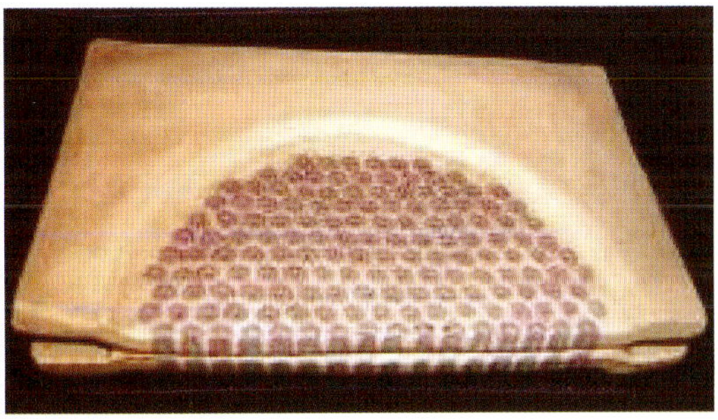
图 2-2-16 缝隙连接

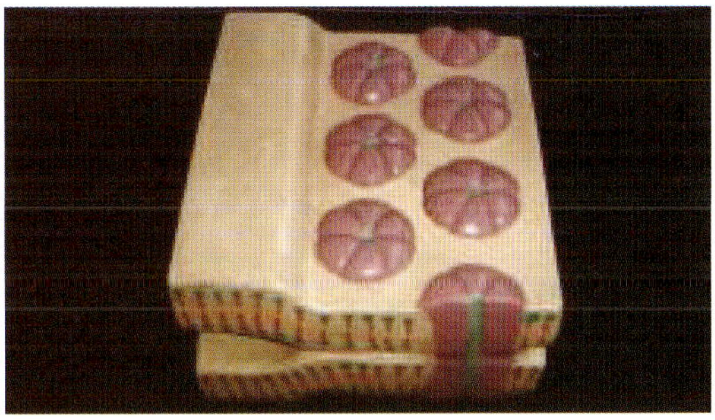
图 2-2-17 缝隙连接局部放大

（四）电镜照片观察

1. 微绒毛（图 2-2-18） 微绒毛位于细胞顶部，是上皮细胞游离面伸出的微细指状突起。图中指状突起为微绒毛的纵切面；右下角的圆形结构为微绒毛的横切面，其表面的细胞膜结构清晰可见，中央的点状结构为微丝的断面。

2. 纤毛（图 2-2-19） 图右侧的圆形结构为纤毛横断面，纤毛 9+2 微管结构清晰可见。箭头所指为纤毛纵切，BB 为基体所在。

3. 桥粒（图 2-2-20） 图片显示：相邻两细胞膜形成桥粒，质膜胞质面深染的致密物质为桥粒斑，胞质内的中间丝（↑）附于桥粒斑上。细胞间隙明显，间隙内可见中间线（▼）和丝状物质。

4. 缝隙连接（图 2-2-21） 图片显示：连接处相邻细胞膜高度平行，细胞间隙极窄（↑），上下两端可见细胞间隙（★）。

5. 连接复合体（图 2-2-22） 图片显示：相邻上皮细胞顶端侧面，依次可见紧密连接（TJ），黏合带（AB）和桥粒（D）。

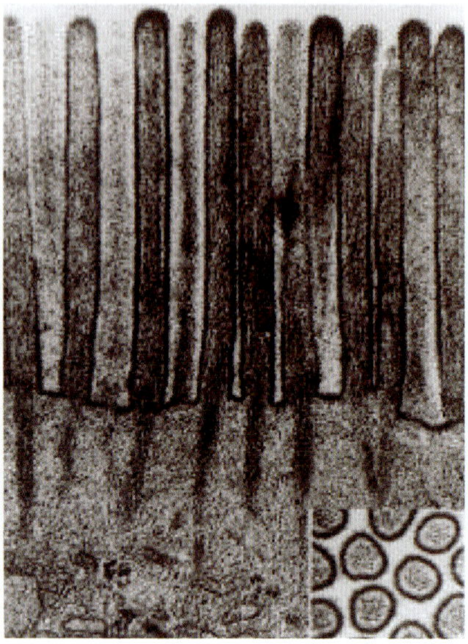

图 2-2-18　微绒毛

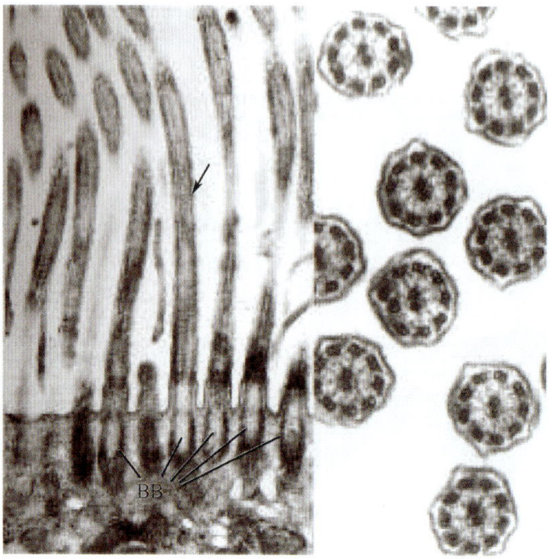

图 2-2-19　纤毛

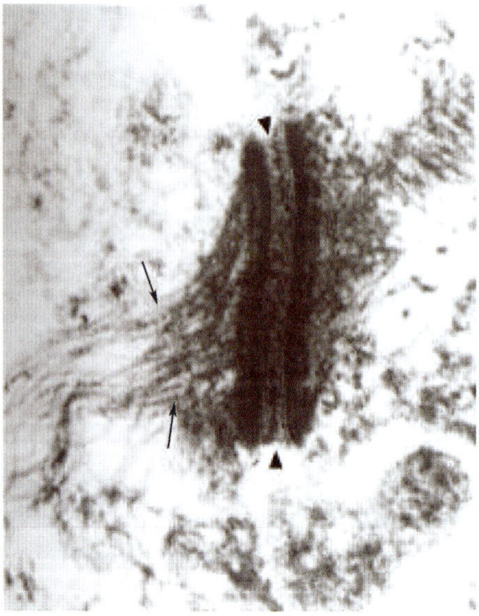

图 2-2-20　桥粒

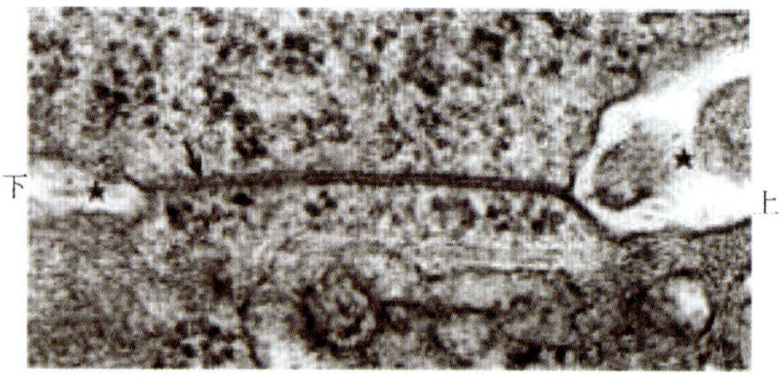

图 2-2-21　缝隙连接

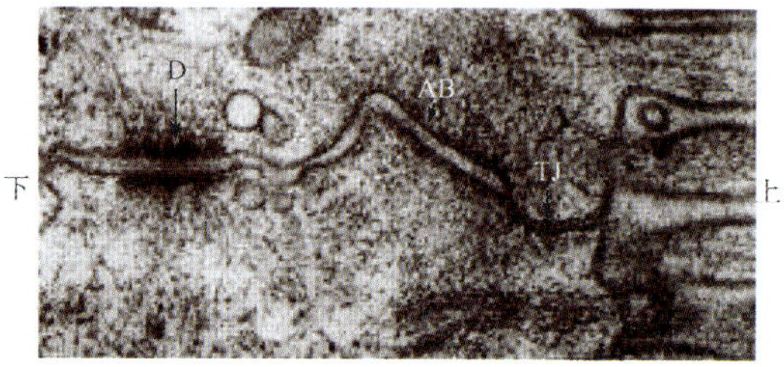

图 2-2-22　连接复合体

三、作　　业

【课堂作业】　绘单层柱状上皮高倍观。

要求：在绘制的图中标注柱状上皮细胞、细胞外基质、游离面和基底面。

【复习思考题】

（1）在组织切片中，根据哪些特点辨认上皮组织？

（2）上皮组织有哪些特化结构？其光、电镜结构与功能如何？

（3）被覆上皮的分类原则是什么？

（4）在切片中如何区分复层扁平上皮与变移上皮？

（何伟国　屈丽华）

第三章 结缔组织

结缔组织（connective tissue）由细胞和大量细胞外基质构成。细胞散在分布于细胞外基质内，无极性。细胞外基质包括纤维、基质和组织液。结缔组织分布广泛，形态多样，包括凝胶状的疏松结缔组织、致密结缔组织、脂肪组织、网状组织，液态的血液和淋巴，固态的软骨组织和骨组织。本实验主要观察疏松结缔组织、致密结缔组织、脂肪组织和网状组织。

一、实验目的

（1）掌握结缔组织的结构特点、分布及分类。

（2）掌握疏松结缔组织各种细胞成分的结构特点、纤维和基质的组成。

（3）在HE染色切片中区分疏松结缔组织和致密结缔组织。

（4）了解疏松结缔组织铺片中胶原纤维和弹性纤维的镜下特点。

二、实验内容

（一）自观标本

1. 疏松结缔组织（铺片）（stretch preparation of loose connective tissue）

【实验材料】 兔皮下组织，台盘蓝活体注射，HE+地衣红染色。

铺片制作方法：给动物注射台盘蓝一周后处死，取其皮下组织置载玻片上，用针头将组织平铺成极薄的一层，再经HE和地衣红染色。铺片保留了细胞和纤维的整体性。

【肉眼观察】 标本形状不规则，厚薄不一。

【低倍观察】 选择标本薄而清晰处观察。移动玻片可见紫红色的细丝状弹性纤维和浅红色成束状的胶原纤维交织成网。纤维间夹有紫蓝色的细胞核（图2-3-1）。

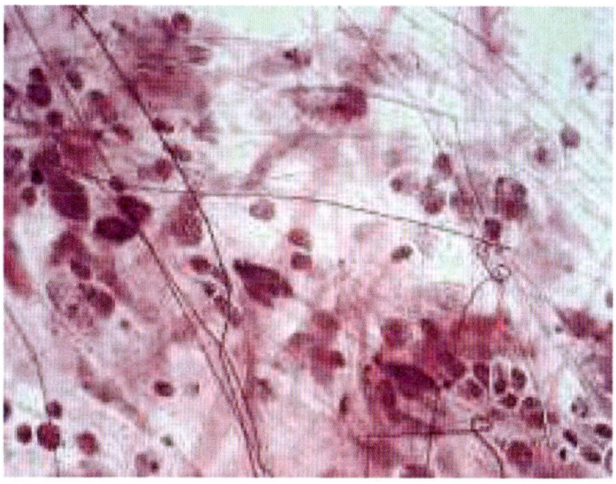

图2-3-1 疏松结缔组织铺片（HE＋地衣红染色 低倍）

【高倍观察】 分辨两种纤维和两种细胞。胶原纤维粗细不等，纵横交错，被染成浅红色，轮廓不甚清晰，难以分清单根胶原纤维；弹性纤维较细，混杂在胶原纤维之间，被染成紫红色，轮廓清晰，可见分支，彼此交叉。成纤维细胞有细长突起，核椭圆形，被染成浅紫蓝色，胞质弱嗜碱性，细胞轮廓不太清楚，有的成纤维细胞也含有少量的台盼蓝颗粒，颗粒细小；巨噬细胞形态不规则，有钝圆突起，胞质嗜酸性，胞质内充满吞噬的大小不等的蓝色颗粒，胞核较小，着色深（图2-3-2、图2-3-3）。

2. 疏松结缔组织（切片）（section of loose connective tissue）

【实验材料】 动物胃，HE染色。

疏松结缔组织的切片与铺片不同，为便于今后学习器官系统，必须认识切片中的疏松结缔组织，并与铺片做比较。

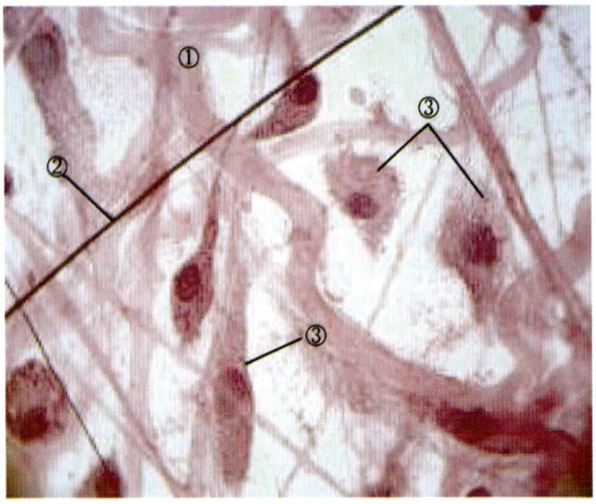

图 2-3-2 疏松结缔组织铺片（高倍）
①原纤维；②弹性纤维；③成纤维细胞

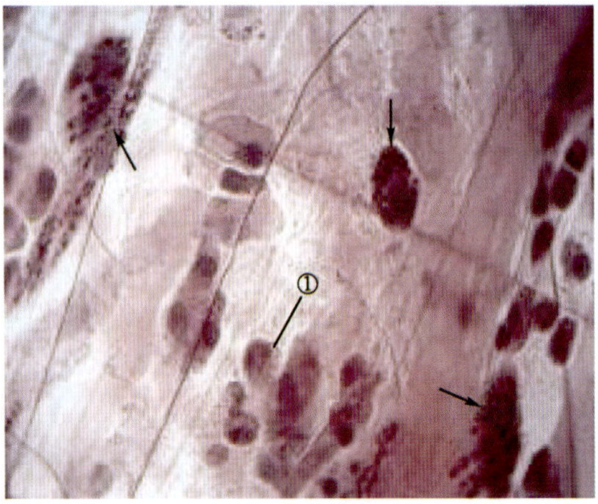

图 2-3-3 疏松结缔组织铺片（高倍）
①白细胞；箭头所指为巨噬细胞

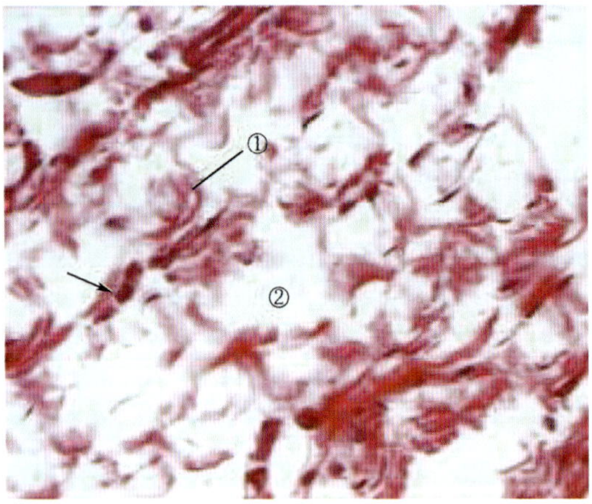

图 2-3-4 疏松结缔组织切片（HE 染色 高倍）
①纤维；②基质；箭头所指为细胞核

【肉眼观察】 染成紫蓝色凹凸不平的一面为胃的上皮面，另一面染成红色的是胃的肌层，在上皮与肌层之间色浅的区域是疏松结缔组织。

【低倍观察】 疏松结缔组织的结构杂乱松散，染成浅红色，疏密分布不一，可见到小血管的断面。纤维被切成不同的断面，纤维间可见有散在分布的细胞核，纤维和细胞之间的空隙为基质所在。

【高倍观察】 纤维被染成浅红色，排列疏松，因纤维走向不一，故在切片中可见各种断面。因未用特殊染色，三种纤维不能区分。纤维之间染成紫蓝色的长椭圆形或梭形的细胞核，主要是成纤维细胞核，胞质不明显，细胞数量少，大多靠近纤维分布（图 2-3-4）。

3. 致密结缔组织和脂肪组织（dense con-nective tissue and adipose tissue）

【实验材料】 人指皮，HE 染色。

【肉眼观察】 切片呈半圆形，为手指指腹面横切面。深红色的一面为皮肤，染色浅的部分为皮下组织。

【低倍观察】 表面为上皮，染色深。皮肤的表皮是角化的复层扁平上皮，与食管上皮不同之处在于浅层细胞角化，角质层强嗜酸性，形成红染均质的一层。上皮深面为致密结缔组织构成的真皮，与疏松结缔组织切片比较有何不同？再往深层则有许多呈网状或蜂窝状的细胞集团，即脂肪组织。脂肪组织被结缔组织分隔成大小不等的脂肪小叶（图 2-3-5）。

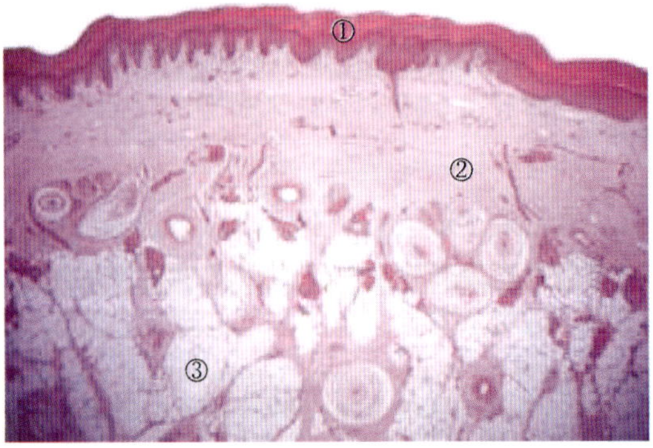

图 2-3-5 指皮切片（HE 染色 低倍）
①表皮；②真皮；③脂肪组织

【高倍观察】 致密结缔组织中纤维数量多，成束存在，相互交叉紧密地排列，可见纤维束的纵、横和斜切面，基质、细胞均较少（图 2-3-6）。在脂肪组织中，脂肪细胞呈不规则的圆形，胞质中的脂滴在制片时已被溶解，故细胞呈空泡状。胞质被脂滴挤向一侧，呈新月形，胞核呈扁椭圆形，位于细胞周边，有的细胞未切到核（图 2-3-7）。

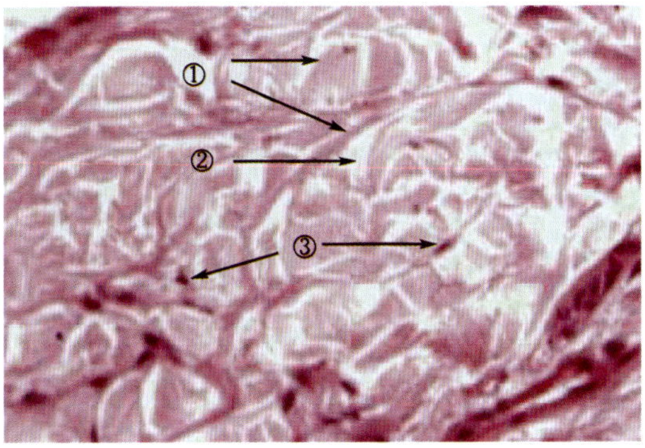

图 2-3-6 不规则致密结缔组织（HE 染色 高倍）
①纤维；②基质；③细胞核

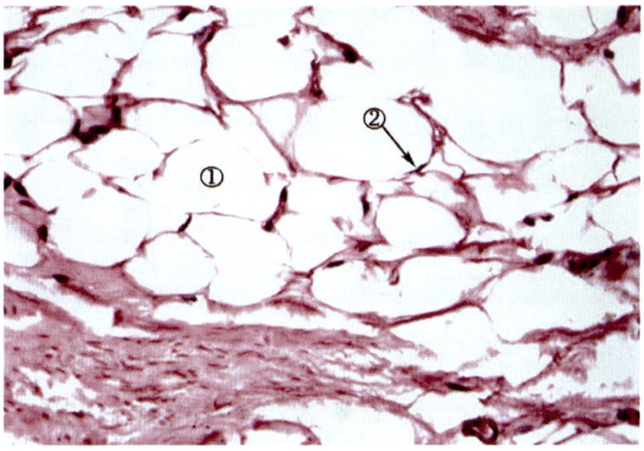

图 2-3-7 脂肪组织（HE 染色 高倍）
①脂滴空泡；②胞核

（二）示教标本

1. 规则的致密结缔组织（regular dense connective tissue）

观察重点：规则致密结缔组织的纤维分布排列特征。

【实验材料】 肌腱，HE 染色。

【肉眼观察】 长条状是肌腱的纵切面，团块形是肌腱的横切面。

【低倍观察】 ①纵切面：粗大的胶原纤维束密集平行排列，染成浅红色，细胞和基质少。腱细胞核细长，成行位于纤维束之间；②横切面：胶原纤维束呈大小不等的块状，纤维束之间蓝紫色点状结构为腱细胞核。

【高倍观察】 ①纵切面：腱细胞核扁椭圆形，染色深，胞质不明显；②横切面，纤维束呈多边形，纤维束之间可见腱细胞呈星形，胞质少，弱嗜碱性。

2. 肥大细胞（mast cell）

【实验材料】 兔皮下组织，中性红（或硫堇）染色。

图中肥大细胞呈圆形或卵圆形，成群或分散存在，胞质中充满粗大的棕色（或紫红色）颗粒，即异染颗粒。胞核呈卵圆形（图 2-3-8）。

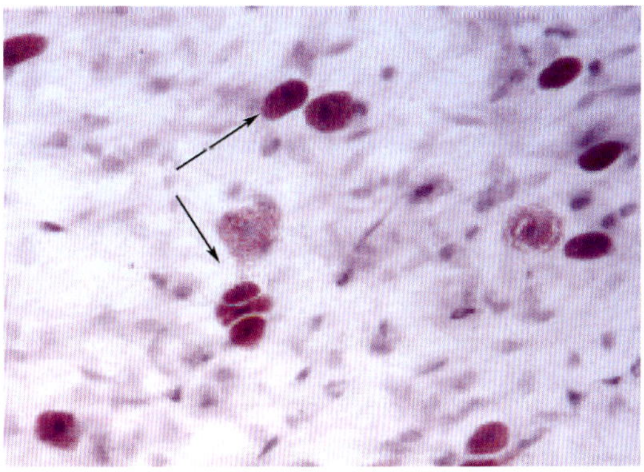
图 2-3-8 肥大细胞（中性红染色 高倍）
箭头所指为肥大细胞

3. 浆细胞（plasma cell）

【实验材料】 人眼睑，HE 染色。

浆细胞呈卵圆形或圆形，核圆，偏于一端，异染色质呈块状，聚集在核膜下呈辐射状排列。胞质嗜碱性，核周围部分的胞质染色略浅（图 2-3-9）。

4. 网状纤维（reticular fiber）

【实验材料】 兔淋巴结，硝酸银染色。

箭头所指的棕黑色细丝状结构即网状纤维（图 2-3-10）。

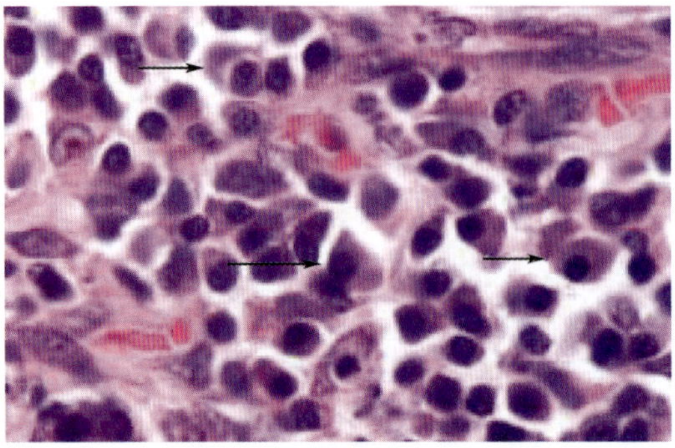

图 2-3-9 浆细胞（HE 染色 高倍）

箭头所指为浆细胞

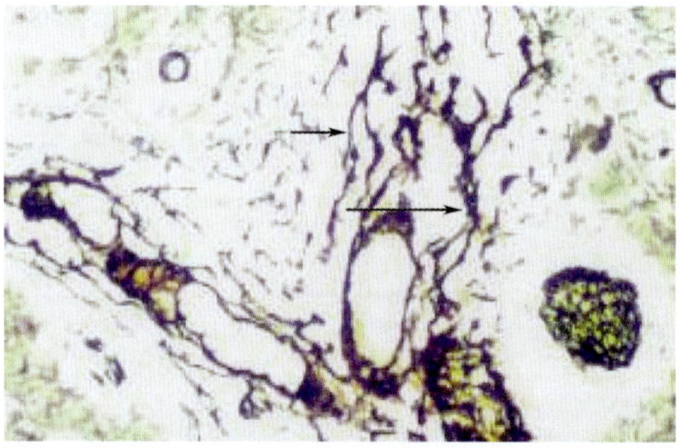

图 2-3-10 网状纤维（银染 高倍）

箭头所指为网状纤维

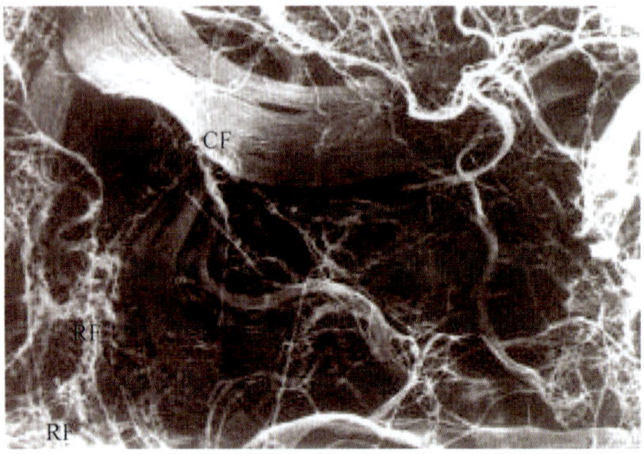

图 2-3-11 疏松结缔组织扫描电镜图

CF：胶原纤维和胶原纤维束；RF：网状纤维

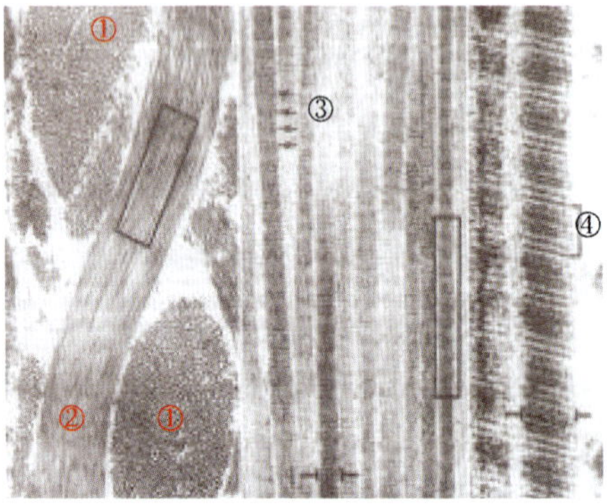

图 2-3-12 胶原纤维透射电镜图

①胶原纤维横切面；②胶原纤维纵切面；③胶原原纤维；④周期性横纹

（三）电镜照片观察

1. 疏松结缔组织（图 2-3-11） 图中可见胶原纤维、胶原纤维束和较细的网状纤维。

2. 胶原纤维（图 2-3-12） 图中可见胶原纤维纵、横断面，胶原原纤维的纵切面，胶原原纤维进一步放大显示的周期性横纹。

3. 成纤维细胞（图 2-3-13） 图中可见成纤维细胞胞质内有扩大的粗面内质网池和发达的高尔基复合体。

4. 肥大细胞（图 2-3-14） 图中可见肥大细胞胞体呈卵圆形，细胞表面有微绒毛，胞质内充满大小不等的膜被颗粒。

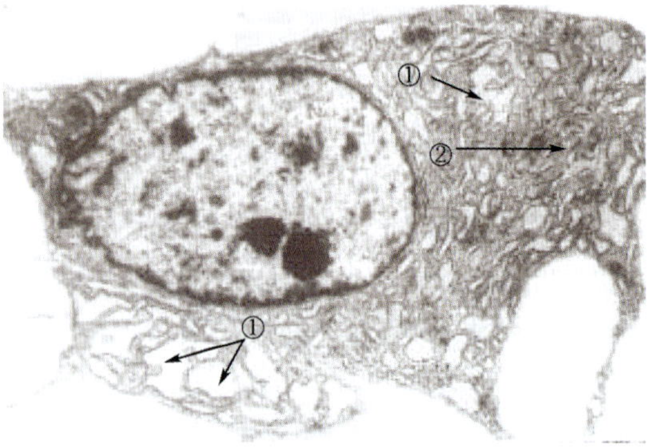

图 2-3-13 成纤维细胞透射电镜图

①粗面内质网池；②高尔基复合体

5. 浆细胞（图 2-3-15） 图中可见浆细胞的核偏于一侧，染色质呈块状，位于核膜下，呈车轮状分布。胞质内有大量平行排列的粗面内质网。此外，尚可见中心体、高尔基复合体等。

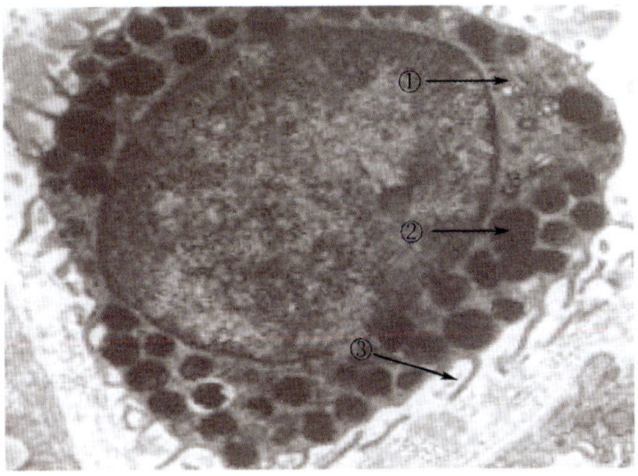

图 2-3-14 肥大细胞透射电镜图
①高尔基复合体；②膜被颗粒；③微绒毛

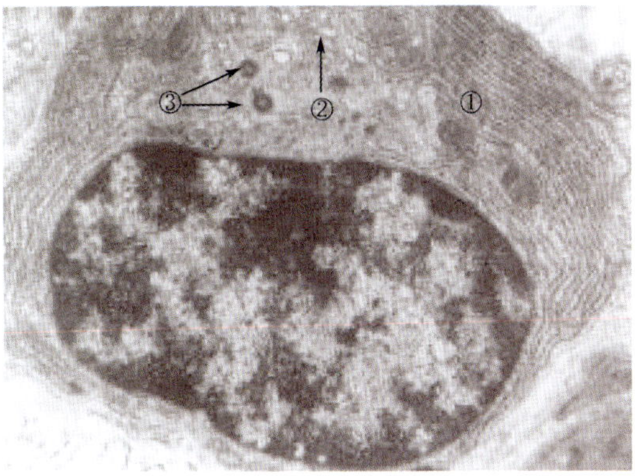

图 2-3-15 浆细胞透射电镜图
①粗面内质网；②高尔基复合体；③中心粒

三、作　　业

【课堂作业】 绘疏松结缔组织切片高倍观。

要求：在绘制的图中标注纤维、基质和细胞。

【课后思考题】

（1）上皮组织和结缔组织的结构及分布有何不同？

（2）比较疏松结缔组织和致密结缔组织在结构上的异同。

（3）疏松结缔组织具有哪些功能？请从形态结构上说明。

（4）脂肪组织有哪些功能？

（唐显庆）

第四章　血液与血细胞发生

血液属广义的结缔组织，呈液态，由有形成分和血浆组成。血浆相当于细胞外基质，有形成分包括红细胞、白细胞和血小板，是本章实习的重点。血细胞主要由红骨髓产生。

一、实验目的

（1）学会使用油镜（见第一篇第一章　油镜的用法）。

（2）掌握各种血细胞和血小板光镜下的形态特点。

（3）了解骨髓结构组成，熟悉血细胞和血小板发生中的形态特点和形态变化的基本规律。

二、实验内容

（一）自观标本

1. 血涂片（blood smear）

【实验材料】　人的血液，Wright 染色。

【肉眼观察】　分清血涂片的血膜面，血膜面朝向物镜置于载物台上。

【低倍观察】　观察血涂片的细胞分布情况，血膜厚处，血细胞堆积，不便观察。找到血细胞分布均匀处，红细胞呈圆形，浅红色，红细胞间有蓝色细胞核的即为白细胞，能大致分清白细胞核的形态。

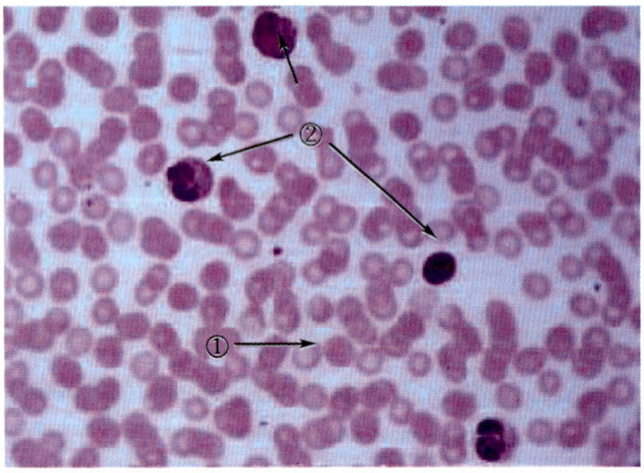

图 2-4-1　血涂片（Wright 染色 高倍）

①红细胞；②白细胞

【高倍观察（或油镜）】　能辨认出各种细胞，选择细胞分布均匀处，换用油镜仔细观察（图 2-4-1）。

（1）红细胞（erythrocyte）：圆形，数量多，体积小，无细胞核，细胞质染成粉红色，边缘着色较深，中央染色浅（为什么？），有的红细胞相叠成串（图 2-4-1）。

（2）白细胞（leukocyte）：有核，数量比红细胞少，分散在红细胞之间。寻找各种白细胞并进行辨认。

1）中性粒细胞（neutrophilic granulocyte）：胞质中有细小的呈淡紫红色的颗粒，均匀分布。核染成紫蓝色，染色质呈块状，色深，形态多样，呈杆状或分 2 ～ 5 叶，叶和叶之间以细丝连接，以 3 叶核最多见（图 2-4-2）。

2）嗜酸粒细胞（eosinophilic granulocyte）：体积较中性粒细胞稍大，胞质内有粗大、分布均匀的嗜酸性颗粒，染成亮红色。核染成紫蓝色，多数为两叶，常呈“八”字形，也可见三叶核的，此种细胞在涂片中较少，不易找到（请看示教）（图 2-4-3）。

3）嗜碱粒细胞（basophilic granulocyte）：体积和中性粒细胞相似，胞核不规则，染色较浅。胞质中含有大小不等、分布不均的嗜碱性的紫蓝色颗粒，颗粒将胞核遮住，以致核分辨不清，此种细胞在涂片中难以找到（请看示教）（图 2-4-4）。

4）淋巴细胞（lymphocyte）：以小淋巴细胞较多，大小与红细胞相似。细胞核大、呈圆形，一侧常有浅凹，染色质呈块状，染成深蓝色，胞质很少，嗜碱性，呈一窄带环围于核的周围，

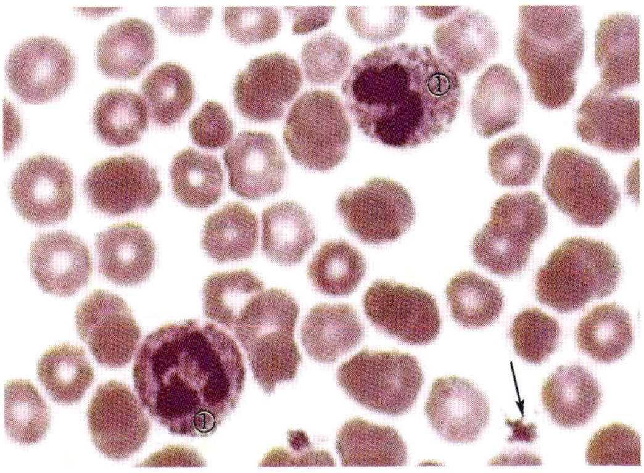

图 2-4-2　血涂片（Wright 染色 油镜）
①中性粒细胞；箭头所指为血小板

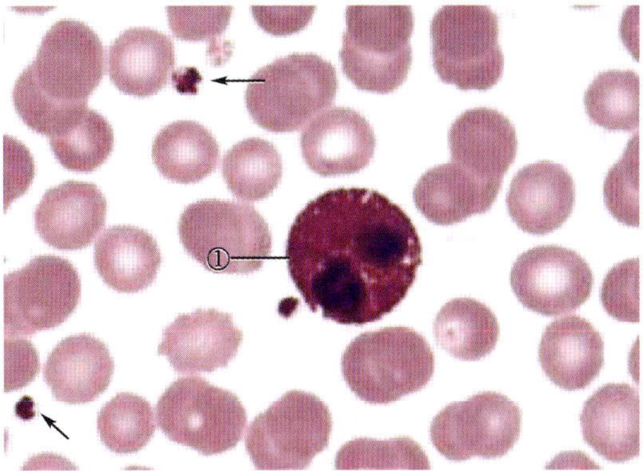

图 2-4-3　血涂片（Wright 染色 油镜）
①嗜酸粒细胞；箭头所指为血小板

染成天蓝色。中淋巴细胞体积比小淋巴细胞大，数目较少，胞核呈椭圆形或豆形，染成深紫色，胞质较多，亦为嗜碱性（图 2-4-5）。

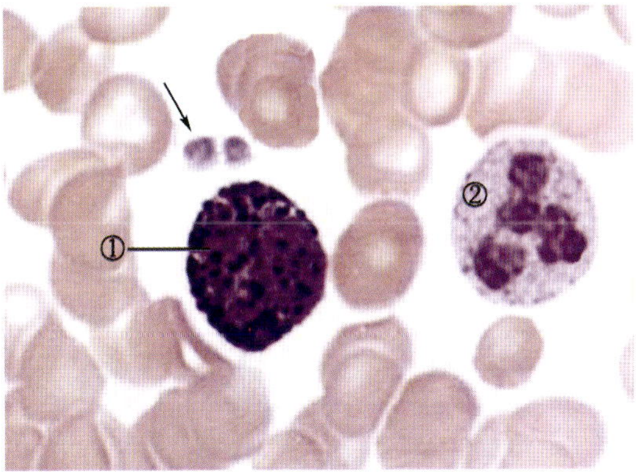

图 2-4-4　血涂片（Wright 染色 油镜）
①嗜碱粒细胞；②中性粒细胞；箭头所指为血小板

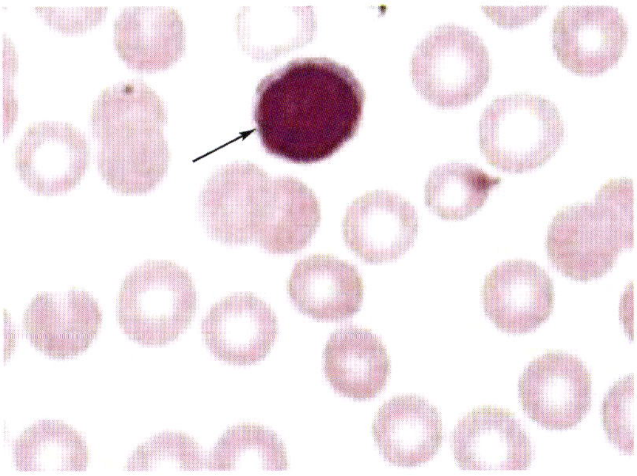

图 2-4-5　血涂片（Wright 染色 油镜）
箭头所指为淋巴细胞

5）单核细胞（monocyte）：是白细胞中体积最大的一种细胞，核为肾形或马蹄铁形，染色质呈细网状，染色较浅，胞质多，呈灰蓝色（图 2-4-6）。

（3）血小板（blood platelet）：为不规则的小块状结构，常聚集成群，边缘淡蓝色，中央有紫蓝色的血小板颗粒（图 2-4-2 ～图 2-4-4）。

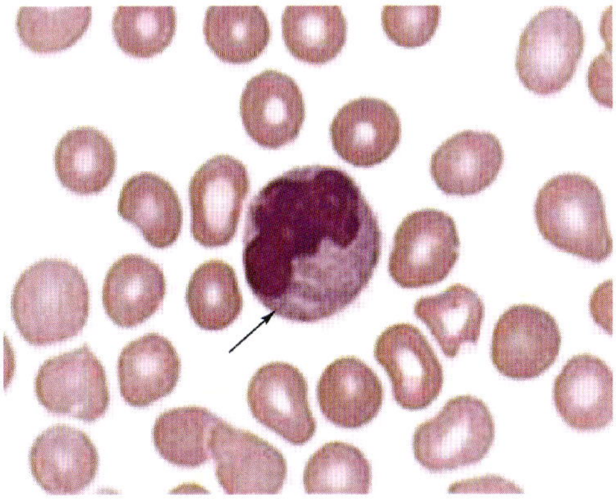

图 2-4-6　血涂片（Wright 染色 油镜）
箭头所指为单核细胞

（二）示教标本

1. 网织红细胞（reticulocyte）

【实验材料】　人的周围血，染色：煌焦油蓝活体染色。

网织红细胞体积稍大于成熟红细胞，胞质中有蓝色丝网状结构，是胞质中残留的核蛋白体被着色所致。

2. 骨髓涂片（bone marrow smear）

【实验材料】　人的红骨髓，Wright-Gemsa 染色。

【低倍观察】 观察涂片的细胞分布情况，选择染色好、细胞分布均匀之处，转换高倍镜或油镜观察。

【高倍观察（或油镜）】 主要辨认以下细胞（图 2-4-7 血细胞发生示意图）：

（1）原红细胞：数量很少。胞体圆形或卵圆形，可有伪足突起。胞核大、圆形，约占胞体的 3/4，染色质呈细粒状。核仁 1 ～ 3 个，淡蓝色。胞质少，强嗜碱性，染成墨水蓝色。

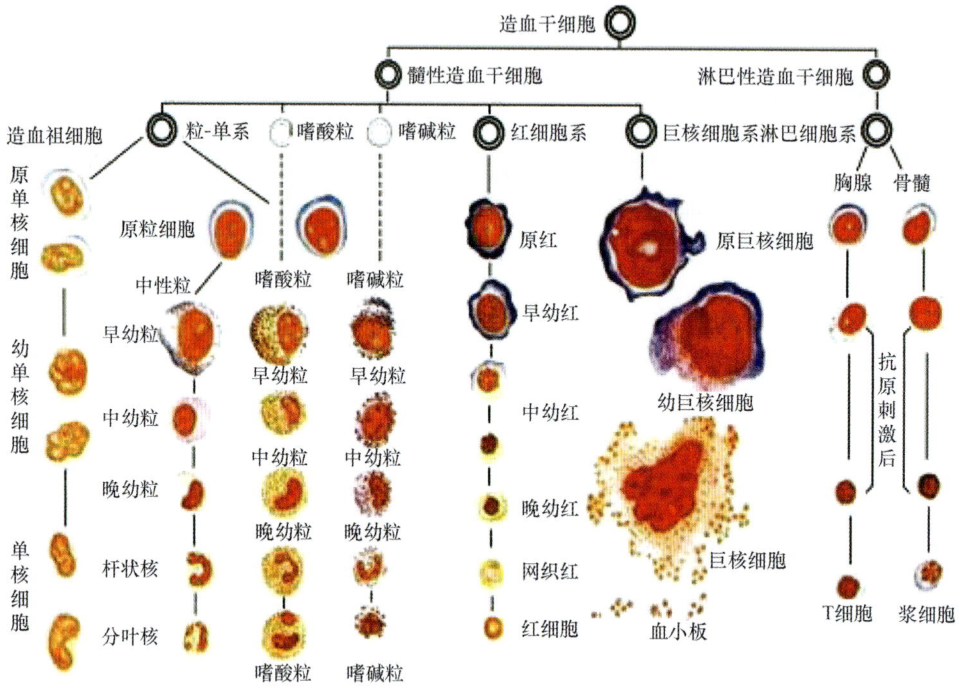

图 2-4-7　血细胞发生示意图

（2）早幼红细胞：数量较少。胞体圆形，比原红细胞小。胞核圆形、变小，约占胞体的一大半。染色质粗粒状，染色较深，偶见核仁。胞质嗜碱性很强，染成墨水蓝色。

（3）中幼红细胞：数量较多。胞体圆形、比原红细胞小一倍左右。胞核小、圆形，约占胞体的一半。染色质呈粗块状，染色很深，不见核仁。胞质红蓝间染，呈嗜多染性（因胞质中血红蛋白增多，嗜酸性增强）。

（4）晚幼红细胞：数量多。数个细胞往往聚在一起，胞体圆形，较成熟红细胞略大。胞核小而圆，染色质常固缩成一团，染色深。胞质中有大量血红蛋白，故染成浅红色或橘红色。

（5）原粒细胞：数量少。胞体呈圆形。胞核大而圆，约占胞体的 3/4，染色质呈细网状，染色较浅，核仁 2 ～ 6 个。胞质少，嗜碱性，染成天蓝色，尚无颗粒出现。

（6）早幼粒细胞：数量较少。胞体较原粒细胞大，呈不规则的圆形。胞核圆或卵圆形，约占胞体一半，偏位，染色质粗网状，染色深，偶见核仁。胞质染成淡蓝色，开始出现嗜天青颗粒和少量特殊颗粒。

（7）中幼粒细胞：数量较多。胞体圆形。胞核半圆形，偏于细胞一侧，染色质颗粒更粗，呈网块状，不见核仁。胞质染成浅蓝色，特殊颗粒增多。

（8）晚幼粒细胞：数量更多。胞体圆形。胞核呈肾形或马蹄形，染色质呈网块状，浓染。胞质内充满特殊颗粒，根据颗粒不同，细胞可分为中性、嗜酸性、嗜碱性三种粒细胞。

（9）巨核细胞：胞体很大，外形不规则，胞核大而分叶。胞质丰富，染成浅红色，内含许多嗜天青颗粒。剥脱下来的胞质小块即为血小板。

3. 嗜酸粒细胞（eosinophilic granulocyte） 镜下指针所指的是嗜酸粒细胞，胞质颗粒粗大，分布均匀，颗粒的颜色与血片染色的 pH 有关（图 2-4-3）。

4. 嗜碱粒细胞（basophilic granulocyte） 镜下指针所指的是嗜碱粒细胞，胞质颗粒大小不等，分布不均匀，核不清楚（图 2-4-4）。

（三）电镜照片观察

1. 中性粒细胞（图 2-4-8） 图中可见中性粒细胞胞质内含两种颗粒，粗大的为嗜天青颗粒，细小的为特殊颗粒。

2. 嗜酸粒细胞（图 2-4-9） 图中可见嗜酸粒细胞胞质内含有粗大的特殊颗粒（↑）。

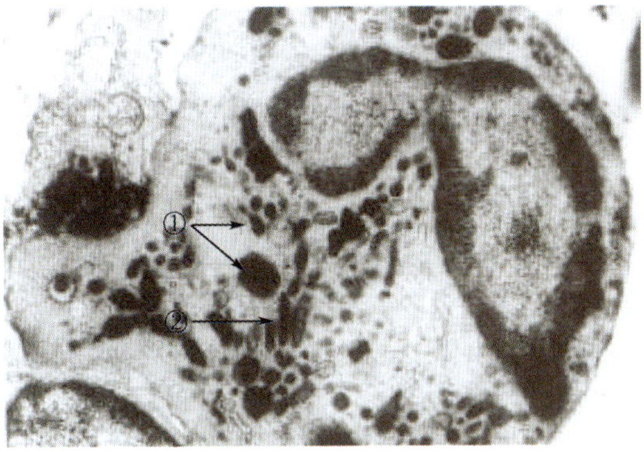

图 2-4-8 中性粒细胞透射电镜图

①嗜天青颗粒；②特殊颗粒

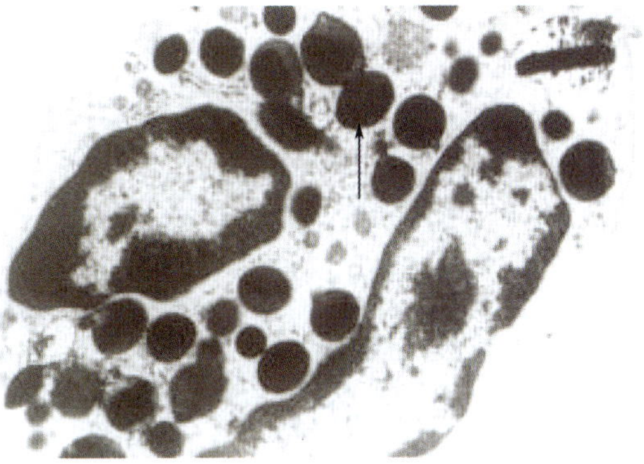

图 2-4-9 嗜酸粒细胞透射电镜图

3. 嗜碱粒细胞（图 2-4-10） 图中可见嗜碱粒细胞胞质内含大小不等的特殊颗粒（↑）。

4. 血小板（图 2-4-11） 图片上显示血小板不同切面和血小板颗粒。

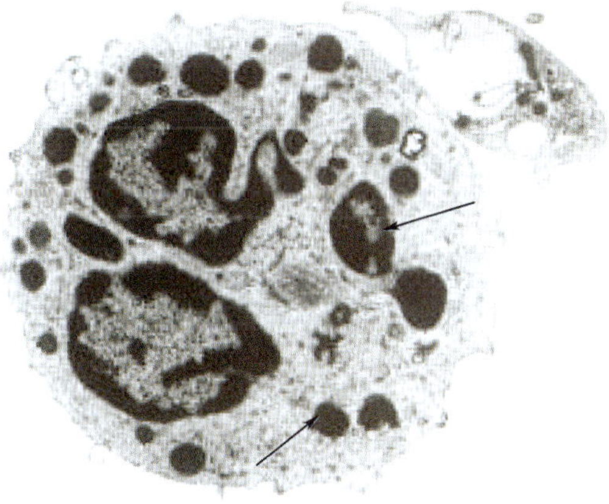

图 2-4-10 嗜碱粒细胞透射电镜图

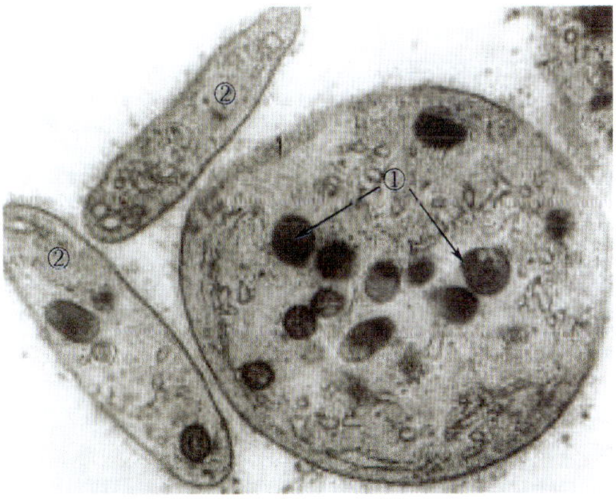

图 2-4-11 血小板透射电镜图

①血小板颗粒；②血小板不同切面

三、作 业

【课堂作业】

绘油镜下的红细胞、各类白细胞和血小板。

【课后思考】

（1）血细胞有哪些种类？各种细胞的正常值是多少？

（2）你是根据哪些主要特点识别三种有粒白细胞和两种无粒白细胞？

（唐显庆）

第五章 软骨组织和骨组织

软骨组织和骨组织属于广义结缔组织，细胞外基质呈固态。既具备结缔组织的共性，又有其独特的结构特点。

一、实验目的

（1）掌握透明软骨的结构，了解弹性软骨和纤维软骨的结构。

（2）掌握骨组织的结构和长骨骨干的结构。

（3）了解软骨和骨的营养方式及骨组织发生的基本过程及发生方式。

二、实验内容

（一）自观标本

1. 透明软骨（hyaline cartilage）

【实验材料】 动物气管，HE染色。

【肉眼观察】 气管横切面为环状，其中染成蓝色呈“C”字形的即为透明软骨。

【低倍观察】 透明软骨外有致密结缔组织构成的软骨膜。软骨细胞位于软骨陷窝内。靠近软骨膜的细胞，呈扁椭圆形，单独存在。近软骨中央，软骨细胞为圆形或椭圆形，体积增大，常见2～3个细胞聚集形成的同源细胞群。由于制片过程中细胞收缩，故在软骨细胞和陷窝壁之间出现裂隙（生活状态下的软骨细胞是充满软骨陷窝的）。软骨基质呈淡蓝色或淡紫色均质状（图2-5-1）。

【高倍观察】 软骨细胞因制片收缩呈不规则形，胞质嗜碱性，染浅蓝色，核圆形，居中。软骨基质着色蓝红不一，这是因为基质内不同部位所含硫酸软骨素多少不同所致。硫酸软骨素嗜碱性，含量越多，嗜碱性越强，染蓝色越深；含量越少，染色越浅，甚至为嗜酸性，呈粉红色。在软骨陷窝周围，有一嗜碱性强的紫蓝色环包围软骨细胞，故此区域称为软骨囊。由于胶原原纤维细，且和基质折光性一致，故不能分辨（图2-5-2）。

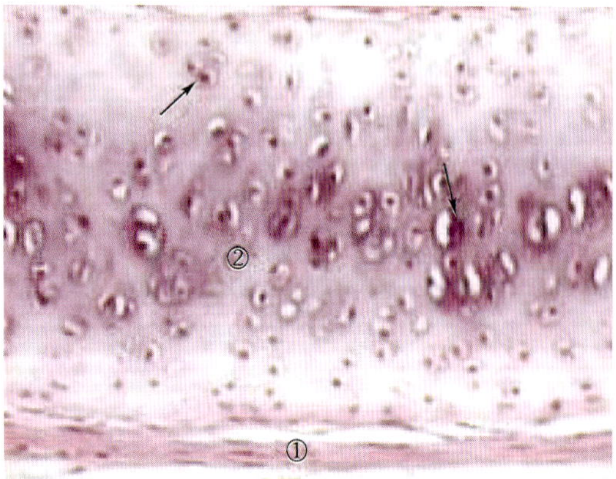

图2-5-1 透明软骨（HE染色 低倍）

①软骨膜；②软骨基质；箭头所指为同源细胞群

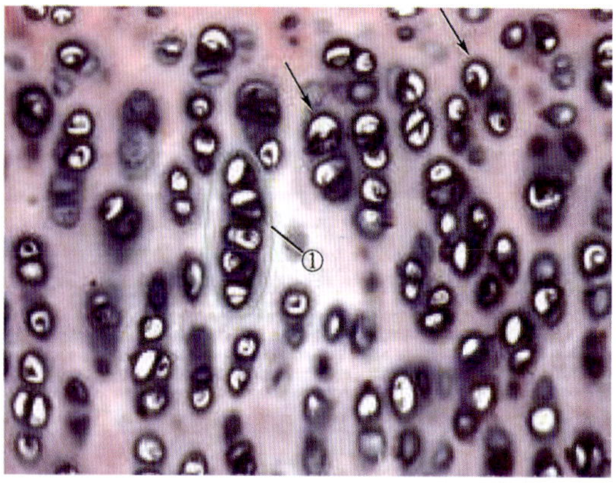

图2-5-2 透明软骨（HE染色 高倍）

①同源细胞群；箭头所指为软骨囊

2. 纤维软骨（fibrous cartilage）

【实验材料】　椎间盘，HE 染色。

【肉眼观察】　为椎间盘横切面，切片为不规则的方块状，可见染成红色条纹结构。

【低倍观察】　镜下可见大量平行排列的胶原纤维束，软骨细胞小而少，位于软骨陷窝内，单个或成行位于纤维束之间。

【高倍观察】　仔细观察软骨细胞形态，很少看到同源细胞群。由于在固定和制片时，软骨细胞收缩，因此同样在软骨细胞周围有透亮的空隙，此为软骨陷窝的一部分。在软骨陷窝周围，有一层染成深蓝色的软骨囊。由于软骨基质内的胶原纤维成束排列，镜下呈排列方向一致的细条纹结构，但不能分辨一条条的纤维（图 2-5-3）。

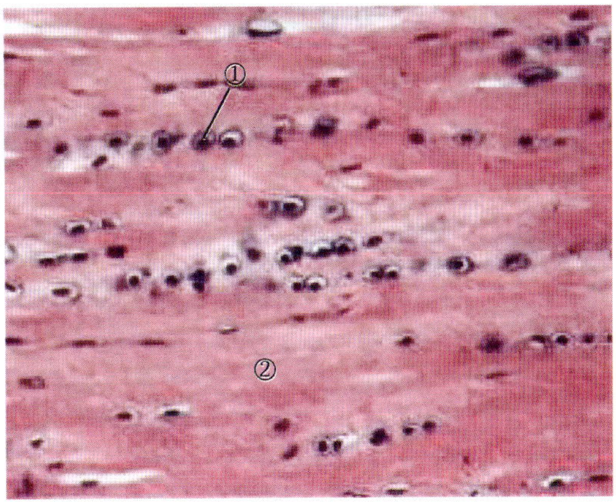

图 2-5-3　纤维软骨（HE 染色 高倍）
①软骨细胞；②软骨基质

3. 弹性软骨（elastic cartilage）

【实验材料】　耳郭，HE 染色。

【肉眼观察】　切片为不规则的长条带状，两面是皮肤的结构，中间结构致密的是要观察的弹性软骨。

【低倍观察】　软骨膜的致密结缔组织与周围的致密结缔组织出现分离现象，近软骨膜的软骨细胞小，成长扁圆形，软骨中央的细胞大，成圆球形，很少看到同源细胞群（图 2-5-4）。

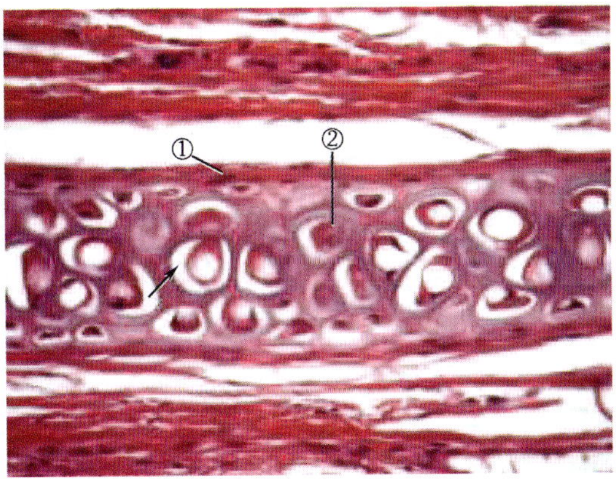

图 2-5-4　弹性软骨（HE 染色 高倍）
①软骨膜；②软骨细胞；箭头所指为软骨陷窝

【高倍观察】

软骨基质内的弹性纤维呈亮红色细丝状，交织成网，分布在软骨细胞周围的基质中。软骨囊弱嗜碱性。软骨细胞与软骨囊之间可见空隙状的软骨陷窝，软骨中心部的软骨细胞大，有的细胞胞质出现空泡，可能是制片因素所导致（图 2-5-4）。

4. 长骨切片（section of long bone）

【实验材料】　长骨骨干，硫堇 - 苦味酸染色。

标本制法：取长骨骨干，锯成厚 5mm 左右之薄片，脱钙后甲醛液固定，石蜡切片。

【肉眼观察】　切片中长条形的为骨的纵切面，不规则的为骨的横切面。

【低倍观察】　骨的表面为致密结缔组织构成的骨外膜，骨髓腔面薄层结缔组织为骨内膜。重点观察横切面，视野中占大部分的是同心圆状的哈弗斯系统（骨单位），每个哈弗斯系统的中央，有一圆形的管腔，称中央管，管内有结缔组织和血管，管周有多层同心圆排列的哈弗斯骨板。在哈弗斯系统之间有不规则的骨板是间骨板。

在骨的外围部分有数层与骨表面平行排列的骨板，称外环骨板。在纵切面上，有时可见穿过外环骨板与骨单位中央管直接相通的横行管道，呈纵切或斜切，称穿通管。穿通管在横切面上，周围无同心圆骨板围绕。近骨髓腔面有骨小梁突起，数层环形于髓腔面的平行骨板是内环骨板，因取材和制片关系，有些切片中已看不到内、外环骨板（图 2-5-5）。

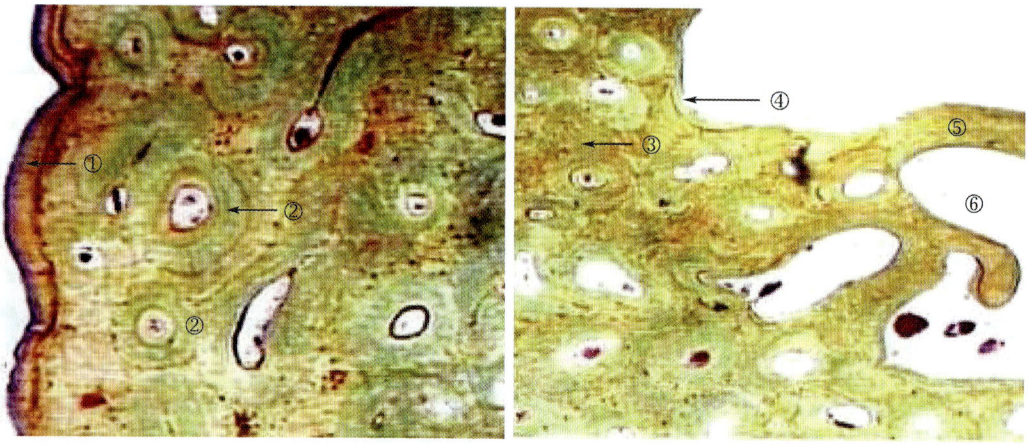

图 2-5-5　长骨骨干横切（硫瑾 - 苦味酸染色 低倍）
①外环骨板；②骨单位；③间骨板；④内环骨板；⑤骨小梁；⑥骨髓腔

【高倍观察】 骨陷窝成梭形，内含骨细胞胞体，陷窝周围有许多呈线状的结构，是骨小管，骨细胞突起伸入管内，骨小管内的骨细胞突起看不清楚。骨小管以中央管为中心呈辐射状，疏密不一，相邻骨陷窝借骨小管相通连。骨板呈现明暗交替排列现象，这是由于相邻骨板中胶原纤维排列方向不一致，折光性不同而造成的。在间骨板和每个骨单位周围都有一折光性很强的轮廓线，称黏合线，每个骨单位的骨小管不穿越黏合线（图 2-5-6）。

在纵切面，可见大小不一的纵行管道，走向与骨长轴一致，即中央管。中央管两侧为纵行排列的平行骨板（哈弗斯骨板），有些中央管与横行的穿通管相接（图 2-5-7）。

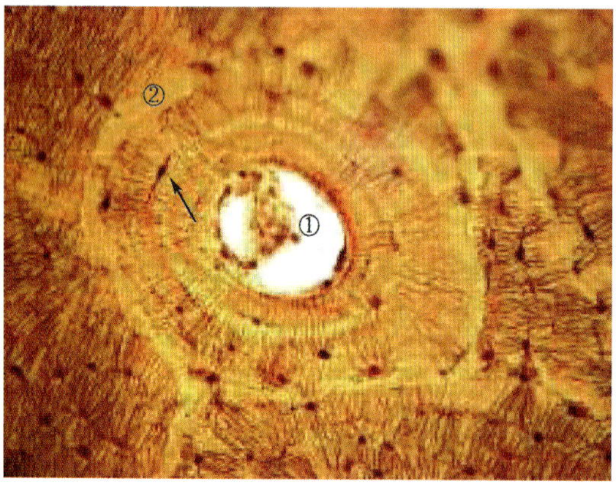

图 2-5-6　骨单位（硫董 - 苦味酸染色 高倍）
①中央管；②黏合线；箭头所指为骨陷窝

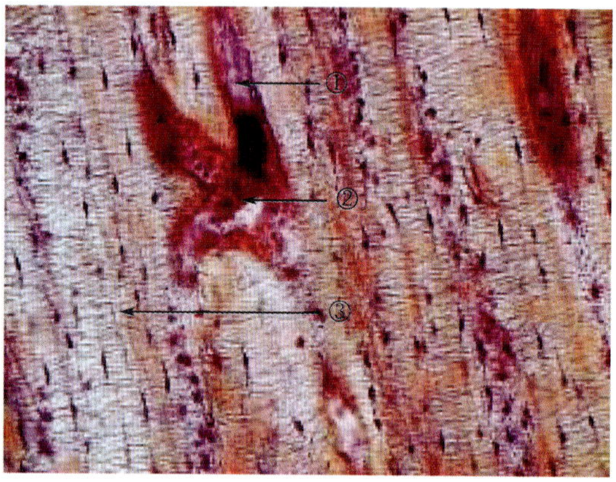

图 2-5-7　骨纵切（高倍）硫瑾 - 苦味酸染色
①中央管；②穿通管；③哈弗斯骨板

5. 膜内成骨（intramembranous ossification）

【实验材料】 胚胎顶骨，HE 染色。

【肉眼观察】 标本为红色片状结构。

【低倍观察】 顶骨中央已形成了大小不等、形状不规则的骨小梁，且互相吻合成网。在骨小梁中，骨细胞位于骨陷窝中，骨小梁周围为富含血管的结缔组织。

【高倍观察】 成骨细胞位于骨组织表面，排列整齐成一层，胞体立方形或矮柱状，胞核圆形，胞质弱嗜碱性（图 2-5-8）。

6. 软骨内成骨（endochondral ossification）

【实验材料】 第6月胎儿指骨，HE染色。

【肉眼观察】 标本为胎儿手指纵断面，中央着色均匀，紫蓝色的区域为手指骨的近关节部，指骨中间的骨干较红。

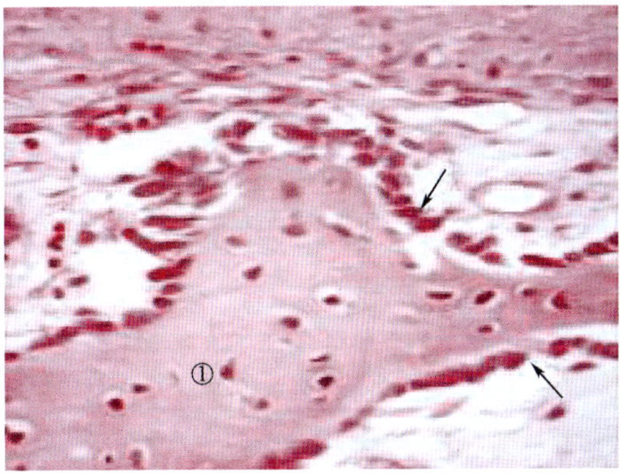

图2-5-8　膜内成骨（HE染色　高倍）
①骨小梁；箭头所指为成骨细胞

【低倍观察】 切片中有两节指骨，选其中结构较典型的一节进行观察。指骨表面有致密结缔组织构成的骨膜。骨干中部骨膜内侧有骨松质构成的骨领，为红色，骨陷窝分散其间。骨领内侧为骨髓腔，内有红骨髓。骨髓腔内不规则的片状骨组织为骨小梁。手指骨的近关节部为透明软骨，空隙为关节腔；从指骨的关节面开始向此指骨的中央观察，直到骨髓腔，可依次分为如下几个区域：

（1）软骨储备区：为透明软骨，软骨细胞小，散在均匀分布，软骨基质嗜碱性。

（2）软骨增生区：软骨细胞增大，细胞分裂增生排列成纵行，即同源细胞群。

（3）软骨成熟区：软骨细胞增大变圆，呈柱状排列。软骨细胞柱之间的软骨基质变薄。

（4）软骨钙化区：软骨细胞肥大，成空泡状，核固缩；陷窝扩大如蜂窝状，软骨基质钙化，强嗜碱性。

（5）成骨区：由许多骨小梁组成，骨小梁中央为残存的软骨基质，染成蓝色，周围是新形成的骨质，染成红色，其间有骨陷窝和骨细胞。有的部位骨小梁表面可见成骨细胞或破骨细胞。骨小梁之间不规则的间隙为骨髓腔，内有成群的不同发育阶段的血细胞（图2-5-9）。

【高倍观察】

（1）成骨细胞：呈矮柱状或立方形，胞质嗜碱性。位于成骨区骨小梁的表面，排列整齐成一层。

（2）骨细胞：位于骨小梁内，单个散在分布，由于细胞收缩，其周围出现空隙，即骨陷窝。

（3）破骨细胞：常位于骨小梁表面凹陷处，胞体大，不规则，多核，胞质嗜酸性（图2-5-10）。

（二）示教标本

1. 成骨细胞（osteoblast）　箭头所指为成骨细胞，呈矮柱状或不规则，位于骨小梁的边缘，排成一层（图2-5-8）。

2. 破骨细胞（osteoclast）　破骨细胞位于骨小梁的边缘，胞体大而不规则，胞质嗜酸性，细胞核多个（图2-5-10）。

（三）模型观察

长骨骨干模型　横断面可见骨外膜，内、外环骨板，骨单位（同心圆状）和间骨板。纵断面可见红色的穿通管（横行）与中央管（纵行）相连通，骨单位内骨板平行排列。

（四）电镜照片观察

软骨细胞（图2-5-11）　图片显示软骨细胞胞质内有丰富的粗面内质网（↑）。

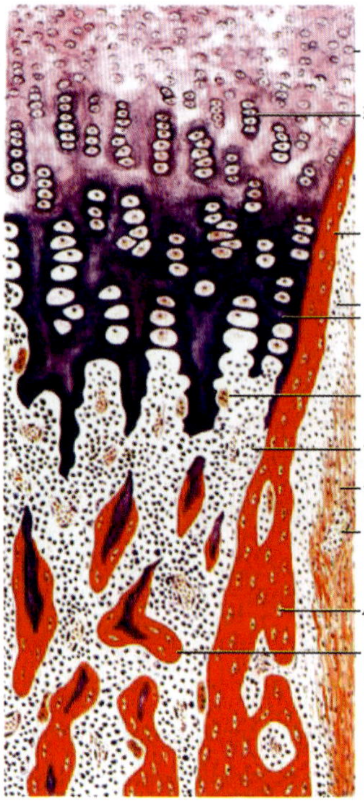

图 2-5-9 软骨内成骨模式图

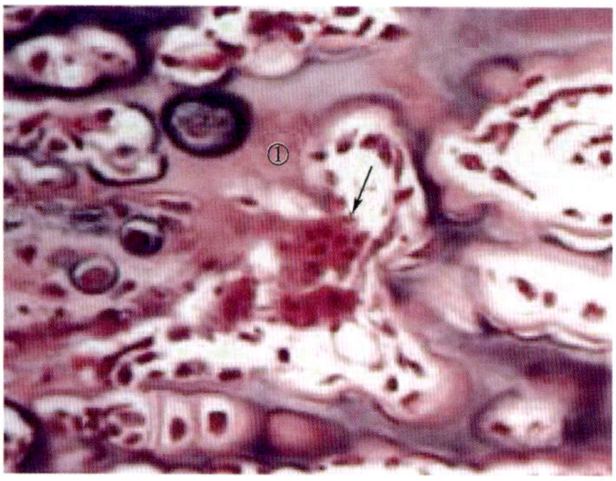

图 2-5-10 软骨内成骨（HE 染色 高倍）

①类骨质；箭头所指为破骨细胞

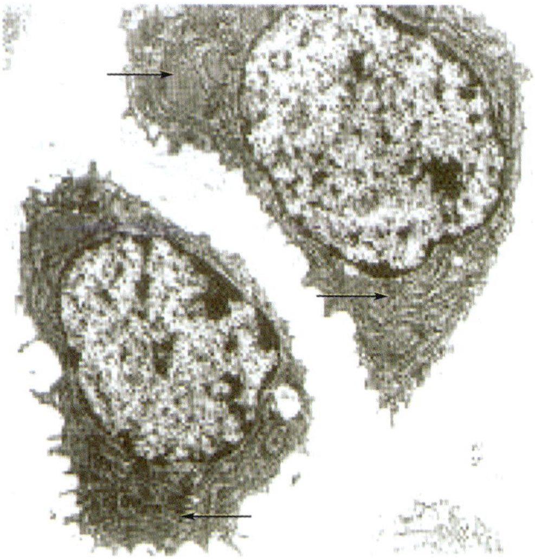

图 2-5-11 软骨细胞电镜图片

三、作 业

【课堂作业】 绘骨单位高倍观。

要求：在绘制的图中标注哈弗斯管（中央管）、骨陷窝、骨小管、骨板。

【课后思考题】

（1）软骨的结构有何特点，三种软骨在镜下有何区别?

（2）比较软骨和骨的异同点，它们是怎样获得营养的？

（3）何谓软骨性骨发生和膜性骨发生?在人体发育过程中，长骨是如何增长和增粗的？

（唐显庆）

第六章　肌　组　织

肌组织（muscle tissue）主要由肌细胞构成，肌细胞间有少量结缔组织、血管、淋巴管及神经。肌细胞呈细长纤维形，又称肌纤维（muscle fiber）。肌组织分骨骼肌、心肌和平滑肌三种，前两种属横纹肌。本章重点观察三种肌组织横纹的有无，核的数目和位置，心肌的闰盘。

一、实验目的

（1）掌握三种肌纤维光镜下的形态结构、分布及功能特点。

（2）掌握骨骼肌、心肌的电镜结构特点。

（3）了解平滑肌的电竞结构特点。

二、实验内容

（一）自观标本

1. 骨骼肌（skeletal muscle）

【实验材料】　狗胸锁乳突肌，HE 染色。

【肉眼观察】　长条形的为骨骼肌纵切面，多边形的为横切面。

【低倍观察】　纵切面上骨骼肌纤维为长条形，平行排列，肌纤维边缘较平整光滑。肌纤维间有少量染色较浅的结缔组织。注意辨认每条肌纤维的界限，有的肌纤维之间有较宽的间隙，是切片制作过程所导致（图 2-6-1）。

横切面中有许多大小不等的块状结构，每块为一肌束，内含许多条肌纤维，肌束外有肌束膜。肌纤维呈圆形或多边形，肌纤维之间的空白区是制片时组织收缩所致。在肌纤维边缘有染成浅蓝色的肌细胞核（图 2-6-2）。

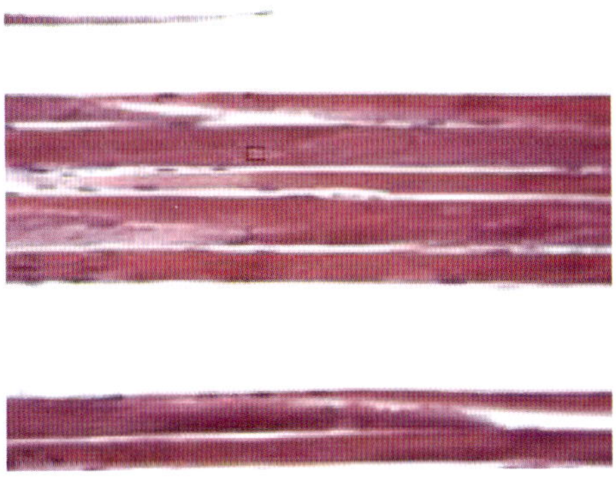

图 2-6-1　骨骼肌纵切（HE 染色　低倍）

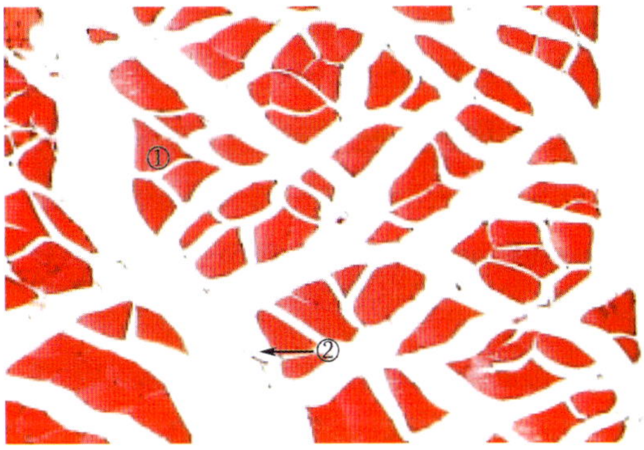

图 2-6-2　骨骼肌横切（HE 染色　低倍）
①肌纤维；②结缔组织

【高倍观察】　在纵切面上，选择一条界限清楚的肌纤维观察。在肌纤维的边缘，紧贴肌膜内面，可见细胞核染色较浅，卵圆形，其长轴与肌纤维长轴平行。注意不要与周围结缔组织中成纤维细胞核混淆（成纤维细胞核小，染色深，位于肌膜外）。将光线调暗，可见由明带和暗带交替排列构成的横纹。肌纤维之间有少量结缔组织，为肌内膜，其内有毛细血管断面（图 2-6-3）。

横切面中，肌原纤维呈点状，由于固定收缩的原因，可见肌原纤维被空白裂隙分隔成几个不规则的区域，此区称为孔亥姆区（Cohnheim's field）。在肌纤维外有成纤维细胞核，核小、染色深，可见结缔组织构成的肌束膜（图 2-6-4）。

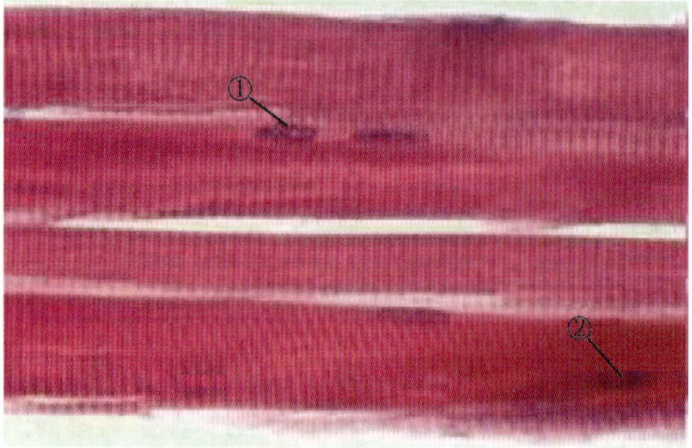

图 2-6-3　骨骼肌纵切（HE 染色　高倍）
① 肌细胞核；②结缔组织细胞核

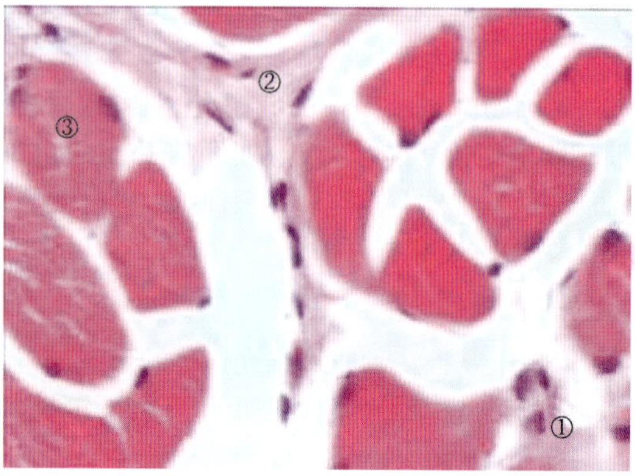

图 2-6-4　骨骼肌横切（HE 染色　高倍）
①肌内膜；②肌束膜；③肌细胞

2. 骨骼肌（skeletal muscle）

【实验材料】　狗胸锁乳突肌，铁苏木素染色。

【肉眼观察】　长条形的纵断面和多边形的横切面均被染成黑褐色。

【低倍观察】　纵断面上可见骨骼肌纤维平行排列，肌纤维的横纹更加明显。选一清晰的区域，转高倍观察。

【高倍观察】　可见明带比暗带宽，着色较浅，明带中部有一条着色较深的 Z 线。暗带染成深褐色，暗带中部染色较浅，称 H 带，骨骼肌纤维的横切面上细胞核比 HE 染色切片清晰（图 2-6-5，图 2-6-6）。

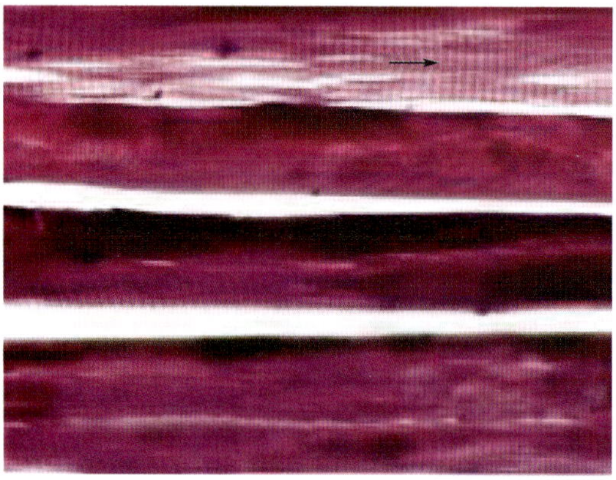

图 2-6-5　骨骼肌纵切（铁苏木精染色　高倍）
箭头所指为横纹

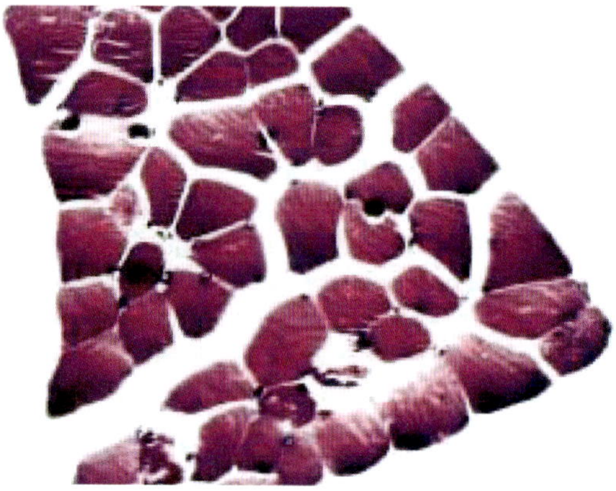

图 2-6-6　骨骼肌横切（铁苏木精染色　高倍）

3. 心肌（cardiac muscle）

【实验材料】　猴心，HE 染色。

【肉眼观察】　切片呈不规则的长方形，可见被切成条纹状或点状的肌纤维断面。

【低倍观察】　心肌纤维排列方向较复杂，切片中可见各种断面，肌纤维间有少量结缔组织和极为丰富的毛细血管。纵切面上，肌纤维呈长条形，有分支，细胞核位于中央，染色较浅。心肌横纹不明显。肌纤维外可见染色深的结缔组织细胞核和毛细血管内皮细胞核。横切面的肌纤维为圆形或不规则形，细胞间的分界没有骨骼肌的清楚，细胞周围有较多的结缔组织和毛细血管断面（图 2-6-7）。

【高倍观察】 纵切的心肌纤维为短圆柱形，有分支相互连接。核卵圆形，位于细胞中央，核周围肌浆丰富，色浅。在肌纤维上可见明暗相间的横纹，但横纹不如骨骼肌纤维的明显。有的部位可见比横纹粗染色较深的闰盘，它是心肌纤维的端端连接处，垂直于肌纤维长轴，呈横行或阶梯状（图 2-6-8）。横切面的肌纤维为圆形或不规则形，细胞间的分界没有骨骼肌的清楚，细胞周围有较多的毛细血管断面。心肌细胞核位于中央，有的未切到核。肌丝束在横切面上呈点状，以核为中心呈放射状排列，核周肌丝较少，肌浆丰富，故染色浅，形成核周浅染区（图 2-6-9）。

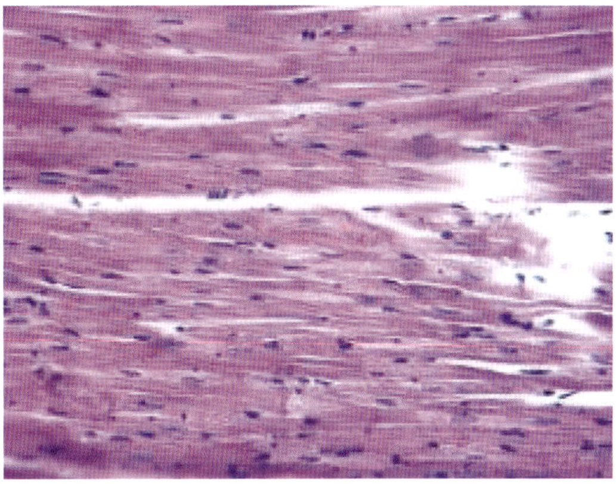

图 2-6-7 心肌（HE 染色 低倍）

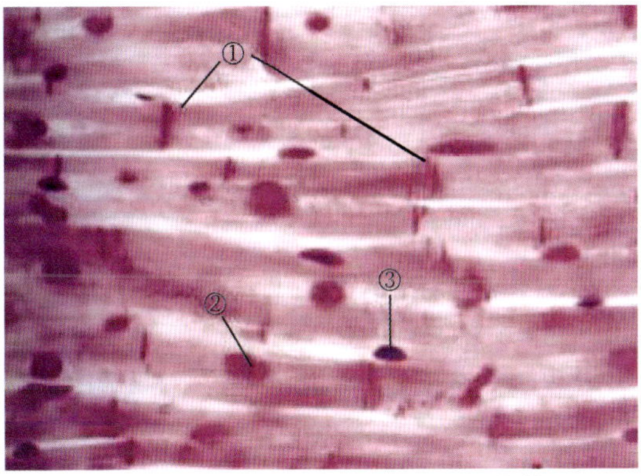

图 2-6-8 心肌纵切（HE 染色 高倍）
①闰盘；②心肌细胞核；③结缔组织细胞核

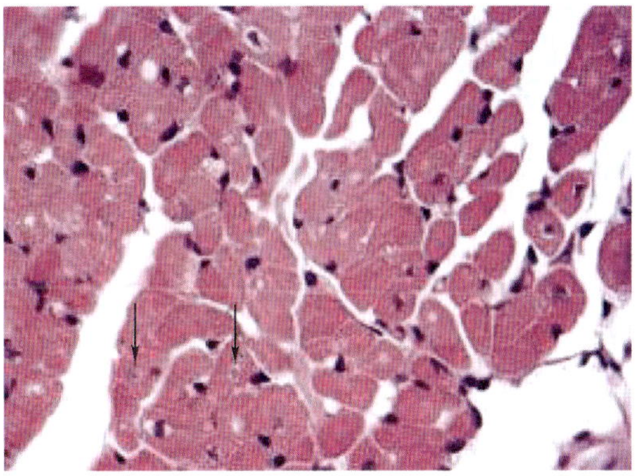

图 2-6-9 心肌横切（HE 染色 高倍）
箭头所指为心肌细胞核

4. 心肌（cardiac muscle）

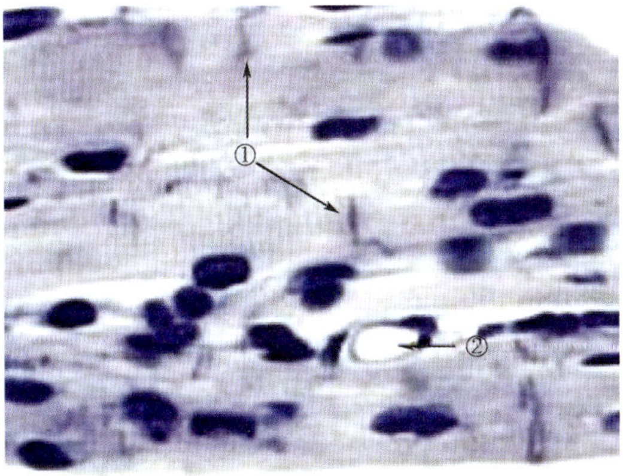

图 2-6-10 心肌纵切（铁苏木精染色 高倍）
①闰盘；②毛细血管

【实验材料】 猴心，铁苏木素染色。

【肉眼观察】 为一块不规则的紫蓝色组织。

【低倍观察】 切片中心肌纤维分层排列，有不同切面，找到心肌纤维纵切面。

【高倍观察】 在心肌纤维端对端相连处，有一深蓝色、与肌纤维长轴垂直的线状结构，即闰盘（图 2-6-10）。

5. 平滑肌（smooth muscle）

【实验材料】 动物小肠，HE 染色。

【肉眼观察】 深红色环形结构。

【低倍观察】 平滑肌细胞排列成两层，一层为纵切面，较厚，另一层为横切面，较薄（图 2-6-11）。

【高倍观察】 纵切面细胞呈长梭形，一个肌细胞的宽部与另一个肌细胞的窄部相互嵌合排列。平滑肌细胞质染成浅红色，肌膜不明显，细胞核椭圆形，位于细胞中部，着浅蓝色。

肌纤维间有少量结缔组织。横切面细胞呈大小不等的圆形或不规则形。有的平滑肌细胞断面中央可见一圆形的细胞核，有的则未切到核（图 2-6-12）。

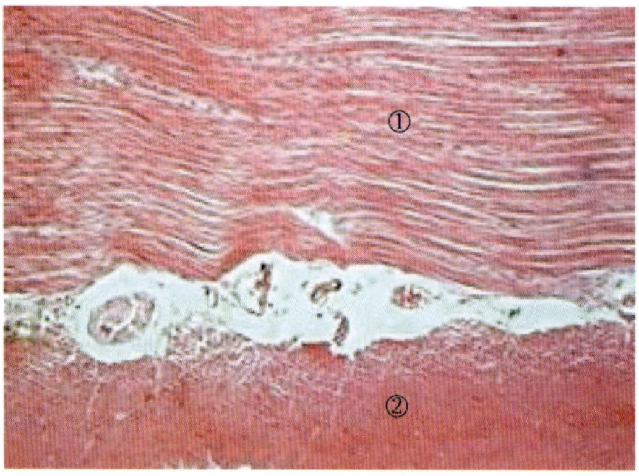

图 2-6-11　平滑肌（HE 染色　低倍）
①平滑肌纵切；②平滑肌横切

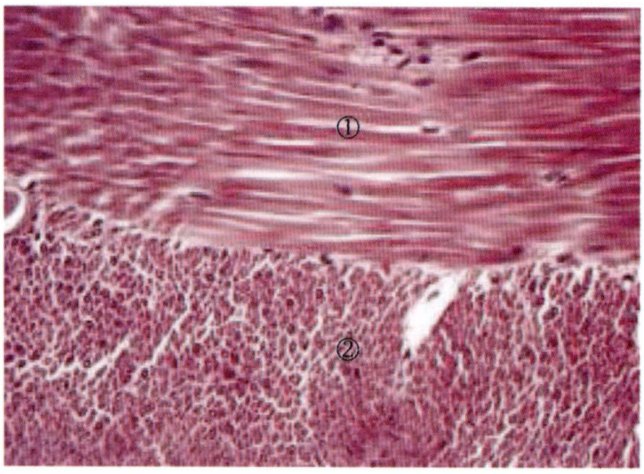

图 2-6-12　平滑肌（HE 染色　高倍）
①平滑肌纵切；②平滑肌横切

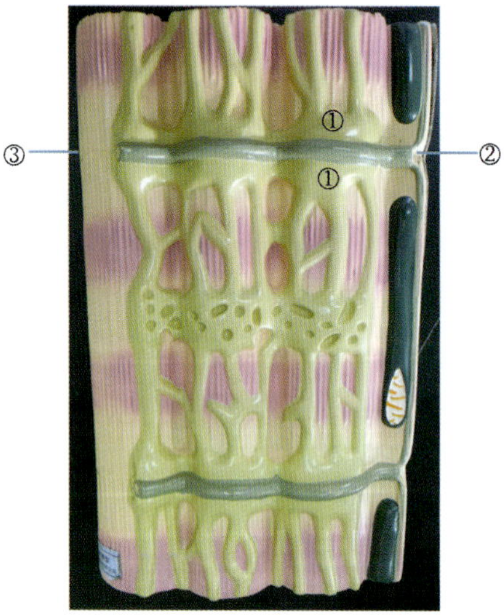

图 2-6-13　骨骼肌模型

（二）模型观察

1. 骨骼肌超微结构模型（图 2-6-13）　横断面可见肌膜、肌原纤维内的肌丝呈点状（红色）。纵断面可见线粒体（绿色）、肌浆网（黄色）、横小管（②）和两侧的终池（①）、肌节（含粗、细肌丝）、Z 线（③）、明带和暗带。

2. 心肌超微结构模型　纵断面显示了肌节，粗、细肌丝，Z 线和闰盘等结构。

（三）电镜照片观察

1. 骨骼肌透射电镜图（2-6-14）　图片上显示骨骼肌肌节的肌丝分布、和细胞器图。

2. 心肌纵切透射电镜图（图 2-6-15）　图片上显示心肌闰盘和 Z 线。

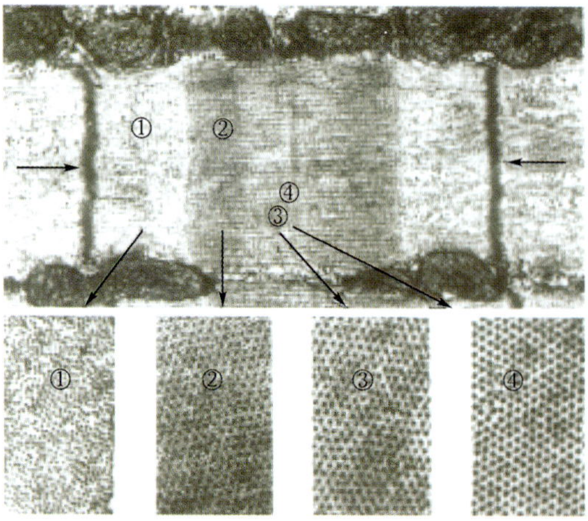

图 2-6-14　骨骼肌透射电镜
①明带；②暗带；③ H 带；④ M 线；箭头所指为 Z 线

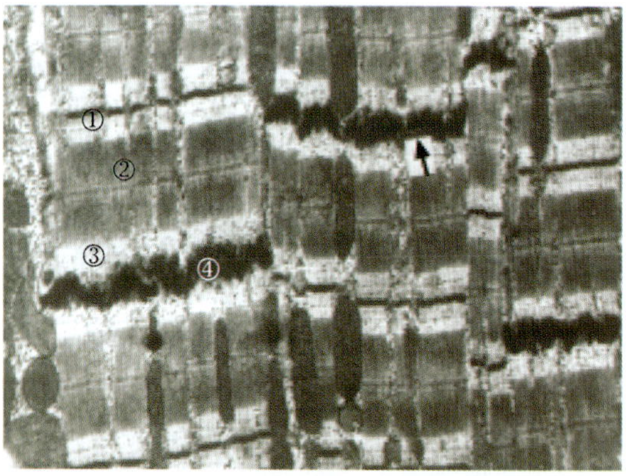

图 2-6-15　心肌纵切透射电镜
① Z 线；②暗带；③明带；④闰盘；箭头所指为 Z 线

三、作　　业

【课堂作业】 绘平滑肌纵、横切面高倍观。

【课后思考题】

（1）比较三种肌纤维在形态结构、功能和分布上的不同点。

（2）解释名词：肌肉、肌原纤维、肌节、闰盘。

（黄欣琼　唐显庆）

第七章　神经组织

神经组织(nervous tissue)由神经细胞和神经胶质细胞组成。神经细胞又称神经元(neuron),是神经系统结构和功能单位，具有接受刺激、整合信息和传导冲动的功能。神经元由胞体和突起两部分构成，突起又可分为树突和轴突。神经元按突起数目分为多极神经元、双极神经元和假单极神经元三类。神经胶质细胞（ neuroglia cell ）对神经元起支持、营养、保护和绝缘等作用。中枢神经系统的神经胶质细胞有星形胶质细胞、少突胶质细胞、小胶质细胞和室管膜细胞；周围神经系统的神经胶质细胞有施万细胞和卫星细胞。

神经元的长轴突及包绕它的神经胶质细胞构成神经纤维（ nerve fiber ），分为有髓神经纤维和无髓神经纤维两类。神经元与神经元之间，或神经元与效应细胞之间传递信息的结构称突触(synapse)。神经末梢是神经纤维的终末部分，分为感觉神经末梢和运动神经末梢两大类。

一、实验目的

（1）掌握神经元的光镜结构特点，并能在镜下识别。

（2）掌握突触的光镜及电镜结构。

（3）掌握有髓神经纤维的结构特点，并能在镜下识别。

（4）掌握神经末梢的类型、结构、功能和分布。

（5）了解各种神经胶质细胞的形态和结构。

二、实验内容

（一）自观标本

1. 多极神经元（ multipolar neuron ）和假单极神经元（ pseudounipolar neuron ）

【实验材料】　猫的脊髓和脊神经节，HE 染色。

【肉眼观察】　脊髓横切面呈椭圆形，中部染色较深的蝴蝶形结构为灰质，周围染色较浅的为白质。灰质有前后两对突起，较圆钝的一对为前角，较尖细的一对为后角。脊髓背侧的两侧各有一较小的椭圆形结构，为脊神经节。

【低倍观察】

（1）脊髓：白质主要为神经纤维，纤维之间有较小的圆形和卵圆形的神经胶质细胞核。灰质前角内可见较大的紫红色细胞，即多极神经元（图 2-7-1，图 2-7-2）。可选择一结构典型的神经元转高倍镜观察。

（2）脊神经节：假单极神经元成群存在，细胞群之间有成束的神经纤维。

【高倍观察】　脊髓前角多极神经元胞体大，形态不规则，核大而圆，染色浅，呈空泡状，核仁明显。胞质内可见许多大小不等、形态不一的紫蓝色斑块结构，为尼氏体。树突可切到一至多个，内含尼氏体。轴突细而长，只有一个（一般不易切到），其呈圆锥形膨大的起始部即为轴丘。轴突和轴丘内无尼氏体，可据此特点鉴别树突和轴突。神经元周围呈蓝紫色的细胞核为各种神经胶质细胞的核，粉红色交织成网的细丝为无髓神经纤维及神经胶质细胞突起（图 2-7-3）。

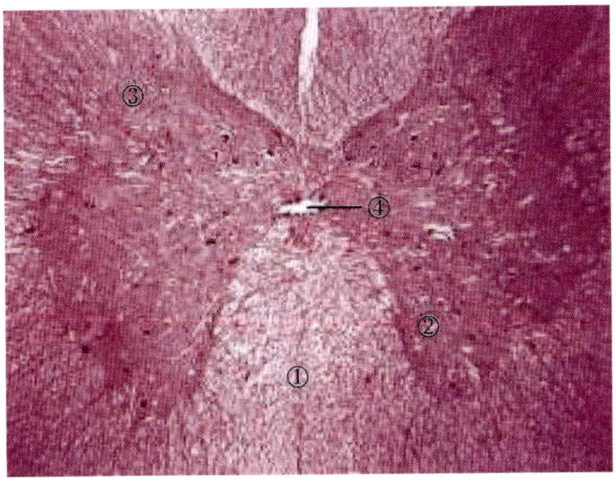

图 2-7-1　脊髓横切（HE 染色 低倍）
①白质；②灰质前角；③灰质后角；④中央管

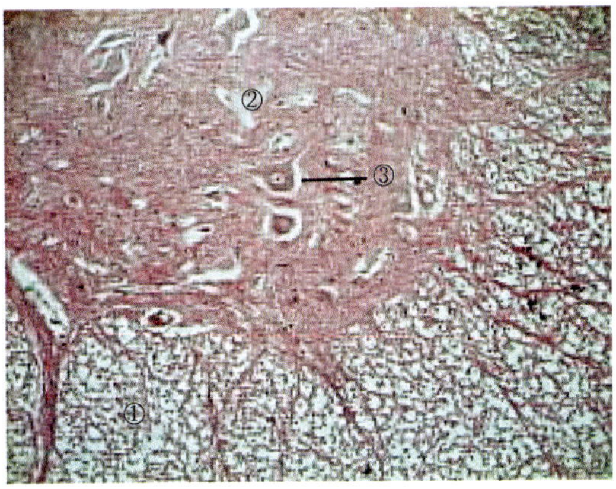

图 2-7-2　脊髓横切（HE 染色 低倍）
①白质；②灰质前角；③多极神经元

脊神经节内假单极神经元胞体呈圆形，大小不一，突起一般未切到，胞核大而圆呈空泡状，位于细胞中央（有的细胞未切到核），尼氏体呈细颗粒状，每个假单极神经元胞体的周围均有一层胞界不清，只见胞核的卫星细胞（图 2-7-4）。

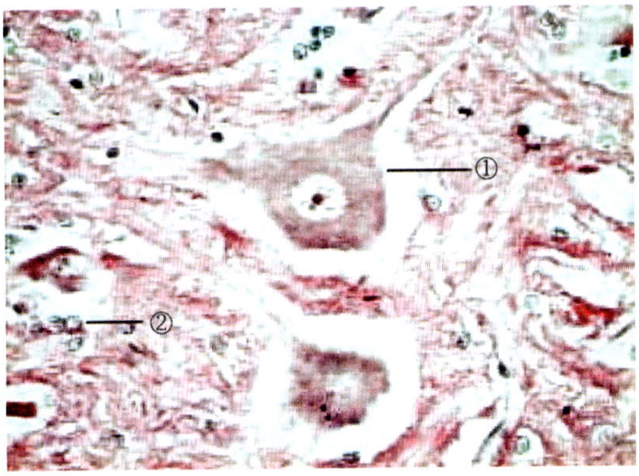

图 2-7-3　脊髓横切（HE 染色 高倍）
①多极神经元；②神经胶质细胞核

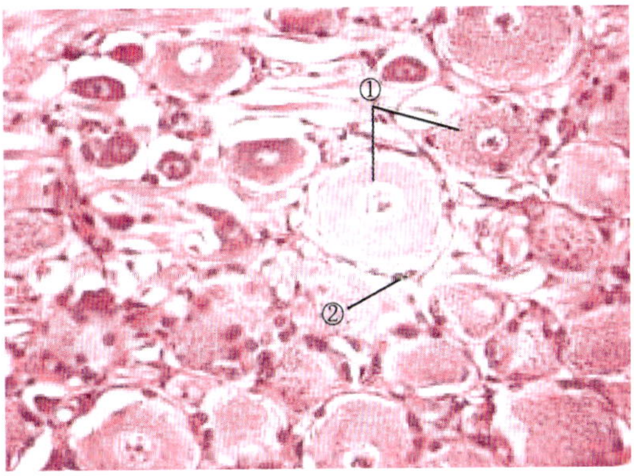

图 2-7-4　假单极神经元（HE 染色 高倍）
①假单极神经元；②卫星细胞

2. 神经原纤维（neurofibril）

【实验材料】　猫的脊髓，硝酸银染色。

【肉眼观察】　为脊髓横切面，呈椭圆形，中部染色较深、呈蝴蝶形的是灰质，周围染色浅的是白质。灰质有前后两对突起，较圆钝的一对是前角，较尖细的一对是后角。

【低倍观察】　分辨出白质和灰质及灰质的前角、后角，在灰质前角中找到多极神经元胞体。

【高倍观察】　神经原纤维为棕褐色细丝，在多极神经元胞体内交织排列，在突起内相互平行排列（图 2-7-5）。

3. 有髓神经纤维（myelinated nerve fiber）

【实验材料】　猫的坐骨神经，HE 染色。

【肉眼观察】　切片上有两块组织，长条形的是神经的纵断面，圆形或三角形的是横断面。

【低倍观察】

（1）纵断面：神经纤维平行排列，由于较密集，较难辨出每条神经纤维的界限，神经纤

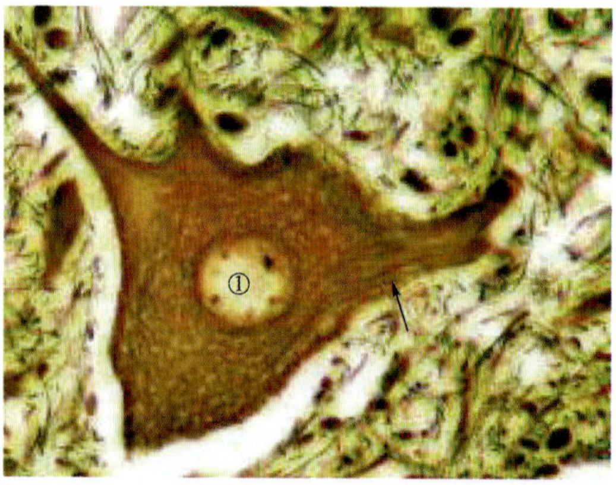

图 2-7-5 神经原纤维（银染 高倍）
①多极神经元的胞核；箭头所指为神经原纤维

维之间有结缔组织，即神经内膜。

（2）横断面：位于整个神经外面的疏松结缔组织为神经外膜。神经内有多个圆形的神经束，大小不等，每个神经束的表面有致密结缔组织包裹的神经束膜。神经束内有许多条神经纤维的横断面。

【高倍观察】

（1）纵断面：可见许多平行排列的线状结构。仔细观察，每根神经纤维为三条平行的线状结构，一般在郎飞结处较明显，中间一根染色深的为轴突，轴突两边呈网状的结构是髓鞘（髓磷脂被溶解），髓鞘外缘的红色细线是神经膜，由施万细胞的胞膜和基膜构成。神经膜内有时可见呈椭圆形、染色较浅的施万细胞核，注意与成纤维细胞核相区别（成纤维细胞核梭形，染色深）（图 2-7-6）。

（2）横断面：神经纤维为大小不等的圆形结构，其中央的深红点是轴突，轴突周围空白区是髓鞘，髓鞘周围一圈红色结构是神经膜。每条神经纤维的周围有很薄的结缔组织为神经内膜（图 2-7-7）。

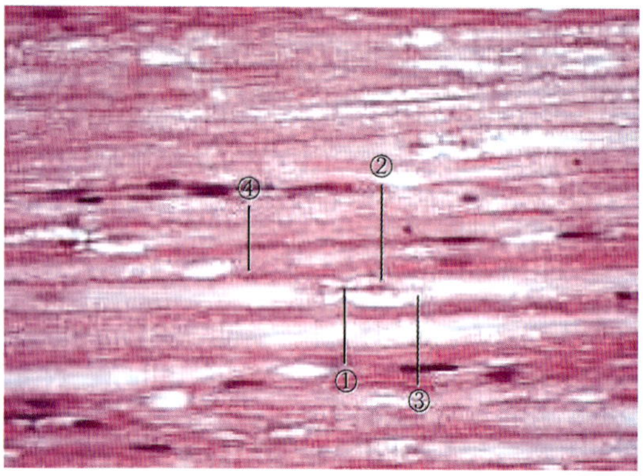

图 2-7-6 有髓神经经纤维纵切（HE 高倍）
①郎飞结；②轴索；③髓鞘；④神经膜

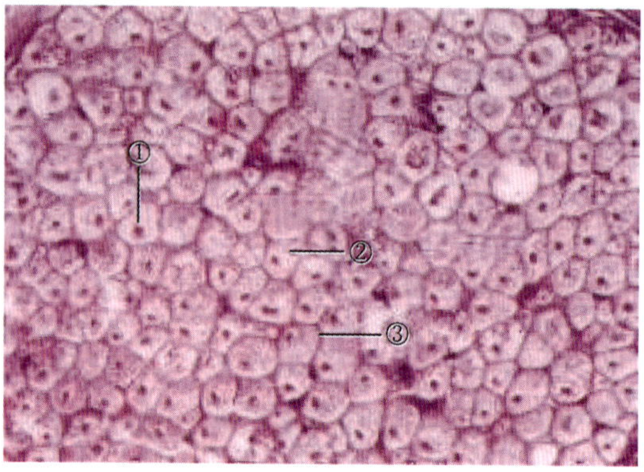

图 2-7-7 有髓神经纤维横断（HE 染色 高倍）
①轴突；②髓鞘；③神经膜

4. 突触（synapse）

【实验材料】 猫的脊髓，Cajal 法染色。

【肉眼观察】 为椭圆形脊髓横切面，中部染色较深呈蝴蝶形的是灰质，周围染色浅的是白质。灰质有前后两对突起，较圆钝的一对是前角，较尖细的一对是后角。

【低倍观察】 在灰质前角中找到多极神经元后，换高倍镜观察神经元胞体上的突触。

【高倍观察】 神经细胞的胞体染成棕黄色，其胞体和突起的表面可见许多棕黑色蝌蚪状或小球状结构，即突触小体。突触小体与神经元胞体或突起的接触点就是突触。一个神经细胞上的突触可达数百个，但因切片较薄，有时也因镀染技术关系，一般只能见到几个或几十个（图 2-7-8）。

5. 触觉小体（tactile corpuscle）和环层小体（Meissner's corpuscle）

【实验材料】 人手指末节掌面皮肤，HE 染色。

【肉眼观察】 标本呈半月形，凸起一面着色较深的为表皮；着浅红色部分为真皮，真皮深面为皮下组织。

【低倍观察】

表皮为角化的复层扁平上皮，基底部凹凸不平，真皮凸入表皮内的部分为真皮乳头，在部分真皮乳头内，有染色较深的椭圆形结构，即触觉小体。在真皮和皮下组织中可见同心圆排列的圆形或椭圆形结构，即环层小体（图 2-7-9）。

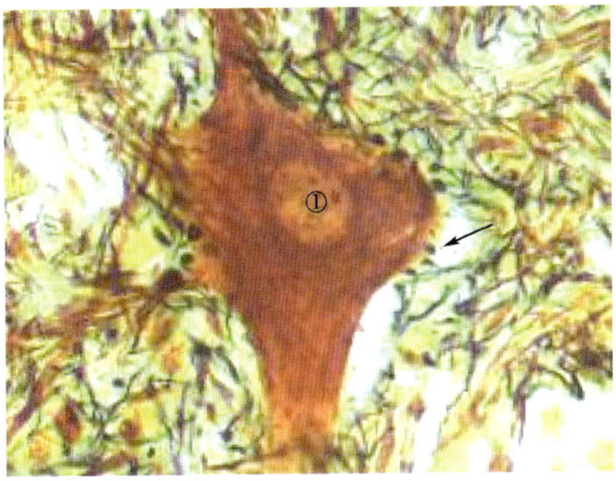

图 2-7-8 突触（Cajal 法染色 高倍）

①多极神经元胞核；箭头所指为突触小体

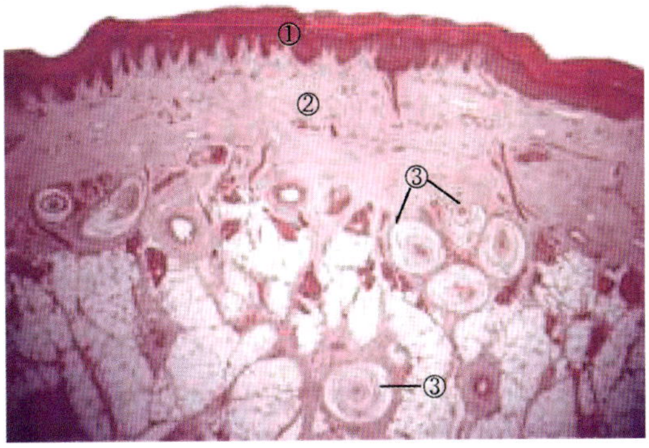

图 2-7-9 环层小体（HE 染色 低倍）

①表皮；②真皮；③环层小体

【高倍观察】 触觉小体外包结缔组织的被囊，内有横向排列的扁平细胞，在 HE 标本中，裸露的轴突分辨不清（图 2-7-10）。环层小体呈圆形或椭圆形，小体的被囊由数十层同心圆排列的扁平细胞组成，小体中央的圆柱体呈红色的圆形小点（横断面）或长条形（纵断面或斜断面）（图 2-7-11）。

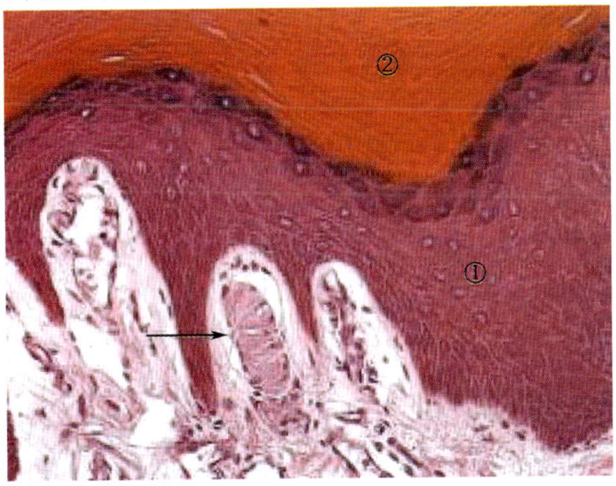

图 2-7-10 触觉小体（HE 染色 高倍）

①表皮细胞；②表皮角质层；箭头所指为 触觉小体

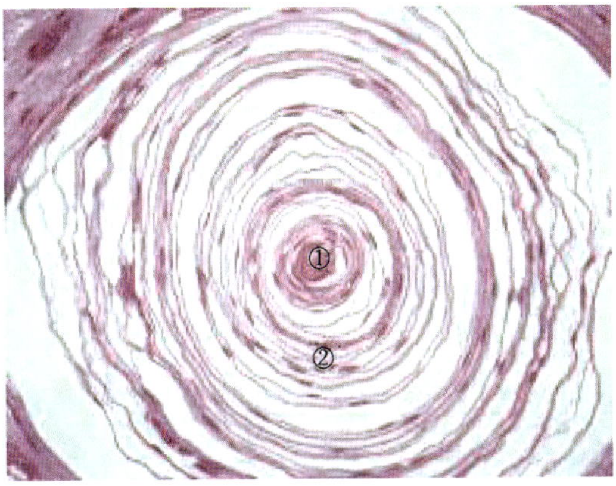

图 2-7-11 环层小体（HE 染色 高倍）

①圆柱体；②扁平细胞

（二）示教标本

1. 纤维型星形胶质细胞（fibrous astrocyte）

【实验材料】 人或兔的大脑或小脑皮质，硝酸银染色。

此为大脑切片，星形胶质细胞突起细长，从胞体向四周呈放射状分布，有的突起末端膨大，紧贴毛细血管形成脚板（图 2-7-12）。

2. 少突胶质细胞（oligodendroglia）

【实验材料】 人或兔的大脑或小脑皮质，硝酸银染色。

少突胶质细胞胞体较小，核卵圆、色深，突起少。

3. 小胶质细胞（microglia）

【实验材料】 人或兔的大脑或小脑皮质，硝酸银染色。

小胶质细胞胞体小，细长或椭圆，突起细长。

4. 运动终板（motor end plate）

【实验材料】 兔的肋间肌，硝酸银染色或氯化金染色。

此标本是压片，铺展开的骨骼肌纤维着粉红色或浅紫色，其核不明显。神经纤维呈黑丝线状，成束存在。单根神经纤维末端分支膨大，呈爪状或扣结状附着在骨骼肌的表面，此即运动终板（图 2-7-13）。

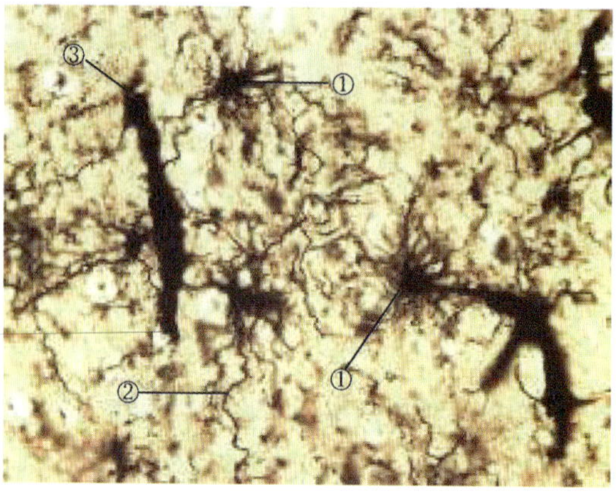

图 2-7-12 纤维性星形胶质细胞（银染 高倍）

①胞体；②突起；③毛细血管

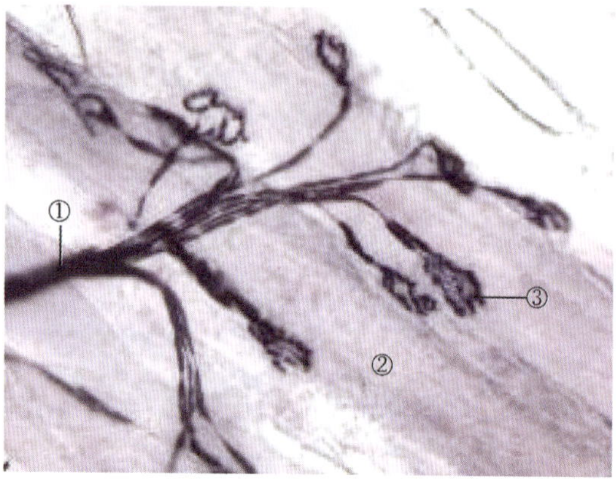

图 2-7-13 运动终板（氯化金染色 高倍）

①有髓神经纤维；②骨骼肌纤维；③运动终板

5. 有髓神经纤维模型 该模型为一段有髓神经纤维的纵、横断面。

（1）纵断面：中央浅黄色部分为轴突（轴索），内有神经丝（蓝色）、微管和线粒体（浅红）等细胞器，相邻施万细胞交界处即郎飞结，该处轴索裸露（图 2-7-14）。

（2）横断面：中央浅黄色部分为轴突（轴索），其内的蓝点示神经丝等细胞器的横断。轴索周边为施旺细胞的细胞膜（橘红色）呈同心圆反复环绕轴索形成的髓鞘。最外周为施万细胞的胞质和胞核（图 2-7-15）。三个小模型显示施万细胞环绕轴索形成髓鞘的过程。

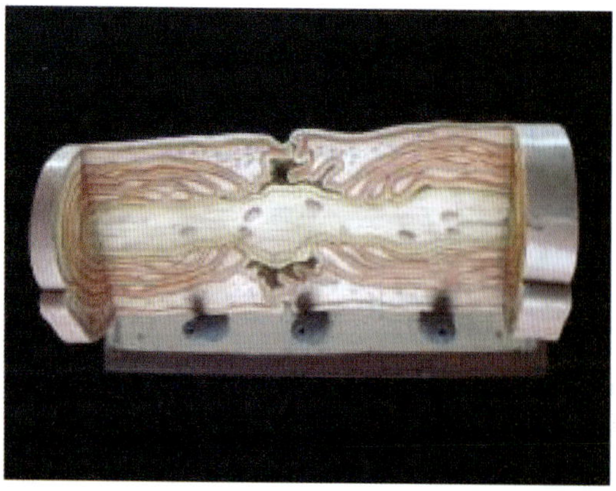

图 2-7-14 有髓神经纤维的纵断面

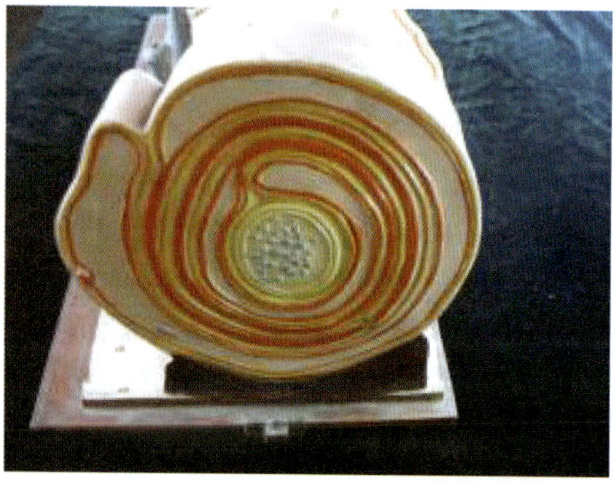

图 2-7-15 有髓神经纤维的横断面

（三）电镜照片

1. 神经元核周围部分胞质（图 2-7-16） 在核（N）周围可见粗面内质网（RER）、高尔基复合体、和游离核糖体等细胞器。

2. 化学突触（图 2-7-17） 可见突触前膜、突触后膜、突触间隙及突触小泡等结构。

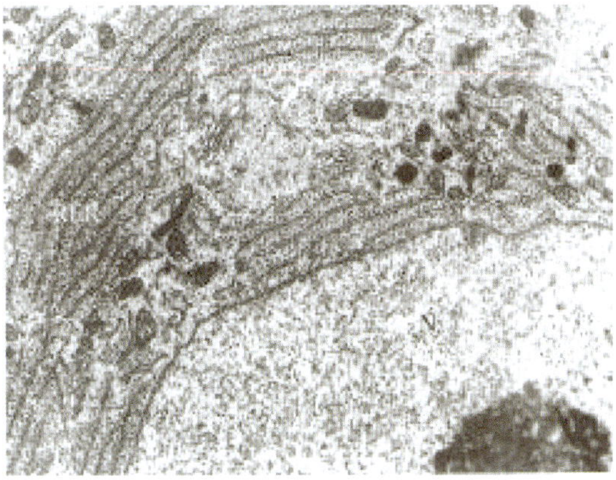

图 2-7-16　神经元核周部分胞质电镜照片

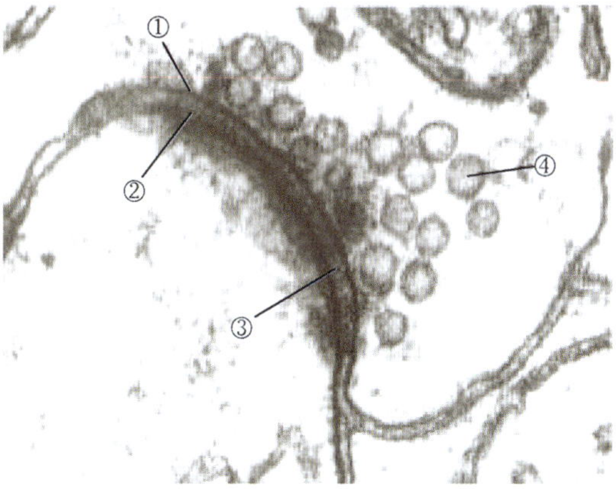

图 2-7-17　化学突触电镜照片

①突触前膜；②突触后膜；③突触间隙；④突触小泡

3. 有髓神经纤维横断面（图 2-7-18） 图中可见轴突（轴索）及其周围的髓鞘，髓鞘呈明暗相间、同心圆排列的板层状。

4. 有髓神经纤维扫描电镜照片（图 2-7-19） 图中可见郎飞结和施 - 兰切迹。

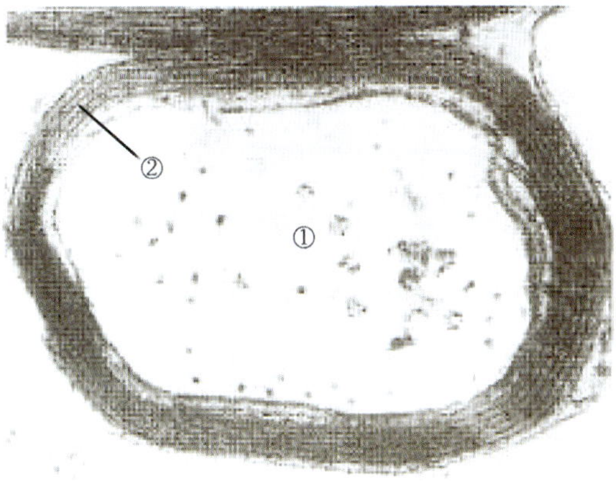

图 2-7-18　有髓神经纤维透射电镜照片

①轴突（轴索）；②髓鞘

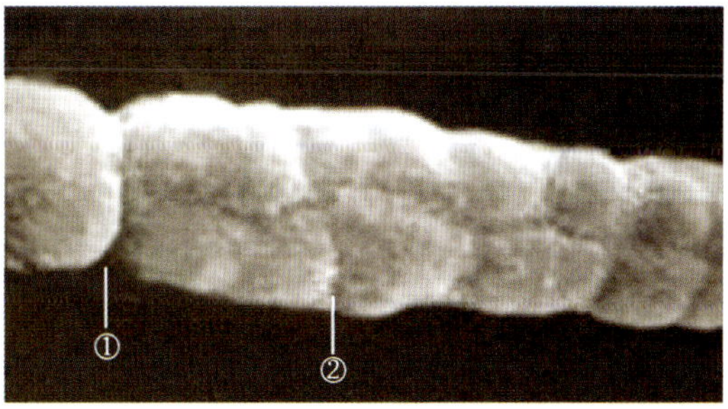

图 2-7-19　周围神经系统有髓神经纤维扫描电镜

①郎飞结；②施 - 兰切迹

三、作　　业

【复习思考题】

（1）神经元的微细结构与分类是怎样的？

（2）在 HE 染色的切片上，根据哪些特点识别神经元的胞体？在中枢神经系统和周围神经系统中，神经元胞体分别集中在何处？

（3）神经与神经纤维的结构是怎样的？

（4）神经胶质细胞的种类、结构特点与功能。

（5）神经元之间是如何联系的？怎样解释神经冲动的单向传导？

（6）神经末梢有几类？各分布在何处？

（谭思杰　龙双涟）

第八章　神经系统

神经系统（nervous system）主要由神经组织组成，分为中枢神经系统和周围神经系统。中枢神经系统由脑和脊髓组成，周围神经系统由脑神经节和脑神经、脊神经节和脊神经、自主神经节和自主神经组成。

脑和脊髓都分为白质和灰质，神经元胞体聚集的部分称灰质，不含胞体、含大量神经纤维的部分称白质。大、小脑的灰质位于表层，又称皮质。在大、小脑白质中有灰质团块，称神经核。大脑皮质一般分六层，小脑皮质一般分三层。脊髓的灰质位于中央，周围是白质。在周围神经系统，神经元胞体主要集中在神经节和神经丛。

血 - 脑屏障（blood-brain barrier）由毛细血管内皮细胞、基膜和神经胶质膜组成，它可阻止血液中某些物质进入脑组织，维持脑组织内环境的相对稳定。

一、实验目的

（1）了解脊髓、大脑、小脑的组织结构。

（2）了解脊神经节、交感神经节的组织结构。

（3）了解血 - 脑屏障的结构。

二、实验内容

（一）自观标本

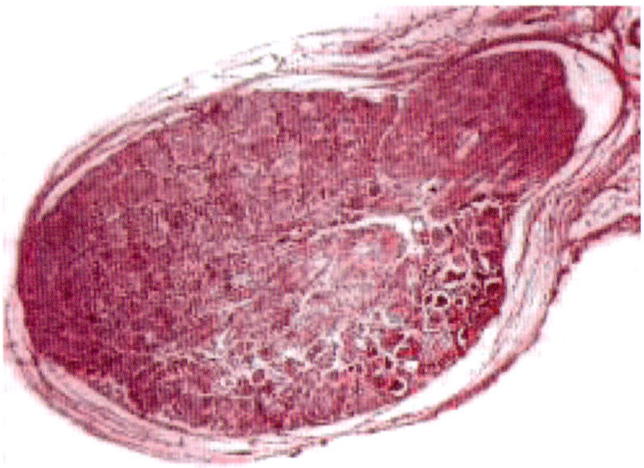

图 2-8-1　脊神经节（HE 染色 低倍）

1. 脊神经节（spinal ganglion）

【实验材料】　人的脊神经节，HE 染色。

【肉眼观察】　脊神经节是脊髓后根膨大的部分，呈椭圆形。

【低倍观察】　脊神经节的外面包裹着一层结缔组织组成的被膜。被膜的结缔组织伸入神经节内，构成神经节的支架，其内有许多大小不等的呈圆形的假单极神经元成群存在，细胞群间有成束的神经纤维，是假单极神经元的突起（图 2-8-1）。

【高倍观察】　重点观察假单极神经元，其形态呈圆形或椭圆形，大小不一。细胞核圆形，染色浅，核仁明显。嗜碱性的尼氏体呈细小颗粒状，弥散分布。每个假单极神经元的外面有一层扁平的卫星细胞围绕，其细胞核圆形，着色较浅（图 2-7-4）。

2. 大脑皮质（cerebral cortex）

【实验材料】　人的大脑，Golgi 染色。

【肉眼观察】　表面染色较深为灰质，深部染色较浅为白质。表面凹陷处为沟，隆起处为回。

【低倍观察】　灰质内有大量神经元，皮质的神经元都是多极神经元，按其形态分为锥体细胞、颗粒细胞和梭形细胞三大类。白质位于深部（图 2-8-2）。

【高倍观察】 大脑皮质由表面至深层一般可分为六层，即分子层、外颗粒层、外锥体细胞层、内颗粒层、内锥体细胞层及多形细胞层。本片中六层的排列不易分辨，但锥体细胞的外形可辨，锥体细胞尖端发出一条较粗的顶树突，伸向皮质表面，轴突自胞体底部发出（图 2-8-3）。

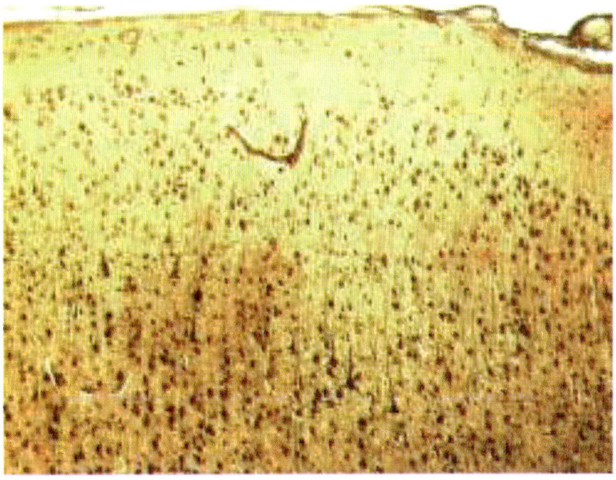

图 2-8-2　大脑皮质（Golgi 染色 低倍）

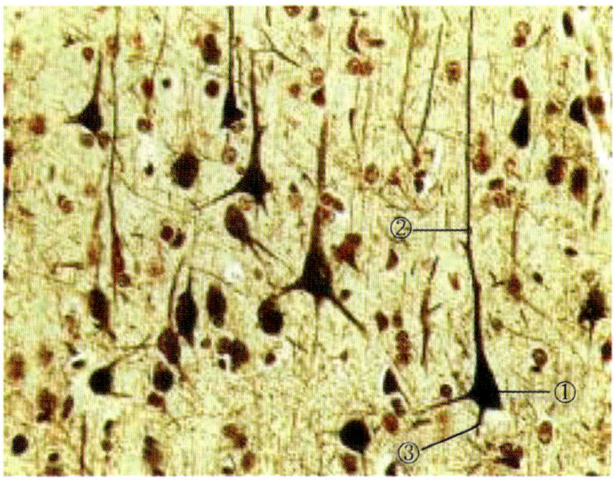

图 2-8-3　大脑皮质胞（Golgi 染色 高倍）

①锥体细胞胞体；②主树突；③轴突

3. 小脑皮质（cerebellar cortex）

【实验材料】 人的小脑，Golgi 染色。

【肉眼观察】 脑表面有许多横沟，把小脑分成许多小的叶片，每一叶片表面覆盖小脑皮质，呈浅黄色。内部的棕黑色区域为小脑髓质。

【低倍观察】 小脑皮质由浅到深依次分三层：①分子层，染色较浅，细胞较少。主要由星形细胞及深部的篮状细胞组成。②浦肯野细胞层，位于分子层与颗粒层之间，由一层浦肯野细胞组成，呈梨形，树突伸向分子层。③颗粒层，主要由密集的颗粒细胞和一些高尔基细胞组成。分子层、颗粒层中的各类细胞，此片中不易区分（图 2-8-4）。

【高倍观察】 重点观察浦肯野细胞层：由一层呈梨形的神经元胞体组成，其胞体大，染色深，树突伸向分子层，核染色浅（图 2-8-5）。

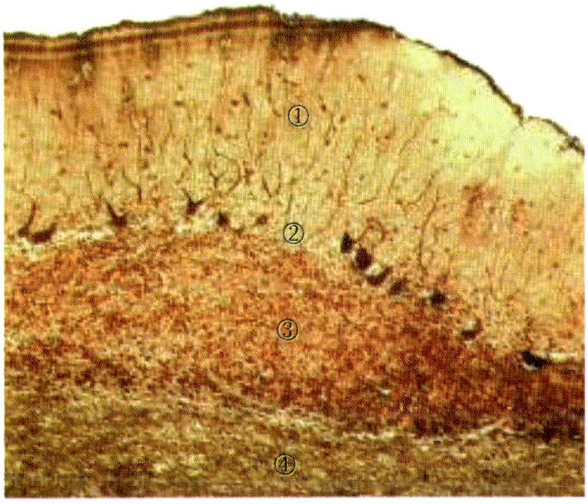

图 2-8-4 小脑（Golgi 染色 低倍）

①分子层；②浦肯野细胞层；③颗粒层；④髓质

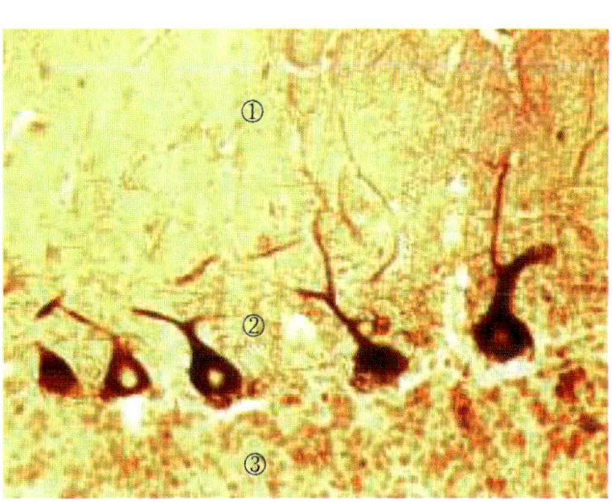

图 2-8-5　小脑（Golgi 染色 高倍）

①分子层；②浦肯野细胞层；③颗粒层

（二）示教标本

1. 大脑锥体细胞（pyramidal cell）

【实验材料】　人的大脑，Golgi 染色。

【低倍观察】　锥体细胞在皮质内彼此平行排列，且不只一层。锥体细胞呈棕黑色，形态大致相似，可分大、中、小三型。选择较大的锥体细胞，在高倍镜下仔细观察。

【高倍观察】　锥体细胞胞体呈三角形，细胞体顶端伸出一较大突起是主树突，走向大脑的表面，由主树突又可伸出一些分支。由三角形胞体的基部伸出较主树突细的轴突（图 2-8-3）

2. 小脑浦肯野细胞（purkinje cell）

【实验材料】　人的小脑，硝酸银染色。

【高倍观察】　小脑浦肯野细胞又称梨状神经元，胞体呈梨状。细胞顶端发出 2 ～ 3 条主树突伸向皮质分子层，其分支形如扁柏，细胞基部发出细长的轴突伸向髓质（图 2-8-6）。

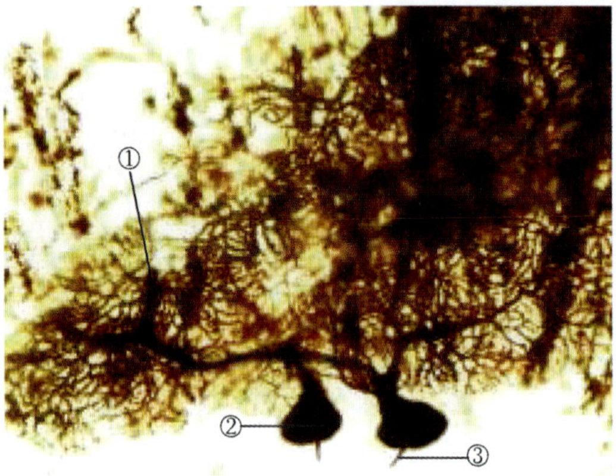

图 2-8-6　小脑浦肯野细胞（银染 高倍）
①树突；②胞体；③轴突

三、作　　业

【复习思考题】

（1）脊髓、大脑皮质、小脑皮质的组织结构如何？

（2）血 - 脑脊液屏障的组织结构怎样？

（谭思杰　龙双涟）

第九章　眼　和　耳

眼（eye）是视觉器官，由眼球和起辅助作用的眼睑、眼外肌和泪器等附属器官组成。眼球由眼球壁和内容物组成。眼球壁从外向内可分为纤维膜、血管膜和视网膜三层。从眼球前部至后部，纤维膜分为角膜与巩膜；血管膜分为虹膜基质、睫状体基质与脉络膜；视网膜分为盲部与视部。眼球内容物有房水、晶状体和玻璃体，均无色透明，与角膜一起组成眼球的屈光介质。

耳（ear）是听觉和位觉器官，由外耳、中耳和内耳组成。外耳和中耳传导声波，内耳感受位觉和听觉。内耳由骨迷路和膜迷路组成，骨迷路包括骨半规管、前庭、耳蜗；膜迷路相应分为膜半规管、椭圆囊和球囊、膜蜗管，它们的内壁均衬以单层上皮，某些部位的上皮局部增厚，特化形成感受器，分别称为壶腹嵴、位觉斑、螺旋器。

一、实验目的

（1）掌握角膜、虹膜、睫状体和视网膜的微细结构。

（2）了解巩膜、脉络膜、晶状体和玻璃体的结构。

（3）了解眼睑的结构。

（4）掌握壶腹嵴、位觉斑、螺旋器的微细结构。

（5）了解内耳骨迷路和膜迷路的组成和结构。

二、实验内容

（一）自观标本

1. 眼球（eyeball）

【实验材料】　猪或猴眼球，HE 染色。

【肉眼观察】　标本呈球形，周围染色深者是眼球壁，前部略突的是角膜，其后方红色椭圆形结构为晶状体，晶状体前方两侧棕黑色的膜状结构是虹膜，中间为瞳孔。虹膜后方切面呈三角形的是睫状体。眼球壁后部最外层为浅红色的巩膜，巩膜内侧面依次为黑色的脉络膜和蓝色的视网膜。眼球后极处可见红色块状结构，为视神经断面。

【低倍观察】　分出眼球壁和内容物。部分切片可在角膜与巩膜交界处偏外侧，见到一块透明软骨，此为瞬膜的支架，为部分动物所特有。

（1）纤维膜：前部凸度较大的是角膜，大致可分为角膜上皮、角膜基质和内皮。巩膜为一厚层致密结缔组织。由大量胶原纤维束交织排列组成，纤维间可见染成蓝色的成纤维细胞核和血管断面（图 2-9-1）。

（2）血管膜：为富含血管和色素细胞的疏松结缔组织，从前往后分为虹膜、睫状体和脉络膜。脉络膜位于巩膜内侧，可见大量血管断面，其间色素细胞成群分布（图 2-9-1）。

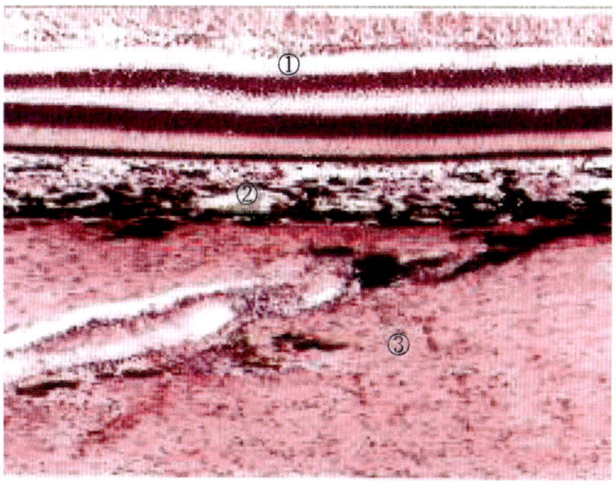

图 2-9-1　眼球壁后部（HE 染色 低倍）

①视网膜；②脉络膜；③巩膜

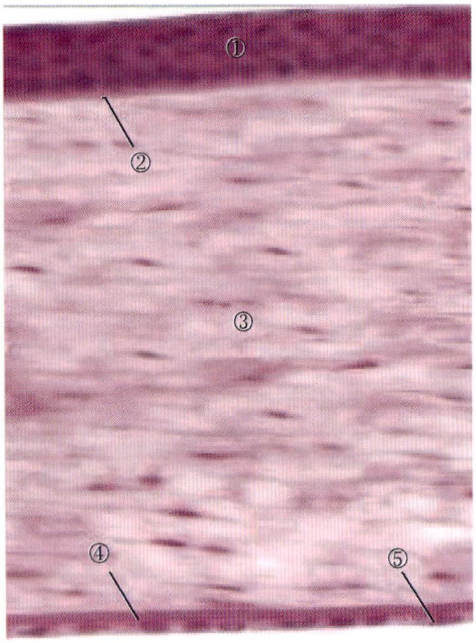

图 2-9-2　角膜（HE 染色 高倍）

①角膜上皮；②前界膜；③角膜基质；④后界膜；⑤角膜内皮

（3）视网膜：位于脉络膜内面，由四层细胞构成（图 2-9-1）。在切片上，视网膜的神经层往往与色素上皮层分离。

（4）晶状体：椭圆形，染成深红色。包在晶状体外的透明均质薄膜为晶状体囊，切片中呈浅红色。晶状体前面囊之内面是一层单层立方上皮，即晶状体上皮。在晶状体赤道部，上皮细胞渐变为长柱状晶状体纤维。浅层的晶状体纤维组成晶状体皮质，晶状体核心的晶状体纤维细胞核已消失。

【高倍观察】

（1）角膜：由前向后分五层（图 2-9-2）。

1）角膜上皮：为复层扁平上皮，由 4 ～ 5 层细胞组成，基部平坦，表层不角化。

2）前界膜：为一层浅红色均质薄膜（切片中不易分清）。

3）角膜基质：最厚，由许多与表面平行排列的胶原原纤维组成，其间有扁平的成纤维细胞。

4）后界膜：为一层浅红色均质薄膜（片中不易分清）。

5）角膜内皮：为单层扁平上皮。

（2）虹膜：自前向后可分三层（图 2-9-3，图 2-9-4）。

1）前缘层：由一层不连续的成纤维细胞和色素细胞所组成。

2）虹膜基质：为疏松结缔组织，有许多小血管断面及多突的色素细胞。

3）虹膜上皮：由两层上皮组成，前层细胞分化成肌上皮细胞，染成一浅红线状，为纵切的瞳孔开大肌（图 2-9-4）；在瞳孔缘，可见较厚的平滑肌横断面，为瞳孔括约肌（图 2-9-3）。后层细胞较大，充满色素颗粒，界限不清。

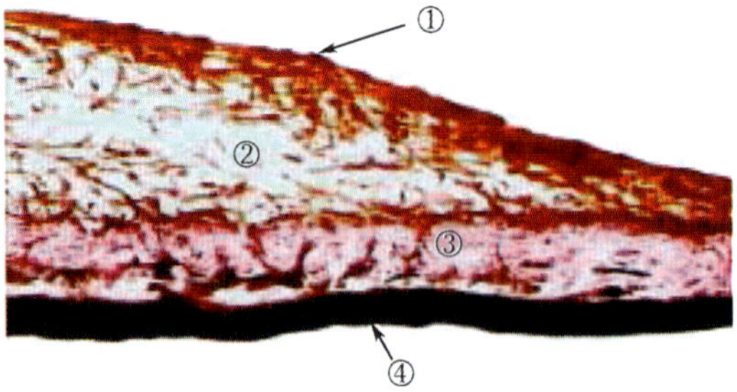

图 2-9-3　虹膜瞳孔缘（HE 染色 低倍）

①前缘层；②虹膜基质；③瞳孔括约肌；④色素上皮

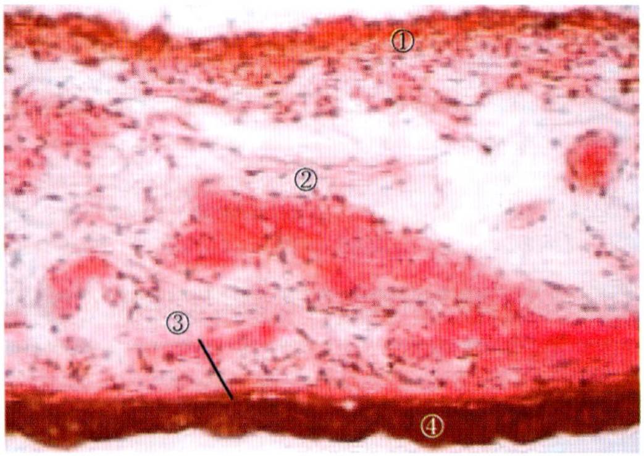

图 2-9-4　虹膜（HE 染色 高倍）

①前缘层；②虹膜基质；③瞳孔开大肌；④色素上皮

（3）睫状体：自外向内可分三层（图 2-9-5）。

1）睫状肌层：可见纵、横、斜切的平滑肌束。

2）睫状体基质：为富含血管的结缔组织。

3）睫状体上皮：由两层上皮组成，外层细胞富含色素，内层细胞无色素。

（4）角膜缘：角膜、巩膜的交界处，观察巩膜距、小梁网和巩膜静脉窦（图 2-9-6）。

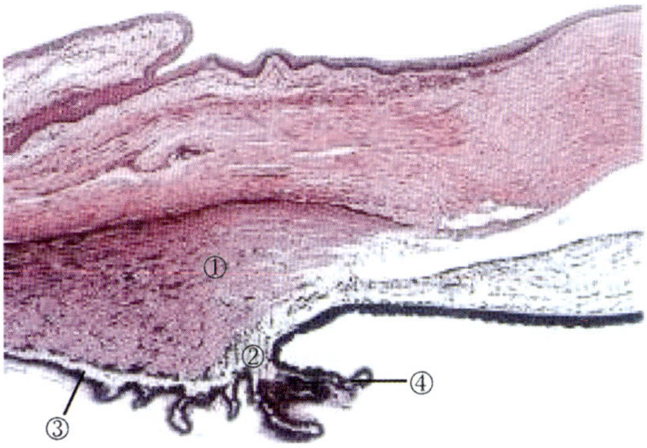

图 2-9-5 睫状体（HE 染色 低倍）

①睫状肌；②基质；③睫状上皮；④睫状突

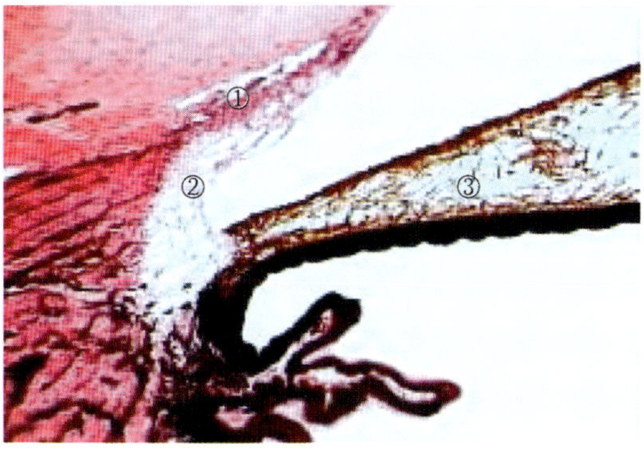

图 2-9-6 前房角（HE 染色 高倍）

①巩膜静脉窦；②小梁网；③虹膜

1）巩膜静脉窦：在角膜缘内侧，为环形管道，切面呈不规则裂隙状，管壁为扁平的内皮。其内侧巩膜组织向前内方突出，称巩膜距。

2）小梁网：位于巩膜静脉窦内侧，呈网状，小梁轴心为胶原纤维，表面为内皮。小梁之间是小梁间隙。

（5）视网膜（视部）（图 2-9-7）

1）色素上皮层：紧邻脉络膜，细胞呈立方形，染成深棕色。制片过程中此层往往与视网膜其余各层分离而贴附于脉络膜。

2）感光细胞层：位于色素上皮层内侧，有视锥细胞和视杆细胞两种，其胞核呈椭圆形，密集排列成一厚的核层。感光细胞的突起染成粉红色，树突伸向外侧，轴突突向内侧。两种感光细胞在镜下不易区分。

3）双极细胞层：在感光细胞层的内侧，核亦排列成较厚的一层。

4）节细胞层：位于双极细胞的内侧，数量较少，胞体较大，核大而圆、染色浅，为多极神经元，其轴突向眼球后极汇聚，并在视盘处穿过眼球壁组成视神经。

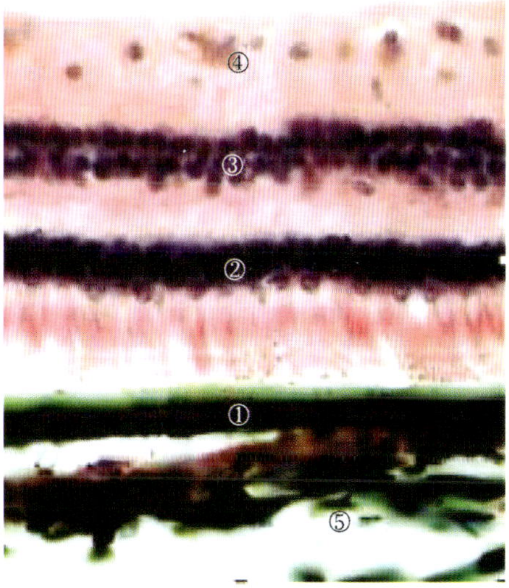

图 2-9-7 视网膜（HE 染色 高倍）

①色素上皮层；②视细胞层；③双极细胞层；④节细胞层；⑤脉络膜

2. 眼睑（eyelid）

【实验材料】 人眼睑，HE 染色。

【肉眼观察】 标本呈不规则三角形，凸侧表面染成蓝紫色的为皮肤，凹侧表面的薄层紫色结构是睑结膜；两者相接处为睑缘。

【低倍观察】 分出眼睑的五层，观察睑缘处由表皮向睑结膜上皮相移行的情况（图 2-9-8）。

【高倍观察】

（1）皮肤：较薄，真皮乳头浅。有毛囊、皮脂腺及汗腺。

（2）皮下组织：极薄，与真皮无明显分界。

（3）肌层：主要为骨骼肌构成的眼轮匝肌，多为横断面。

（4）睑板：为致密结缔组织，内有睑板腺（图 2-9-9），其构造与皮脂腺相似，腺导管长，开口于睑缘（有些导管被切断）。

（5）睑结膜：由上皮和较薄的固有层组成。上皮为复层柱状上皮，夹有少量杯状细胞，并有淋巴细胞浸润。睑缘处变为复层扁平上皮。

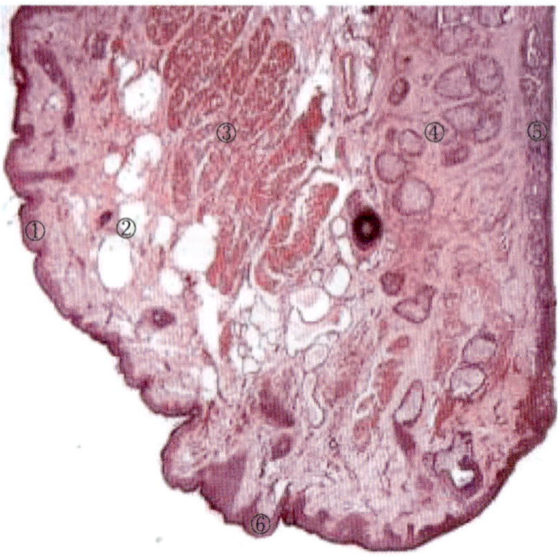

图 2-9-8 眼睑（HE 染色 低倍）
①皮肤；②皮下组织；③肌层；④睑板；⑤睑结膜；⑥睑缘

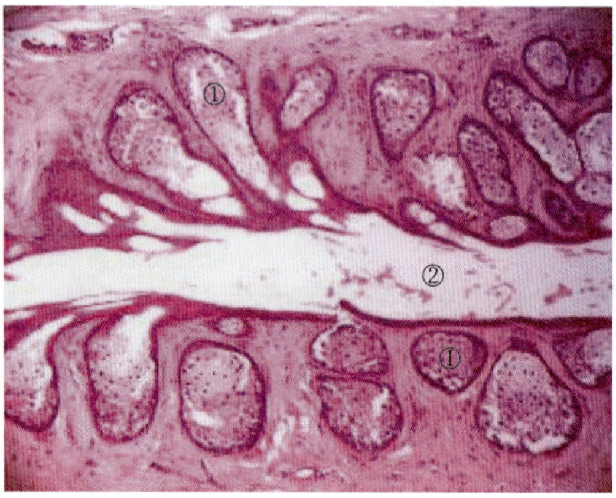

图 2-9-9 睑板腺（HE 染色 高倍）
①睑板腺腺泡；②睑板腺导管

（6）睑缘：睑缘处有睫毛，无立毛肌。睫毛毛囊附近有 Zeis 腺，为皮脂腺，常开口于睫毛毛囊。Moll 腺为大汗腺，腺泡腔比一般汗腺大（图 2-9-10）。

3. 耳蜗（cochlea）

【实验材料】 豚鼠内耳，HE 染色。

【肉眼观察】 标本呈不规则形，为颞骨岩部，找到螺壳状的耳蜗并辨认出蜗顶、蜗底、蜗轴。

【低倍观察】 先找到蜗轴，蜗轴由松质骨组成，在骨质内有成团的神经细胞，即为耳蜗神经节。在蜗轴的两侧共有七个骨蜗管的断面，它们为不规则的圆形，在骨蜗管之中容有三角形的膜蜗管。在膜蜗管上方的间隙为前庭阶，下方的间隙为鼓室阶（图 2-9-11）。

【高倍观察】

（1）膜蜗管（图 2-9-12）：蜗管上壁为前庭膜，是一斜行的膜，膜中间为结缔组织，两

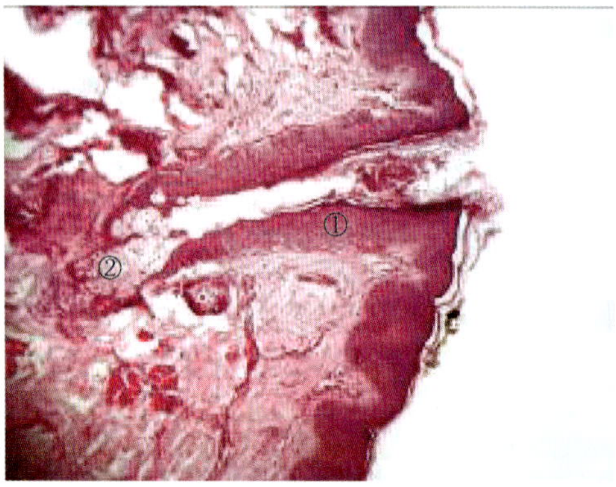

图 2-9-10 睑缘（HE 染色 高倍）
①睫毛毛囊；② Zeis 腺

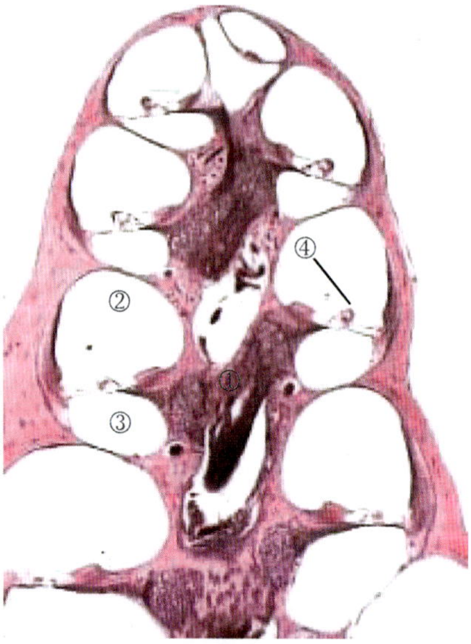

图 2-9-11 耳蜗（HE 染色 低倍）
①蜗轴；②前庭阶；③鼓室阶；④膜蜗管下壁

面有单.层扁平上皮被覆。由于此膜很薄，三层结构难以辨认；外壁处骨膜较厚，形成螺旋韧带，其管腔面为复层柱状上皮，上皮内含有血管，故称血管纹；下壁由骨螺旋板的外侧份和基底膜组成。基底膜的上皮特化成螺旋器。基底膜内含染成红色的听弦。

（2）螺旋器（图 2-9-13）：由支持细胞和毛细胞组成。在切片中选取一个结构完整的螺旋器观察。

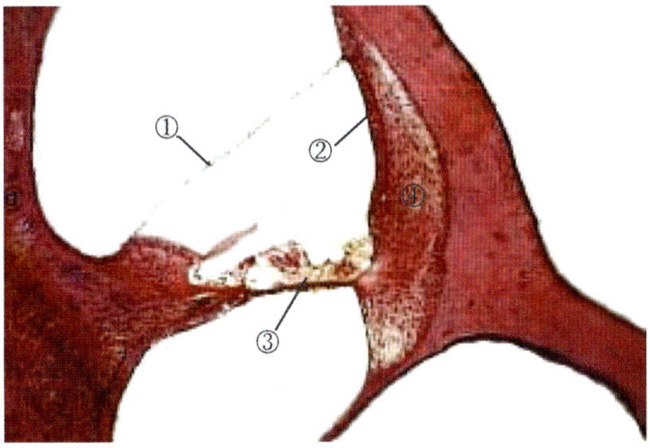

图 2-9-12　膜蜗管（HE 染色 高倍）

①前庭膜；②血管纹；③基底膜；④螺旋韧带

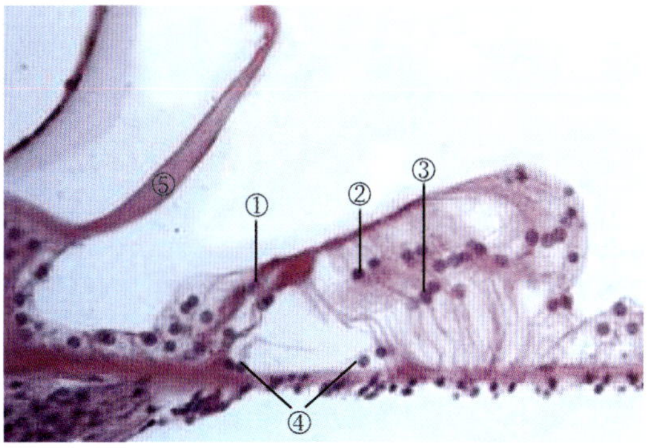

图 2-9-13　螺旋器（HE 染色 高倍）

①内毛细胞；②外毛细胞；③外指细胞；④柱细胞；⑤盖膜

1）支持细胞：主要有柱细胞和指细胞。

柱细胞：内柱细胞和外柱细胞各 1 行，两种细胞的基部较宽，中部细长，顶部互相嵌合围成一个三角形的内隧道。核圆，位于基部。

指细胞：分内指细胞和外指细胞。内指细胞一列，位于内柱细胞的内侧，外指细胞 3 ～ 5 列，位于外柱细胞的外侧。

2）毛细胞：分内毛细胞和外毛细胞，它们分别位于相应的指细胞之上，其游离面有听毛（切片中不甚清楚）。

盖膜：覆盖在螺旋器的上方，呈均质浅红色。切片中盖膜往往向上翘。

（二）示教标本

1. 中央凹（central fovea）

【实验材料】　猴眼球，HE 染色。

中央凹处视网膜薄，仅由色素上皮和视锥细胞两层组成。双极细胞和节细胞斜向中央凹周边（图 2-9-14）。

2. 视盘（optic disc）

【实验材料】　猴眼球，HE 染色。

图中所示为视盘。节细胞的轴突汇集从此穿出眼球。此处无视细胞，节细胞的轴突穿出眼球后壁后，构成视神经（图 2-9-15）。

3. 壶腹嵴（crista ampullaris）

【实验材料】　豚鼠内耳，HE 染色。

图 2-9-16 中嵴状隆起是壶腹嵴，上皮中毛细胞和支持细胞分辨不清。深部为固有层，顶部有壶腹帽（图 2-9-16）。

4. 位觉斑（macula acoustica）

【实验材料】　豚鼠内耳，HE 染色。

位觉斑上皮中可见两种细胞，毛细胞核大而圆，位于浅层，有的毛细胞顶部还可见听毛，其余为柱状的支持细胞。位砂膜表面有染色深的位砂（图 2-9-17）。

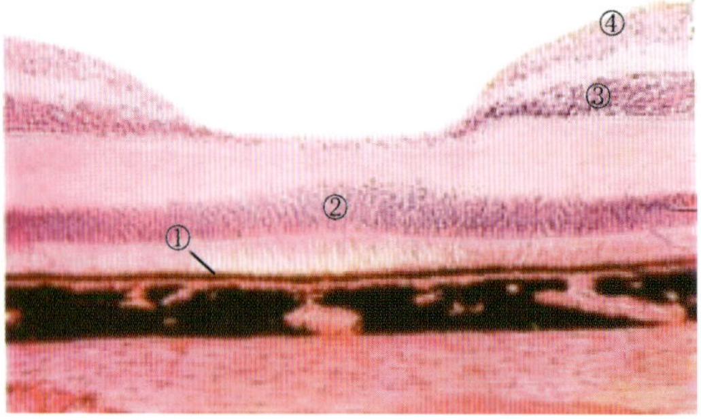

图 2-9-14　中央凹（HE 染色 高倍）
①色素上皮层；②视细胞层；③双极细胞层；④节细胞层

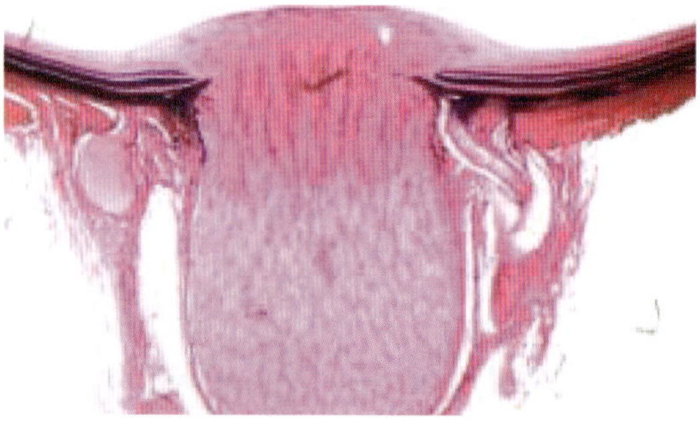

图 2-9-15　视盘（HE 染色 低倍）

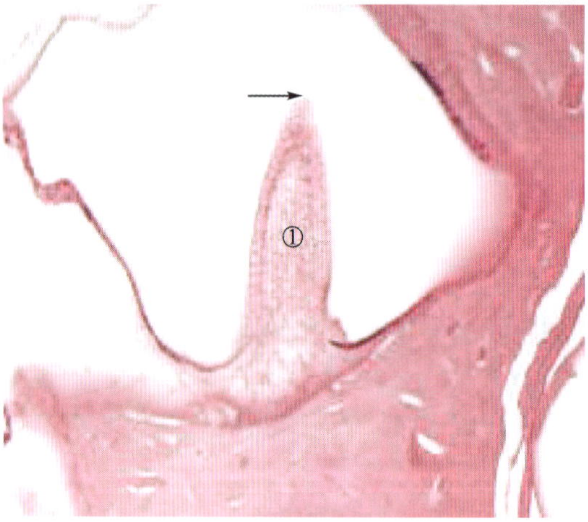

图 2-9-16　壶腹嵴（HE 染色 高倍）
①壶腹嵴；箭头所指为壶腹帽

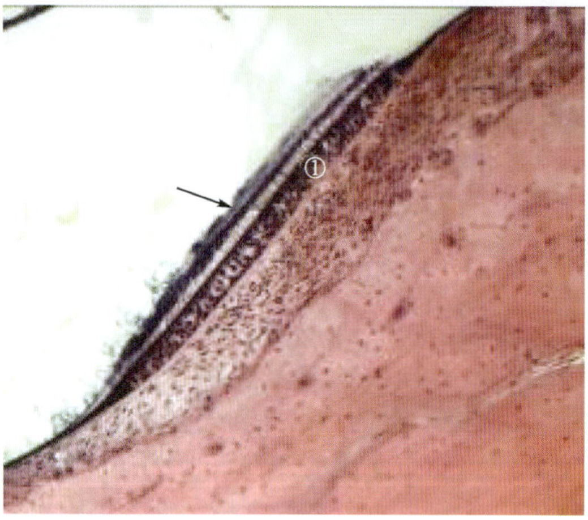

图 2-9-17　位觉斑（HE 染色 高倍）
①感觉上皮；箭头所指为位砂膜和位砂

（三）眼球及内耳模型观察

1. 眼球模型

（1）眼球壁

1）纤维膜：前部透明的是角膜，后部浅蓝色的是巩膜（图 2-9-18）。角膜缘处在切面上可见巩膜内面向前突出形成的巩膜距及巩膜静脉窦（蓝色小点）（图 2-9-19）。

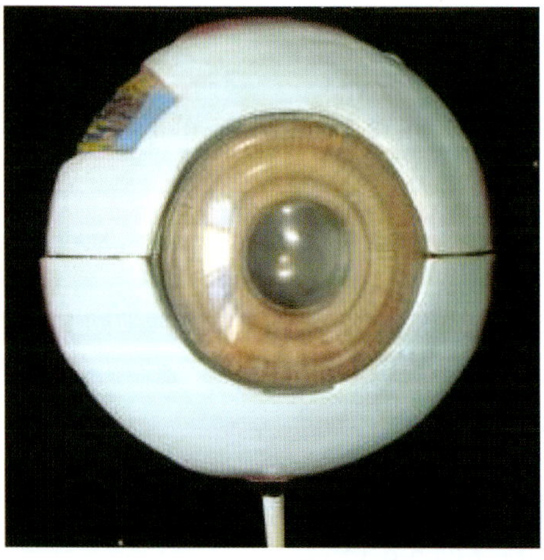

图 2-9-18　眼球模型前面观

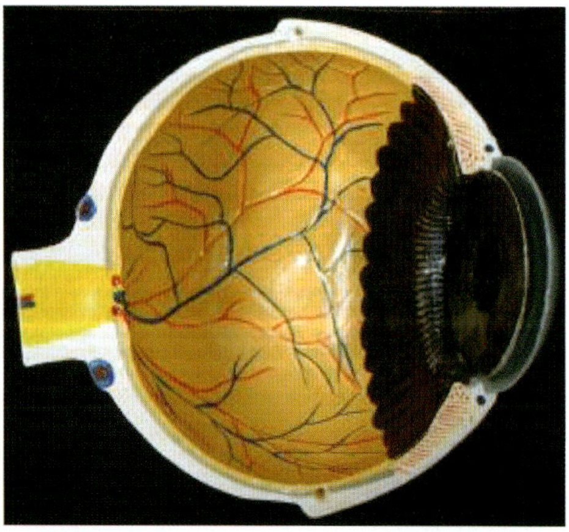

图 2-9-19　眼球模型切面观

2）血管膜：前部棕色的环状薄膜为虹膜，中央有瞳孔。打开模型，从内面观察，睫状体为黑色环状，切面上呈三角形，可见红色的睫状肌。

3）视网膜：从内面观察为黄色，上有许多中央动脉（红色）和中央静脉（蓝色）的分支。后极处可见视盘（图 2-9-19）。

（2）内容物

1）晶状体：双凸透明体，位于虹膜后方。

2）玻璃体：半透明物质。

2. 内耳模型 此为右侧内耳模型（图 2-9-20）。将模型置于自己的右前方，耳蜗向前，蜗尖指向外、前、下，三个半规管向后，即大致表示内耳在体内的方位。

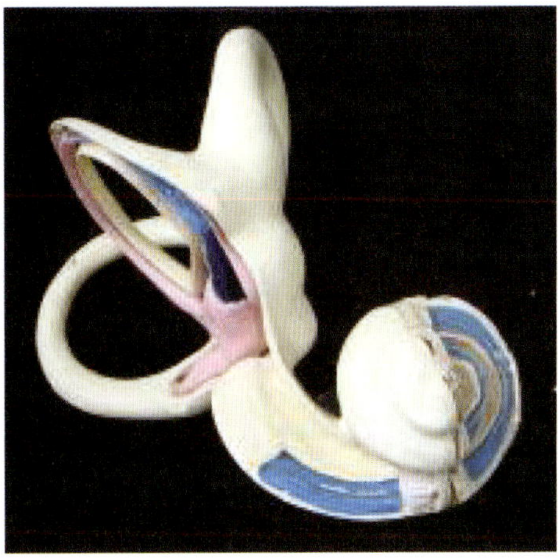
图 2-9-20 内耳模型

内耳由骨迷路和膜迷路组成。

（1）骨迷路（白色）：中部扩大部分为前庭，向后伸出三个半规管，前内侧与耳蜗相连。每个半规管近前庭处膨大为壶腹。耳蜗形似蜗牛壳，在切面上见中部为骨性的蜗轴，内有耳蜗神经节。骨蜗管以蜗轴为中心盘曲二圈半，因而切面上，可见五个蜗管的断面。

（2）膜迷路（腔面呈蓝色）：椭圆囊和球囊位于前庭内，壁上有位觉斑。膜半规管套在骨半规管内，壶腹处有壶腹嵴。膜蜗管套在骨蜗管内，切面呈三角形。下壁有螺旋器。

（四）电镜照片观察

视杆细胞的外突呈杆状，视锥细胞的外突呈圆锥形（图 2-9-21）。在两细胞外突的外节部含大量平行层叠的扁平状膜盘（图 2-9-22）。

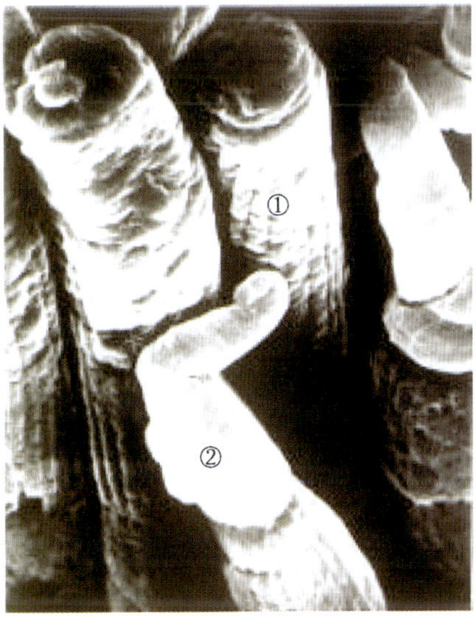

图 2-9-21 视杆和视锥细胞扫描电镜照片
①视杆细胞；②视锥细胞

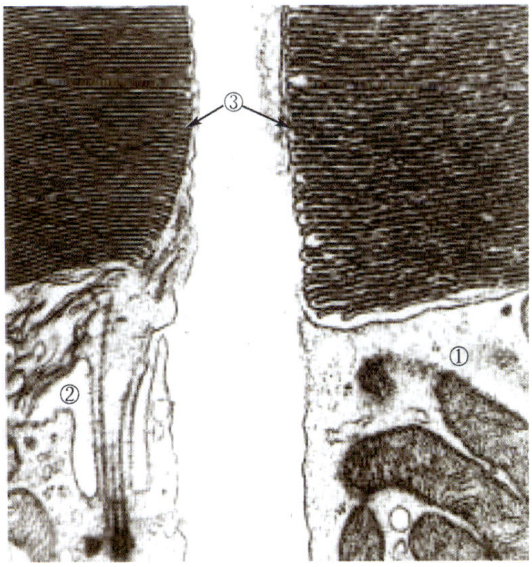

图 2-9-22 视杆和视锥细胞透射电镜照片
①视杆细胞；②视锥细胞；③膜盘

三、作　　业

【课后思考题】

（1）眼球的一般结构如何？角膜结构如何？它为什么透明？

（2）视网膜视部结构如何？光线要经过眼球的哪些结构才能被感觉细胞所感受？

（3）房水的循环途径如何？

（4）内耳的一般结构怎样？听觉和位觉感受器在内耳的哪些部位？其结构如何？声波在内耳的传导途径如何？

（5）眼睑的一般结构如何？ Zeis 腺、睑板腺炎症时将导致什么疾病？

（张晓红）

第十章 循环系统

循环系统包括心血管系统和淋巴管系统。心血管系统由心脏、动脉、毛细血管和静脉组成。心脏是泵血器官，心脏搏出的血液经动脉到毛细血管，血液在此与周围组织进行物质交换，静脉再将物质交换后的血液回流到心脏。淋巴管系统是一个辅助的管道系统，由毛细淋巴管、淋巴管和淋巴导管组成。本章主要实习心血管系统。

一、实验目的

（1）掌握毛细血管的微细结构，并能在切片上识别。

（2）掌握大动脉、中动脉、小动脉、静脉的结构特点。

（3）掌握心脏壁的组织结构。

二、实验内容

（一）组织切片观察

1. 心脏（heart）

【实验材料】 羊心，HE 染色。

【肉眼观察】 标本中着浅粉色的一面是心内膜，其相对的一面是心外膜，二者之间着红色的是心肌膜，很厚。

【低倍观察】 分辨心内膜、心肌层、心外膜三层。首先区分心内膜和心外膜，心内膜下层有浦肯野纤维（Purkinje fiber），心外膜常含脂肪组织和小血管断面。心肌层最厚，可见到心肌纵、横、斜三种不同断面（图 2-10-1，图 2-10-2）。

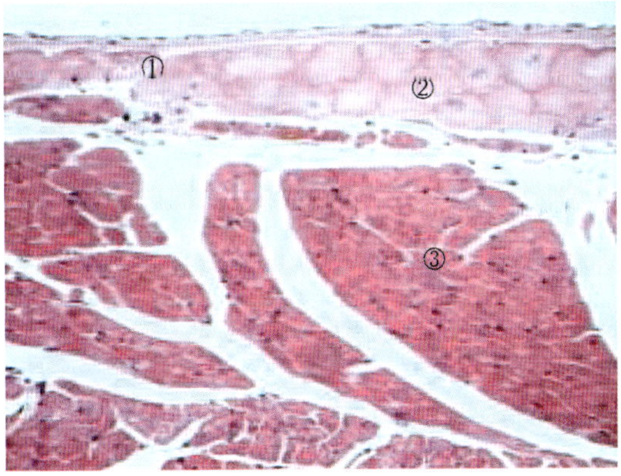

图 2-10-1　心脏（HE 染色 低倍）

①心内膜；②浦肯野纤维；③心肌膜

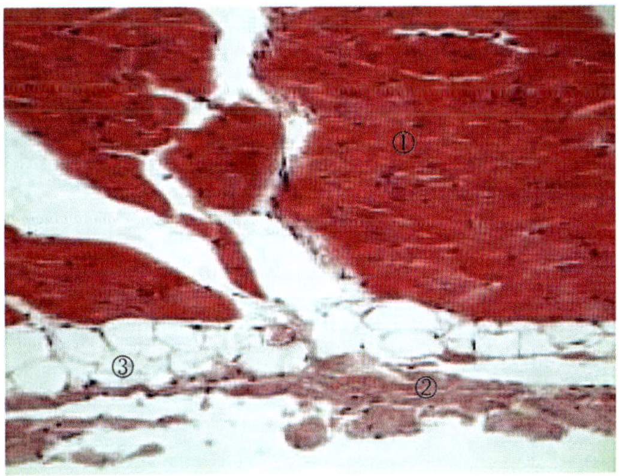

图 2-10-2　心脏（HE 染色 低倍）

①心肌膜；②心外膜；③脂肪细胞

【高倍观察】

（1）心内膜：心内膜分两层，内皮不完整，在内皮处只见染色深的椭圆形细胞核；内皮下层由结缔组织组成，该层又可分为内、外两层，内层薄，为细密结缔组织，含有少量平滑肌纤维；外层紧贴心肌膜，也称心内膜下层，为疏松结缔组织，其中有成群分布的浦肯野纤维（束细胞），其特点是胞体较普通心肌纤维大、形状不规则，肌浆丰富、染色浅，核大。也可见浦肯野纤维伸入心肌层内（图 2-10-3）。

（2）心肌膜：较厚，主要由心肌纤维组成，其间有少量结缔组织和丰富的毛细血管。心肌纤维呈螺旋状排列，在切片中可见到内纵、中环、外斜排列的心肌纤维断面。

（3）心外膜：由薄层结缔组织构成，表面的间皮细胞已脱落。外膜中可见到营养血管的断面和脂肪细胞，无束细胞，此点可与心内膜区别（图 2-10-4）。

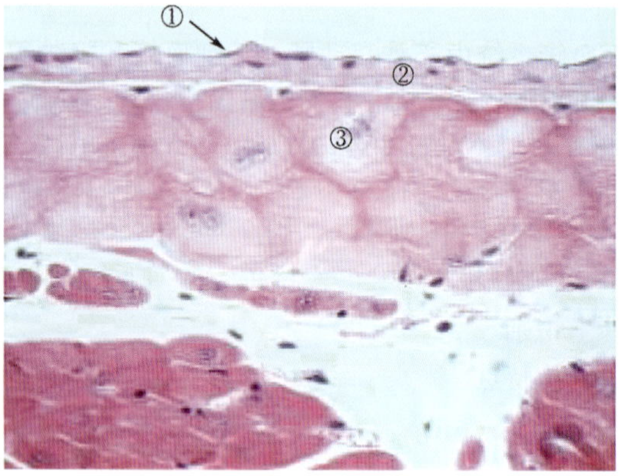

图 2-10-3　心内膜（HE 染色 高倍）
①内皮；②内皮下层；③浦肯野纤维

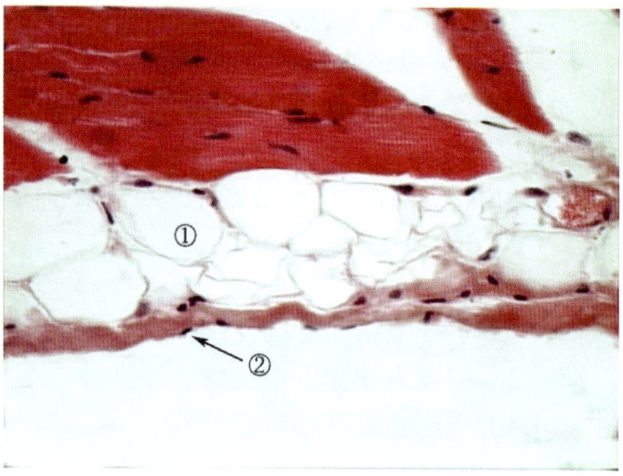

图 2-10-4　心外膜（HE 染色 高倍）
①脂肪细胞；②间皮

2. 大动脉（large artery）

【实验材料】　狗大动脉，HE 染色。

【低倍观察】　由内向外大致能分辨三层，但三层分界不明显。内外两层较薄，染色浅。中膜较厚，由多层染色深红的弹性膜和弹性膜之间的平滑肌纤维、胶原纤维、基质等构成（图 2-10-5）。

【高倍观察】

（1）内膜：又可分为三层。内皮因脱落不完整，片中只见其胞核。内皮下层较厚（有的切片无此层），其中除胶原纤维和弹性纤维外，还有少量平滑肌横断面。内弹性膜与中膜的弹性膜相延续，故内膜与中膜无明显分界。

（2）中膜：最厚，可见多层弹性膜呈波浪形，着粉红色，折光性强，其间夹有平滑肌纤维及胶原纤维和基质等。不必一一辨认，但能见平滑肌细胞核为椭圆形，较大，染色浅（图 2-10-6）。

（3）外膜：较中膜薄，由结缔组织组成，外弹性膜与中膜的弹性膜相延续，故与中膜无明显分界。其中可见营养血管断面。

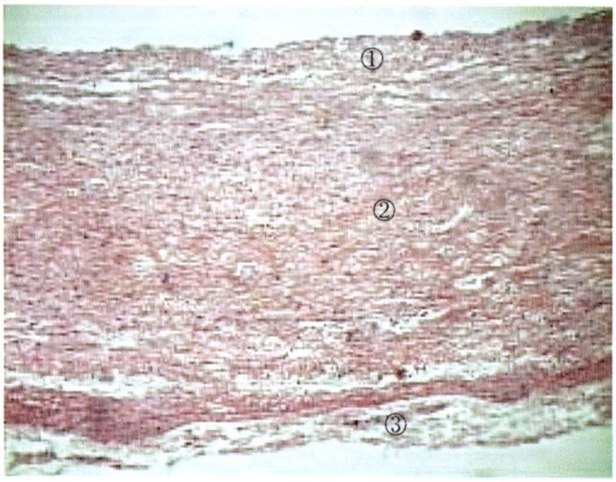

图 2-10-5　大动脉（HE 染色 低倍）
①内膜；②中膜；③外膜

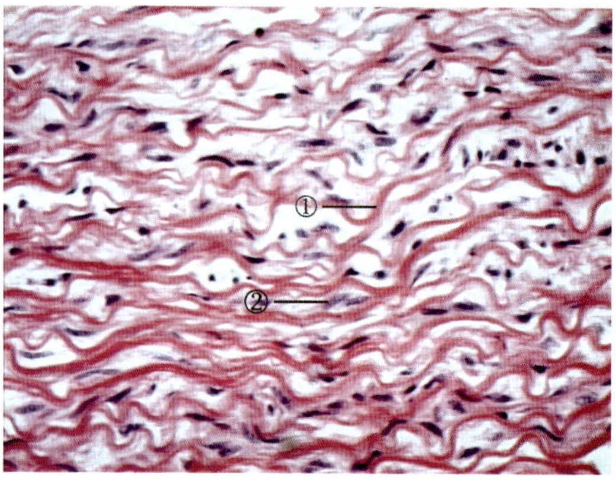

图 2-10-6　大动脉（HE 染色 高倍）
①弹性膜；②平滑肌细胞核

3. 中动脉（medium-sized artery）

【实验材料】 狗的肠系膜中动脉，HE 染色。

【肉眼观察】 中动脉管壁厚，管腔小而圆。

【低倍观察】 低倍镜观察整个管壁，区分三层的界线，注意三层的厚度比例（图 2-10-7）。

【高倍观察】 （图 2-10-8）

（1）内膜：薄，由内向外可分辨三层：

1）内皮：只见染色较深的内皮细胞核（有的内皮已脱落）。

2）内皮下层：薄，不明显。

3）内弹性膜：明显，染色亮红、呈波浪形。有些切片中可看到两层内弹性膜。

（2）中膜：较厚，由多层环行平滑肌组成，肌纤维之间有少量弹性纤维和胶原纤维。

（3）外膜：由疏松结缔组织和外弹性膜构成，在外膜与中膜交界处，有多层染色浅红的外弹性膜，其外的疏松结缔组织内有营养血管断面。

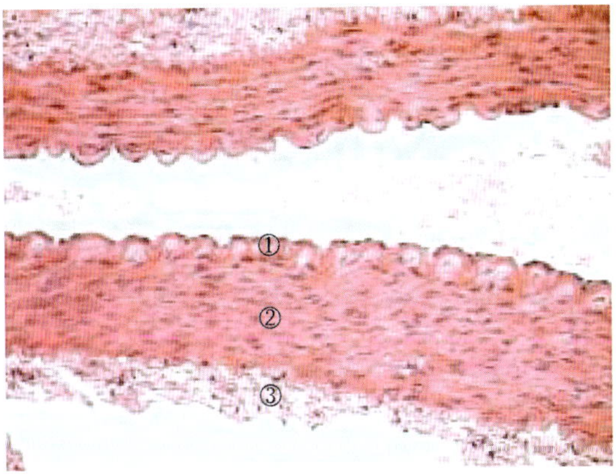

图 2-10-7 中动脉（HE 染色 低倍）
①内膜；②中膜；③外膜

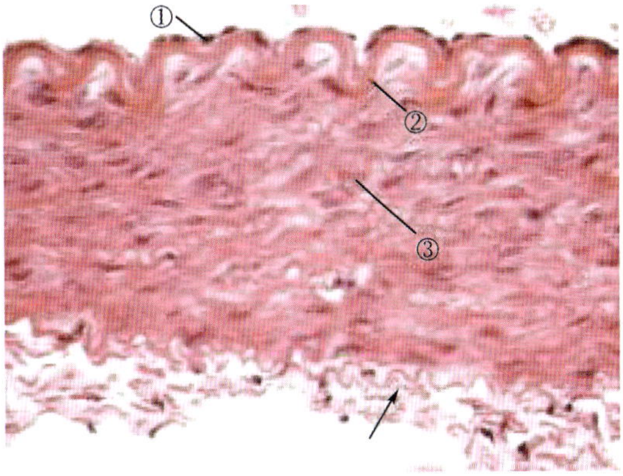

图 2-10-8 中动脉（HE 染色 高倍）
①内皮；②内弹性膜；③平滑肌；箭头所指为外弹性膜

4. 中静脉（medium-sized vein）

【实验材料】 狗的肠系膜中静脉，HE 染色。

【肉眼观察】 中静脉管壁薄，管腔大而不规则。

【低倍观察】 管壁薄，三层膜分界不清，有的腔面可见静脉瓣（图 2-10-9）。

【高倍观察】 管壁薄，无内、外弹性膜，三层分界不如中动脉明显；中膜平滑肌排列稀疏，结缔组织较多；外膜比中膜厚，有的外膜中可见少量纵行平滑肌束（图 2-10-10）。

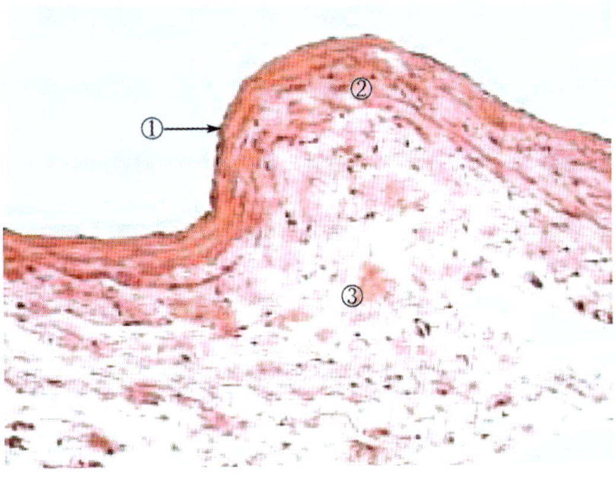

图 2-10-9 中静脉（HE 染色 低倍）
①内膜；②中膜；③外膜

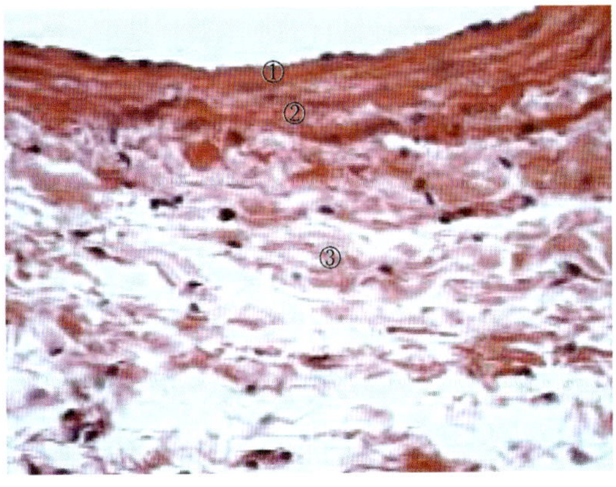

图 2-10-10 中静脉（HE 染色 高倍）
①内膜；②中膜；③外膜

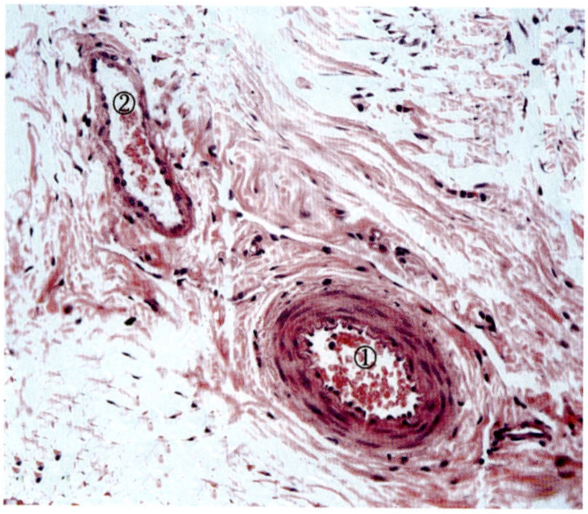

图 2-10-11　小动脉、小静脉（HE 染色 低倍）
①小动脉；②小静脉

5. 小动脉和小静脉（small artery and small vein）

【实验材料】　胃，HE 染色。

【肉眼观察】　在淡染结缔组织中有点状红染小动脉、小静脉的横断面。

【低倍观察】　在结缔组织内找到小动脉、小静脉。小动脉腔小、壁厚。小静脉腔大、壁薄、管壁常塌陷，腔内常含有血液。选一对结构典型的小动、静脉观察（图 2-10-11）。

【高倍观察】

（1）小动脉：由于小动脉收缩，内膜的内皮细胞核呈圆形突向腔面。较大的小动脉还能见到内弹性膜，中膜由 3 ～ 4 层平滑肌组成；较小的小动脉不见内弹性膜，中膜含 1 ～ 2 层平滑肌细胞，外膜是结缔组织，与周围结缔组织相延续。

（2）小静脉：在内皮外可见 1 ～ 2 层平滑肌细胞，外膜结缔组织较小动脉厚，也与周围结缔组织相延续。

（二）示教

1. 毛细血管（capillary）

【实验材料】　动物的肠系膜，HE 染色。

【肉眼观察】　在淡粉色薄膜中，染成深紫色、粗细不等、分支状的条纹是肠系膜或大网膜中的小动、静脉及毛细血管网。

【低倍观察】　在小动、静脉周围的结缔组织内可见到管腔小的毛细血管。

【高倍观察】　在横切面上，毛细血管腔小，内皮细胞扁平，很薄，核扁圆，突向腔面。有的毛细血管管腔内可见红细胞成行排列。

2. 大静脉（large vein）

【实验材料】　动物的下腔静脉，HE 染色。

【肉眼观察】　标本为弓形或长条状（大静脉横断面的一部分）。

【低倍观察】　三层膜分界不清，外膜最厚。

【高倍观察】　管壁内膜较薄，中膜不发达，为几层排列松散的环形平滑肌，外膜厚，结缔组织内有较多纵行的平滑肌纤维束。

3. 肠系膜血液循环（blood circulation of mesentery）（示教）

【实验材料】　青蛙肠系膜（未染色）。

镜下见血细胞在毛细血管以及小动、静脉内循环流动。血细胞流速快的血管是动脉，流速慢的是静脉，血细胞呈单行流动的是毛细血管。

（三）电镜照片观察

1. 连续毛细血管（图 2-10-12）　连续毛细血管在内皮细胞与内皮细胞之间有紧密连接，内皮细胞外有一层连续的基膜，内皮细胞内含丰富的吞饮小泡，可通过吞饮小泡在管壁两侧进行物质交换。

2. 有孔毛细血管（图 2-10-13）　有孔毛细血管在内皮细胞与内皮细胞之间也有紧密连接，

内皮细胞外也有一层连续的基膜，不同的是在内皮细胞较薄的地方有贯穿细胞内外的孔。

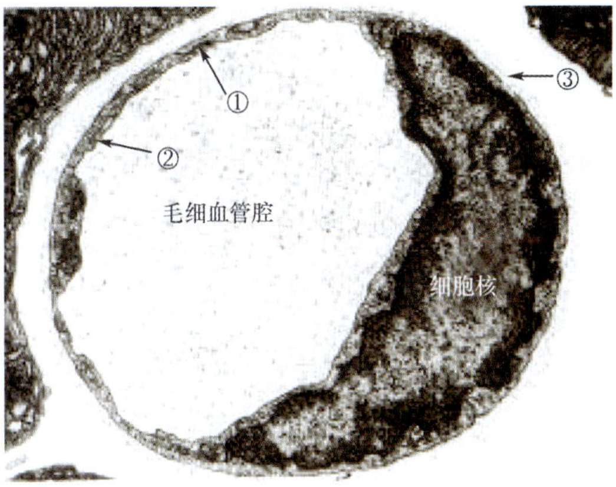

图 2-10-12 连续毛细血管电镜照片

①紧密连接；②吞饮小泡；③基膜

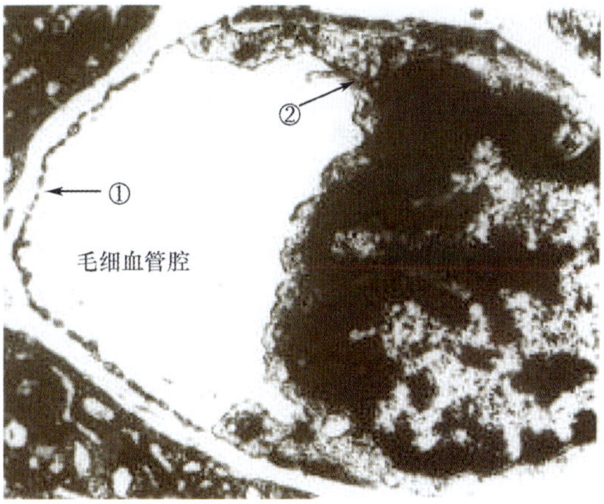

图 2-10-13 有孔毛细血管电镜照片

①窗孔；②紧密连接

三、作 业

【课堂作业】

绘小动脉、小静脉高倍观。

要求：在绘制的图中分别标注小动脉和小静脉的内膜、中膜、外膜。

【复习思考题】

（1）动脉壁的一般结构如何？哪一层变化最大？各级动脉管壁结构与功能的关系。

（2）心脏壁的组织结构是怎样的？什么是浦肯野纤维？

（3）电镜下毛细血管的类型及其分布。

（张晓红）

第十一章　皮　　肤

皮肤是人体面积最大的器官，由表皮和真皮组成，借皮下组织与深部的组织相连。皮肤内有毛、指（趾）甲、皮脂腺和汗腺，它们是由表皮衍生的皮肤附属器。皮肤直接与外界环境接触，能阻挡异物和病原体侵入，并能防止体液丢失，对人体有重要的屏障保护作用。皮肤内有丰富的感觉神经末梢，能感受外界的多种刺激。皮肤还能调节体温、排出代谢产物。

一、实验目的

（1）掌握皮肤各层结构形态及特征。

（2）掌握表皮各层细胞形态特征及角化过程。

（3）掌握毛发、皮脂腺和汗腺的结构特征。

二、实验内容

（一）组织切片观察

1. 指皮（finger skin）

【实验材料】　人指皮，HE 染色。

【肉眼观察】　切面呈半圆形，稍带蓝色的为表皮；中间染成粉红色的为真皮；深部染色很浅的为皮下组织。

【低倍观察】　指皮分为表皮和真皮。表皮与真皮交界处凹凸不平，染色深、细胞密集的为表皮。

（1）表皮（图 2-11-1）：为角化的复层扁平上皮，从基底面到游离面依次可见五层。最表面呈均质红色的为角质层，此层中有些地方出现连续成串的腔隙为汗腺导管的断面。角质层下面有一薄层粉红色的透明层，有些切片中透明层不清楚。透明层下是染成紫蓝色的颗粒层，颗粒层深面为数层多边形细胞组成的棘层，近真皮处染色较深排列整齐的一层细胞构成基底层。

（2）真皮（图 2-11-1）：位于表皮下方，由乳头层和网织层构成。近表皮处为乳头层，由疏松结缔组织构成，乳头层向表皮基部伸出许多乳头状的真皮乳头。乳头层下方为网织层，粗大的纤维束交织成网。两层之间无明显界限。

皮下组织位于真皮深面，由疏松结缔组织和脂肪组织构成，真皮和皮下组织内可见汗腺。

【高倍观察】　逐层观察下列结构：

（1）表皮（图 2-11-2）

1）基底层：位于表皮的最深层，由一层排列整齐的立方或矮柱状基底细胞组成。细胞核卵圆形，胞质嗜碱性强。

2）棘层：由 4 ～ 10 层多边形的棘细胞构成。细胞体积大，核圆，胞质弱嗜碱性。细胞表面可见短小的棘状突起，相邻细胞的突起镶嵌连接。

3）颗粒层：由 3 ～ 5 层梭形细胞组成，胞核椭圆形，已渐趋退化。胞质内含形状不规则的透明角质颗粒，强嗜碱性。

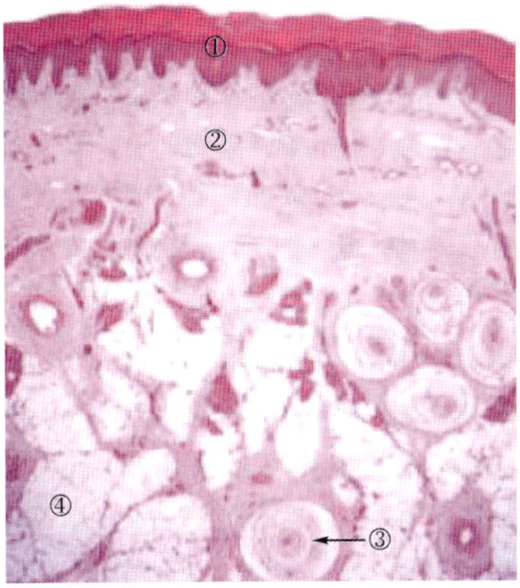

图 2-11-1　指皮（HE 染色 低倍）

①表皮；②真皮；③环层小体；④脂肪组织

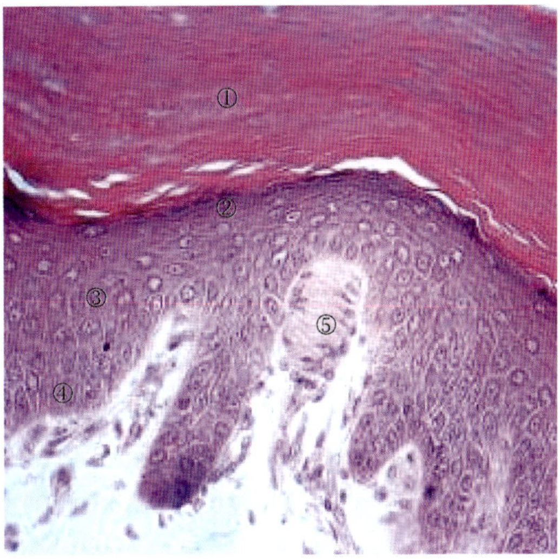

图 2-11-2　指皮（HE 染色 高倍）

①角质层；②颗粒层；③棘层；④基底层；⑤触觉小体

4）透明层：较薄，由 2 ～ 3 层扁平细胞组成。细胞界限难以分辨，核已消失，胞质强嗜酸性，呈均质状，折光度高。

5）角质层：较厚。由多层扁平细胞构成，胞核已退化消失，胞质内充满角蛋白，细胞界限不清，呈均质红染。角质层中成串的圆形小腔隙为螺旋状走行的汗腺导管横切面。

（2）真皮

1）乳头层（图 2-11-2）：由薄层疏松结缔组织构成。乳头内有丰富的毛细血管，有的乳头内可见触觉小体。

2）网织层：由致密结缔组织构成，此层内含较大血管和汗腺。汗腺分泌部多在真皮深部及皮下组织中，成团存在。汗腺分泌部着色较浅，由 1 ～ 2 层淡染的锥形或立方形细胞围成。在上皮细胞和基膜之间，可见梭形的肌上皮细胞，胞核狭长着色深。汗腺导管由 2 层小立方形上皮细胞围成，染色较深（图 2-11-3）。

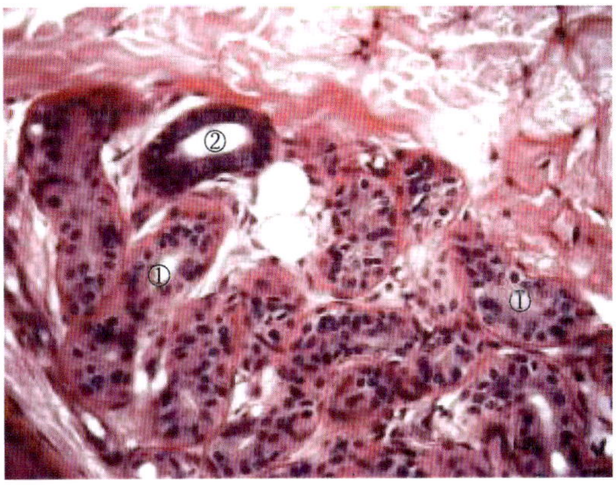

图 2-11-3　指皮汗腺（HE 染色　高倍）

①汗腺分泌部；②汗腺导管部

皮下组织为疏松结缔组织。内有脂肪组织、汗腺分泌部及神经纤维束的断面。部分切片中可见环层小体（图 2-11-1）。

2. 头皮（scalp）

【实验材料】 人头皮，HE 染色。

【肉眼观察】 蓝紫色细线为表皮，表皮下方染成红色的组织为真皮和皮下组织，在真皮中有一些斜行蓝紫色的结构为毛囊。

【低倍观察】 头皮分为表皮、真皮和皮下组织。表皮角质层较薄，颗粒层不明显，棘层也较薄。真皮与皮下组织内有毛发、皮脂腺、立毛肌和汗腺等结构（图 2-11-4）。

【高倍观察】 进一步观察毛发、皮脂腺、立毛肌和汗腺的结构。

（1）毛发

1）毛干：位于皮肤外的部分，大部分已脱落。

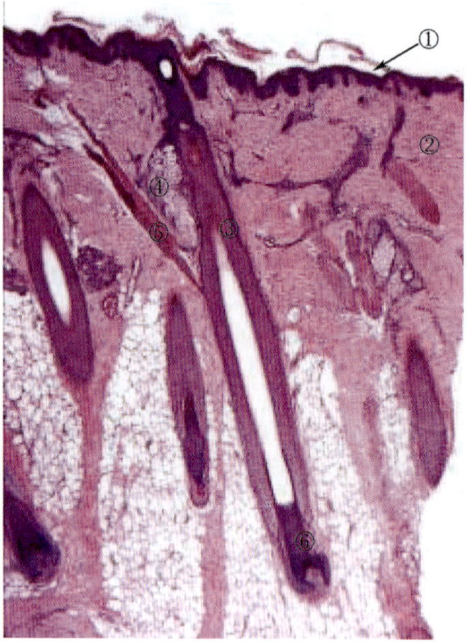

图 2-11-4　头皮 (HE 染色 低倍)
①表皮；②真皮；③毛囊；④皮脂腺；⑤立毛肌；⑥毛球

2）毛根和毛囊（图 2-11-5）：毛根为位于皮肤内的部分，呈棕褐色。毛根由毛囊包裹，毛根和毛囊末端合为一体，膨大形成毛球，毛球底面有结缔组织突入其中形成毛乳头（有的切片未切到）。毛囊由上皮性鞘和结缔组织性鞘两层组成，上皮性鞘与表皮细胞相连续。结缔组织性鞘和真皮相延续。

（2）立毛肌（图 2-11-6）：为平滑肌束，位于毛根的钝角侧，一端附于毛囊的结缔组织，另一端终止于真皮乳头层。

（3）皮脂腺（图 2-11-6）：位于毛囊和立毛肌之间，为泡状腺。分泌部周边细胞呈立方或扁平形，着色深，称干细胞。腺泡中心的细胞较大，呈多边形，核固缩，胞质内充满脂滴，着色浅。导管短，多开口于毛囊上部。

（4）汗腺：与前述指皮汗腺结构相同。

（二）皮肤模型观察

表皮与真皮交界处凹凸不平。真皮内可见毛囊（棕黄色）、毛根（棕黑色），斜行的立毛肌（红色），毛囊与立毛肌之间有皮脂腺（橘黄），真皮深层有盘曲的汗腺腺泡（白色），其导管（白色）穿过真皮和表皮开口于皮肤表面。真皮深层和皮下组织中可见脂肪组织（黄色）（图 2-11-7）。

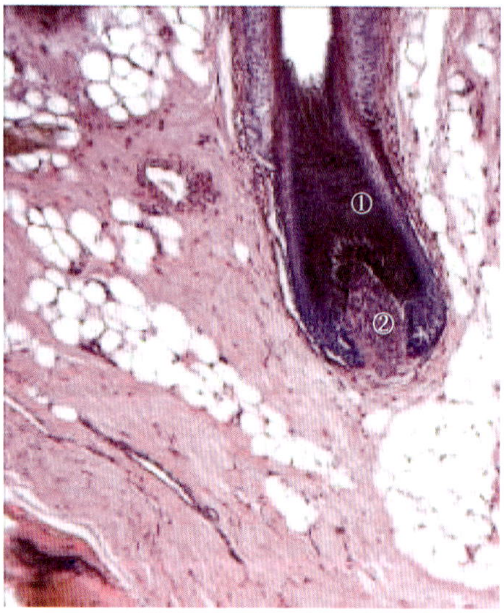

图 2-11-5　毛囊（HE 染色 高倍）
①毛球；②毛乳头

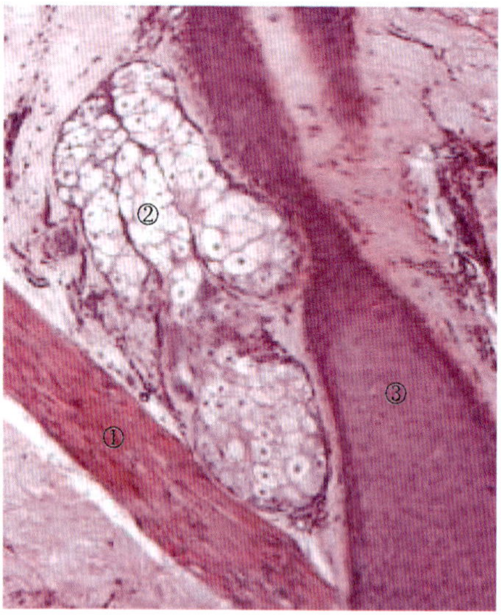

图 2-11-6　皮脂腺（HE 染色 高倍）
①立毛肌；②皮脂腺；③毛囊

（三）电镜照片观察

毛干由角化的上皮细胞构成，毛干穿出皮肤的部位为毛孔（图 2-11-8）。

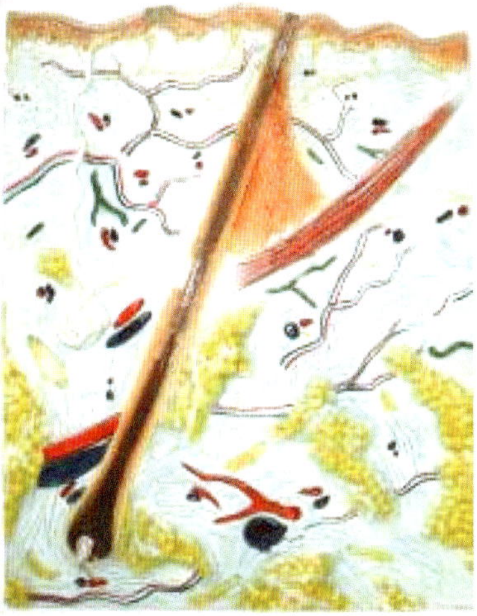

图 2-11-7 皮肤模型

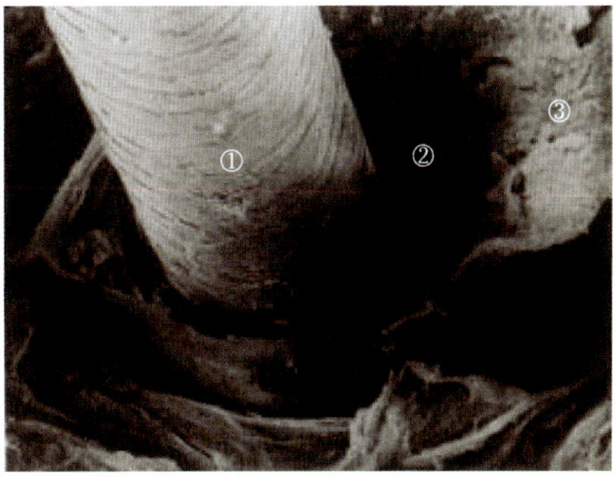

图 2-11-8 毛干扫描电镜照片

①毛干；②毛孔；③角化的上皮细胞

三、作 业

【课后思考题】

（1）简述表皮各层细胞的结构特点并说明表皮角化过程。

（2）试从结构上说明皮肤的感觉、保护、分泌、排泄、调节体温等功能。

（3）简述汗腺、皮脂腺和毛发的一般结构。

（张晓红）

第十二章 免疫系统

免疫系统（immune system）主要由淋巴器官、淋巴组织和免疫细胞组成。免疫细胞是参与免疫应答的细胞，包括淋巴细胞、浆细胞、粒细胞、肥大细胞和抗原提呈细胞等。淋巴组织，以网状组织为支架，网眼中填充着大量淋巴细胞和巨噬细胞，是构成外周淋巴器官的基本成分。淋巴器官，可分为中枢淋巴器官（胸腺和骨髓）和外周淋巴器官（淋巴结、脾和扁桃体）。完善的免疫系统，负责识别、清除外来抗原，如病原体及其产物，清除体内衰老死亡的细胞，监视、清除机体内表面抗原发生变化的细胞，如病毒感染的细胞及癌变的细胞等，以保护机体，免除疾病的发生。

一、实验目的

（1）掌握免疫系统的组成。

（2）掌握胸腺、淋巴结、脾的组织结构及功能，并能在镜下识别。

（3）了解淋巴器官与免疫的关系。

（4）了解扁桃体的结构。

二、实验内容

（一）自观标本

1. 胸腺（thymus）

【实验材料】 幼儿胸腺，HE 染色。

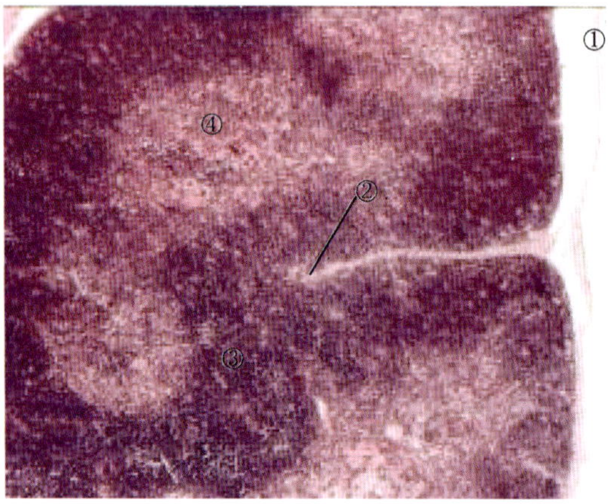

图 2-12-1 胸腺（HE 染色 低倍）

①被膜；②小叶间隔；③皮质；④髓质

【肉眼观察】 标本一侧稍隆起的表面呈浅红色，为被膜。被膜伸入胸腺内形成小叶间隔，将实质分成许多小叶。

【低倍观察】 表面有薄层结缔组织被膜。被膜伸入实质形成小叶间隔，将胸腺实质分成许多不完全分离的胸腺小叶。每个小叶都分为皮质和髓质两部分，小叶周边染色深的为皮质，中央着色浅的为髓质，小叶的髓质都相互连续，其中可见胸腺所特有的染成粉红色的胸腺小体（图 2-12-1）。

【高倍观察】 皮质内染色深的为胸腺细胞核，胞质少，数量多。胸腺上皮细胞轮廓不清，核大，椭圆形，染色浅（图 2-12-2）。髓质内胸腺小体大小不等，圆形，外周由几层扁平的上皮细胞围成，细胞核明显；中央的上皮细胞已完全角质化，细胞呈均质嗜酸性染色，细胞界线不清（图 2-12-3）。

2. 淋巴结（lymph node）

【实验材料】 狗的淋巴结，HE 染色。

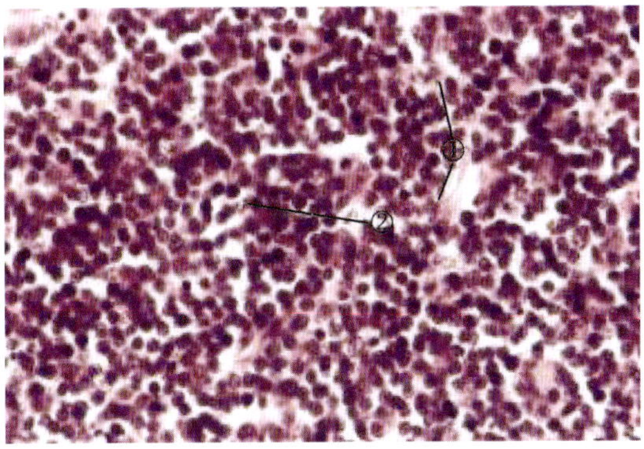

图 2-12-2 胸腺皮质（HE 染色 高倍）
①胸腺上皮细胞；②胸腺细胞

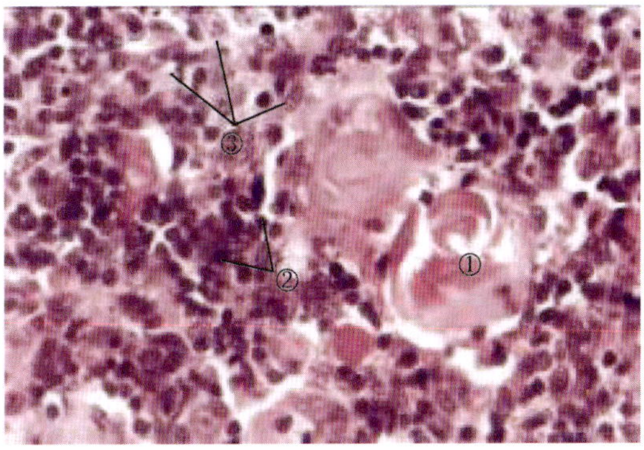

图 2-12-3 胸腺髓质（HE 染色 高倍）
①胸腺小体；②胸腺细胞；③胸腺上皮细胞

【肉眼观察】 淋巴结切面呈椭圆形，周围染色深的为皮质；中央染色浅的为髓质。有的标本一侧有凹陷，为淋巴结门部。

【低倍观察】 （由外向内依次观察）

（1）被膜：为一薄层致密结缔组织，包在淋巴结的表面，并伸入实质形成小梁，在切片上可见到小梁的不同断面，着色与被膜相同。

（2）皮质：位于被膜的深面，由浅层皮质、副皮质区及皮质淋巴窦构成。

1）浅层皮质：包括淋巴小结和小结之间的弥散淋巴组织，即小结间区。

2）副皮质区：是分布于皮质深层的弥散淋巴组织，与周围组织分界不清。

3）皮质淋巴窦：为淋巴小结与被膜之间及淋巴小结与小梁之间的不规则间隙，分别称为被膜下窦和小梁周窦（图 2-12-4）。

（3）髓质：位于皮质的深面，由髓索和髓窦组成。髓索是呈条索状的淋巴组织，粗细不等，相互连接成网，细胞密集呈深蓝色，髓索之间以及髓索与小梁之间均为髓窦（图 2-12-5）。

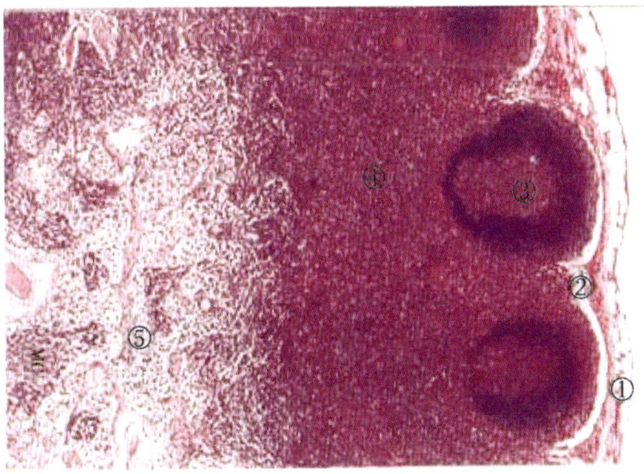

图 2-12-4 淋巴结（HE 染色 低倍）
①被膜；②皮质窦；③淋巴小结；④副皮质区；⑤髓质

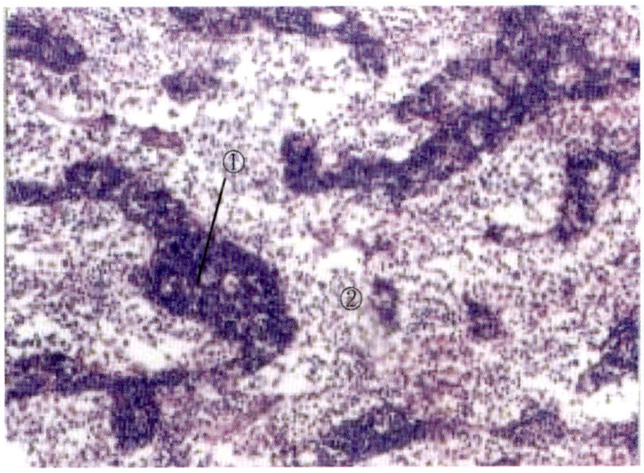

图 2-12-5 淋巴结髓质（HE 染色 低倍）
①髓索；②髓窦

【高倍观察】

（1）皮质

1）淋巴小结：有的淋巴小结中央着色较浅为生发中心。选择一个生发中心明显的淋巴小结进行观察。生发中心内侧份为暗区，多为大淋巴细胞；外侧份为明区，多为中淋巴细胞；生发中心的顶部及周围有一层密集的小淋巴细胞，即小结帽。

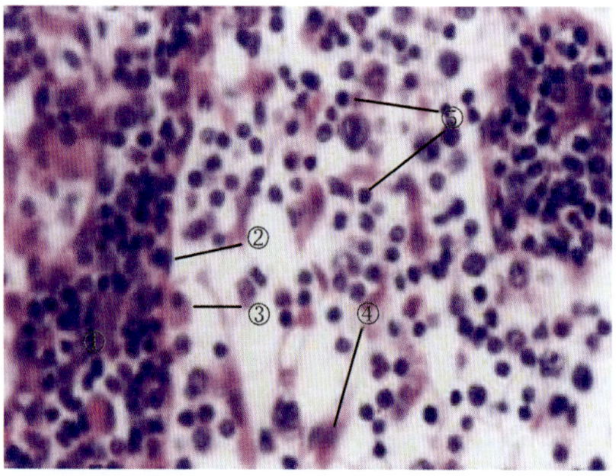

图 2-12-6　淋巴结髓质（HE 染色 高倍）
①髓索；②内皮细胞；③巨噬细胞；④星状内皮细胞；⑤淋巴细胞

2）副皮质区：又称胸腺依赖区，其内可见高内皮的毛细血管后微静脉。

（2）髓质（图 2-12-6）

1）髓索：以淋巴细胞为主，另外还有浆细胞、巨噬细胞、网状细胞等，因细胞排列紧密，不易区分。

2）髓窦：选一个较大的髓窦观察，可见窦壁由扁平的内皮细胞组成，窦腔内有淋巴细胞、星状内皮细胞和巨噬细胞。星状内皮细胞有突起，核大，着色浅。巨噬细胞为不规则形，突起短而圆钝，胞核着色深，胞质嗜酸性强。

3. 脾（spleen）

【实验材料】　狗的脾脏，HE 染色。

【肉眼观察】　在标本的一侧表面呈粉红色部分为被膜。散在分布的深蓝紫色团块或条索状结构是白髓，其余大部分为红髓。

【低倍观察】

（1）被膜：由较厚的结缔组织组成，且含弹性纤维和平滑肌细胞。被膜表面覆有间皮（切片中不易分清），被膜中组织伸入实质形成小梁，在切片上可见到小梁的不同断面。

（2）白髓：圆球状或条索状，呈紫蓝色，散在分布，其中有中央动脉的断面。中央动脉周围的弥散淋巴组织为动脉周围淋巴鞘，淋巴细胞密集；有的动脉周围淋巴鞘一侧可见淋巴小结，亦可分出明区、暗区和小结帽；白髓与红髓交界处染色浅的为边缘区，结构较疏松（图 2-12-7，图 2-12-8）。

（3）红髓：由脾索和脾血窦组成。脾索为条索状的淋巴组织，其内含有各种血细胞；脾索之间为脾血窦，有的窦腔内含有大量血细胞（图 2-12-8）。

【高倍观察】

（1）被膜与小梁中含有平滑肌纤维。

（2）脾血窦的窦壁为长杆状内皮细胞，切片中多被横切，可见内皮细胞核圆形，突向管腔，有的窦腔中充满了血细胞，以致内皮细胞不易分辨（图 2-12-9）。

（3）脾索为条索状淋巴组织，内含大量血细胞、巨噬细胞等，故着色较红（图 2-12-9）。

（4）白髓周围染色较浅的是边缘区，含较多的血细胞和巨噬细胞（不易分辨）（图 2-12-10）。

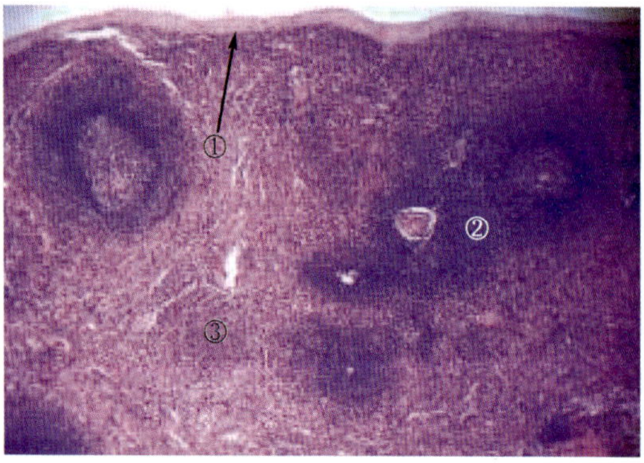

图 2-12-7　脾（HE 染色 低倍）
①被膜；②白髓；③红髓

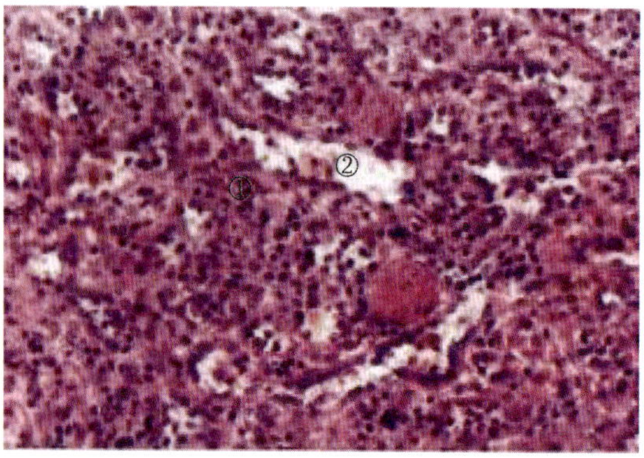

图 2-12-8　脾红髓（HE 染色 低倍）
①脾索；②脾血窦

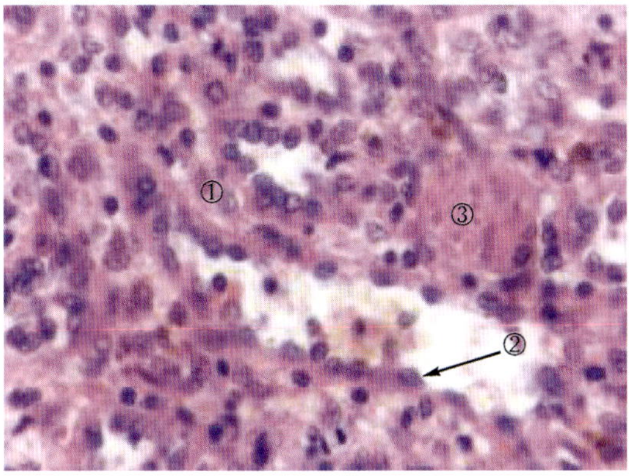

图 2-12-9 脾红髓（HE 染色 高倍）
①脾索；②脾血窦内皮；③小梁

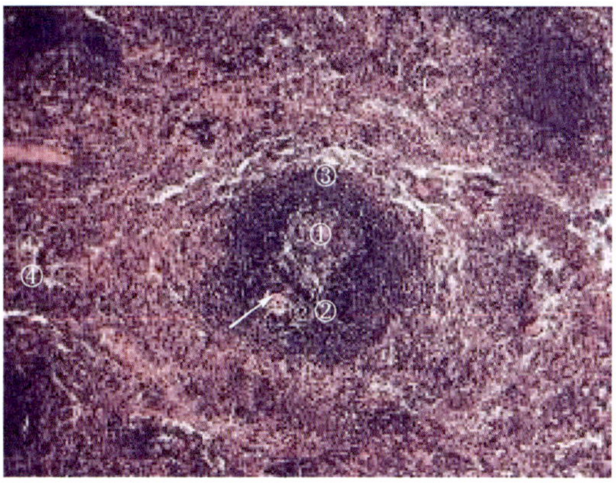

图 2-12-10 脾白髓（HE 染色 高倍）
①脾小结；②动脉周围淋巴鞘；③边缘区；④红髓；箭头所指为中央动脉

4. 腭扁桃体（palatine tonsil）

【实验材料】 狗的腭扁桃体，HE 染色。

【肉眼观察】 标本的一侧是扁桃体的咽腔面（游离面），可见一层紫红色的结构向扁桃体内部凹陷，此为黏膜上皮。标本的另一侧是扁桃体的底面，有粉红色的被膜包裹。

【低倍观察】

（1）黏膜上皮和隐窝：在扁桃体的外表面被覆复层扁平上皮。上皮陷入扁桃体内部形成隐窝，隐窝上皮内可见侵入的淋巴细胞，此处称为淋巴上皮组织（图 2-12-11，图 2-12-12）。

（2）淋巴组织：在隐窝周围和黏膜上皮深部，可见密集分布的淋巴小结和弥散淋巴组织，淋巴小结可有生发中心。

（3）被膜：在扁桃体的底面包裹着由结缔组织构成的被膜，着粉红色。在被膜外，有的切片可见一些黏液性腺泡、骨骼肌等（图 2-12-11）。

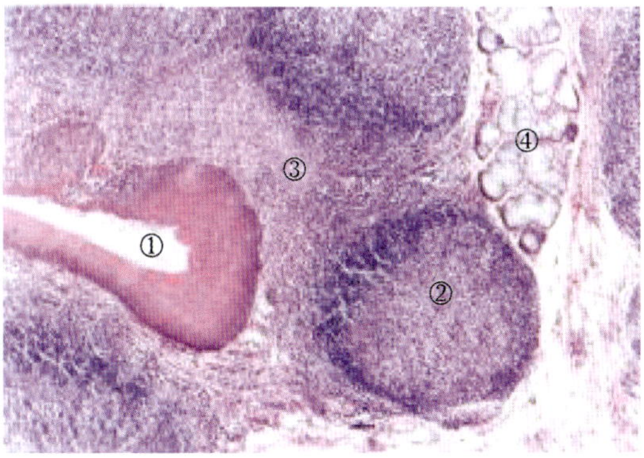

图 2-12-11 扁桃体（HE 染色 低倍）
①上皮隐窝；②淋巴小结；③弥散淋巴组织；④黏液性腺泡

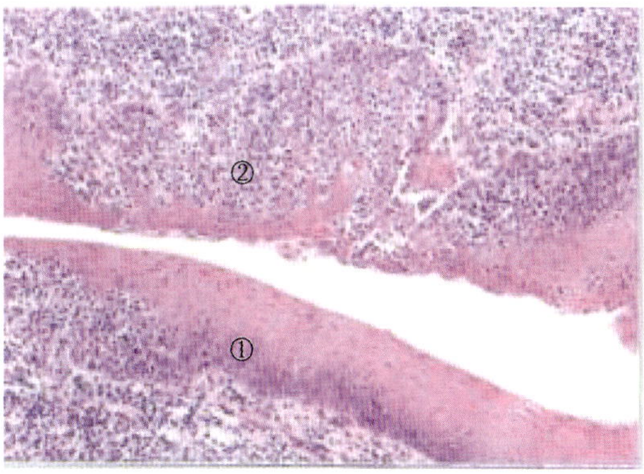

图 2-12-12 扁桃体（HE 染色 高倍）
①复层扁平上皮；②淋巴上皮组织

（二）示教标本

1. 网状纤维（reticular fiber）

【实验材料】 狗淋巴结，硝酸银染色。

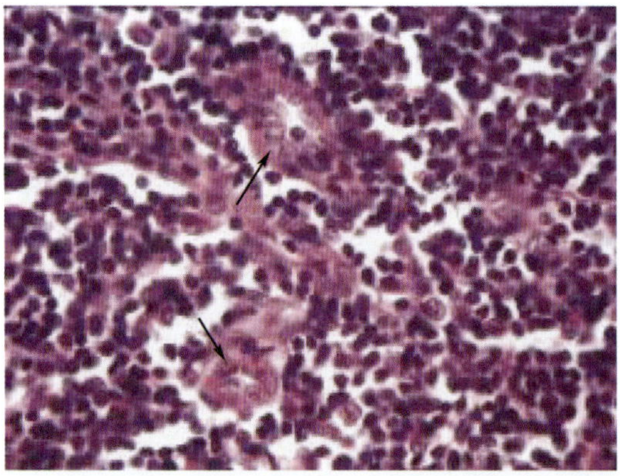

图 2-12-13　毛细血管后微静脉 (HE 染色 高倍)

镜下交织成网的黑色细丝即网状纤维。各种细胞染成黑色，不易分辨细胞类型。

2. 毛细血管后微静脉（high endothelial vein）

【实验材料】　狗淋巴结，HE 染色。

镜下为一毛细血管后微静脉的横断面(↑)，其内皮细胞为立方形，细胞核较圆，细胞界线不清（图 2-12-13）。

（三）淋巴结皮质及脾血窦模型观察

1. 淋巴结皮质　可见浅红色的被膜与小梁，被膜下窦和小梁周窦内有多突的星状内皮细胞（黄色）。圆形的淋巴小结（深蓝）和副皮质区（浅蓝）内均有由网状细胞（淡黄）和网状纤维（棕黄）构成的细支架，淋巴细胞位于支架的网眼中（图 2-12-14）。

2. 脾血窦　窦壁由长杆状内皮围成，内皮细胞之间间隙较大，可见红细胞（鲜红）及单核细胞（暗红）正在穿越管壁；内皮外无基膜，有网状纤维（浅黄色）及网状细胞（褐色）环绕（图 2-12-15）。

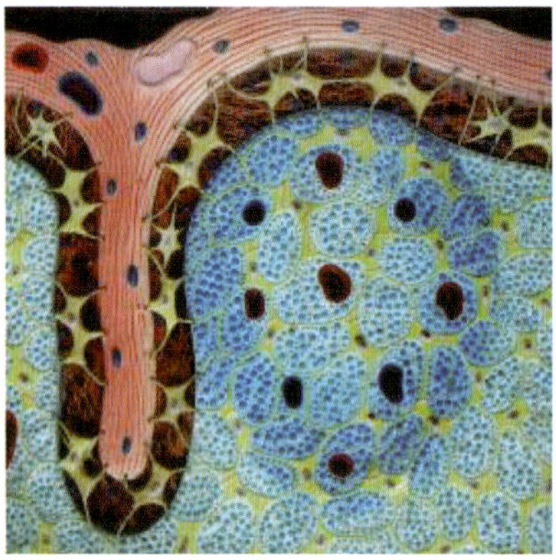

图 2-12-14　淋巴结皮质模型

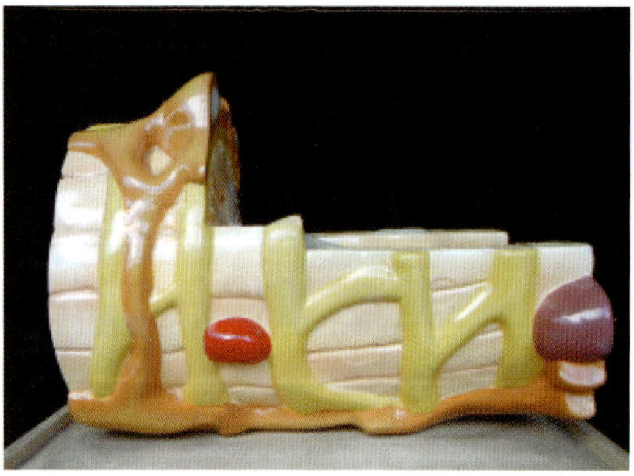

图 2-12-15　脾血窦模型

（四）电镜照片观察

1. 毛细血管后微静脉　图 2-12-16 中可见毛细血管腔（L），毛细血管的内皮细胞（E），淋巴细胞（Ly），周细胞（①）。

2. 淋巴窦　图 2-12-17 中可见网状细胞的胞体（①）及突起（②），淋巴细胞（③）。

3. 脾红髓　图 2-12-18 中可见脾血窦腔（S），窦壁内皮细胞（①），脾索（②），淋巴细胞（③）。

4. 脾血窦　图 2-12-19 中可见脾血窦的窦腔（①）、窦壁内皮细胞（②）、内皮细胞间隙（③）脾索（④）、淋巴细胞（⑤）。

三、作　　业

【课堂作业】　绘部分淋巴结髓质（高倍观）。

要求：在绘制的图中标注髓窦、髓索、网状细胞、淋巴细胞、巨噬细胞、星状内皮细胞、髓窦壁的内皮细胞。

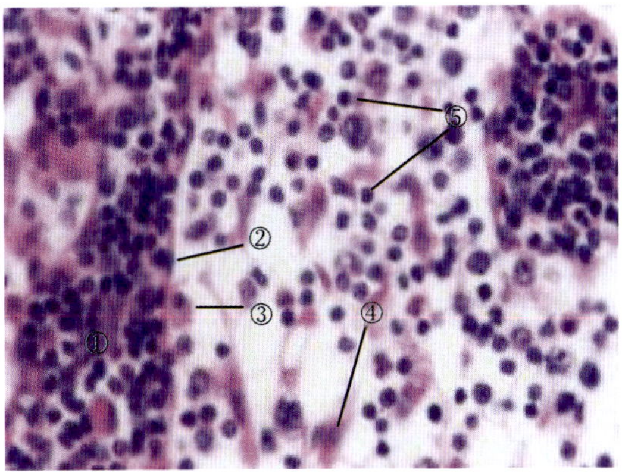

图 2-12-16 毛细血管后微静脉

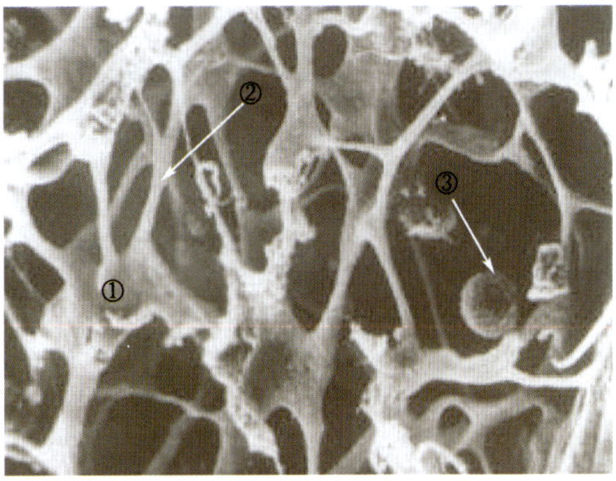

图 2-12-17 淋巴窦

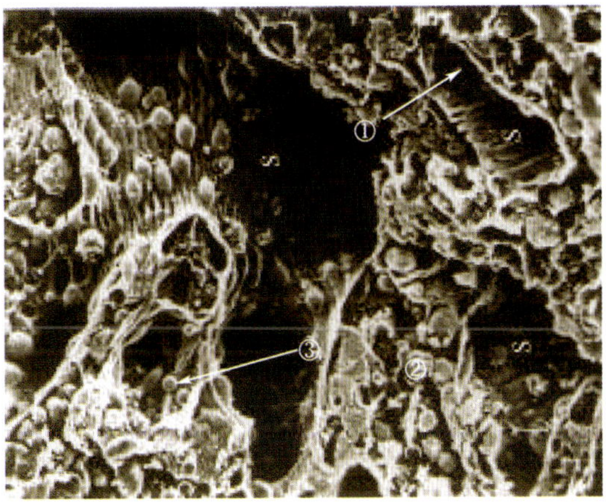

图 2-12-18 脾红髓扫描电镜图

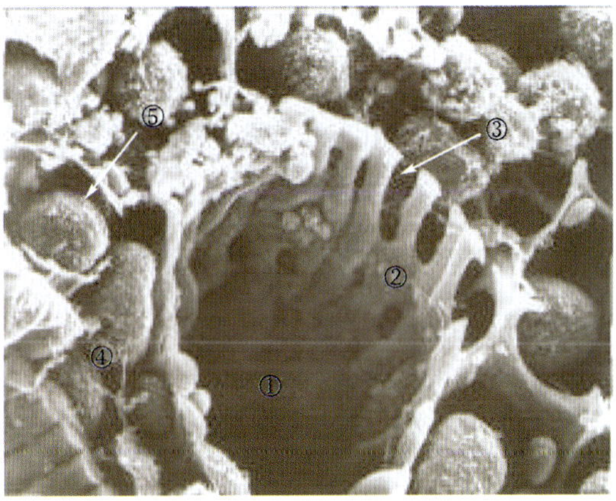

图 2-12-19 脾血窦扫描电镜图

【复习思考题】

（1）淋巴器官分几类？试比较其异同。

（2）淋巴组织有几种形式？其分布情况如何？

（3）T 淋巴细胞和 B 淋巴细胞在何处产生？主要分布在何处？各执行什么功能？

（4）试比较淋巴结和脾脏在结构和功能上的异同。

（5）简述淋巴结内的淋巴通路。

（6）什么是血 - 胸腺屏障？简要概括其组成。

（7）单核吞噬细胞系统包括哪些细胞？有何功能？

（黄欣琼）

第十三章　内分泌系统

内分泌系统（endocrine system）是机体的重要调节系统，与神经系统相辅相成，共同调节机体的生长发育和各种代谢，维持内环境的稳定，控制生殖，影响免疫功能和行为等。内分泌系统由内分泌腺和分布于其他器官的内分泌细胞组成。内分泌腺的结构特点是：腺细胞排列成团状、索状或围成滤泡状，不具输送分泌物的导管，毛细血管丰富。

内分泌细胞分泌的激素，按化学性质可分为含氮激素和类固醇激素两大类。分泌含氮激素细胞的超微结构特点是：胞质内含有丰富的粗面内质网和高尔基复合体，以及有膜包被的分泌颗粒等。分泌类固醇激素细胞的超微结构特点是：胞质内含有丰富的滑面内质网，线粒体多，其嵴多呈管泡状；胞质中含有较多的脂滴。

一、实验目的

（1）掌握内分泌腺结构上的共同特点及各内分泌腺的主要功能。

（2）掌握肾上腺、甲状腺、甲状旁腺的组织结构。

（3）掌握脑垂体的分部、组织结构及下丘脑与脑垂体之间形态和功能上的联系。

二、实验内容

（一）自观标本

1. 甲状腺与甲状旁腺（thyroid gland and parathyroid gland）

【实验材料】　狗甲状腺与甲状旁腺，HE 染色。

【肉眼观察】　在标本的一侧，有一染成蓝色的小块状结构，为甲状旁腺，其余部分为甲状腺。

【低倍观察】　分出甲状腺与甲状旁腺（图 2-13-1）。甲状腺周围有薄层结缔组织构成的被膜，腺的实质由许多大小不等的滤泡组成。滤泡腔内有染成红色的胶质。滤泡之间有疏松结缔组织及大量毛细血管（片中不清楚）。此外，尚有成群存在的细胞，可能是没有切到滤泡腔的滤泡上皮细胞或滤泡旁细胞。选一清晰部位移到视野中央，转高倍镜观察。

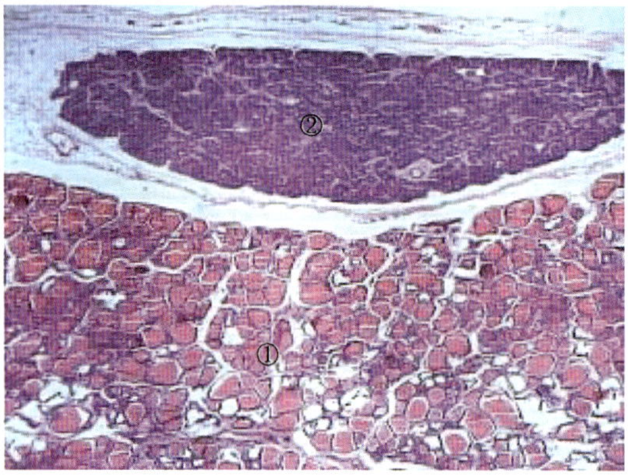

图 2-13-1　甲状腺与甲状旁腺（HE 染色 低倍）
①甲状腺；②甲状旁腺

甲状旁腺周围有薄层结缔组织被膜，腺实质内的腺细胞呈团索状排列。

【高倍观察】　重点观察以下结构：

（1）滤泡上皮：滤泡壁由单层上皮组成，细胞一般为立方形，但也见可为柱状或扁平，这反映腺上皮的不同功能状态（图 2-13-2）。

（2）滤泡旁细胞：存在于滤泡壁或滤泡间的结缔组织中。为一种胞体较大、染色较浅的细胞（图 2-13-2）。

（3）甲状旁腺：腺实质内有许多较小的多边形细胞即主细胞，细胞密集呈索状或团状排列（图 2-13-3）。细胞索之间有少量的结缔组织和大量毛细血管，切片中不能见到嗜酸粒细胞。

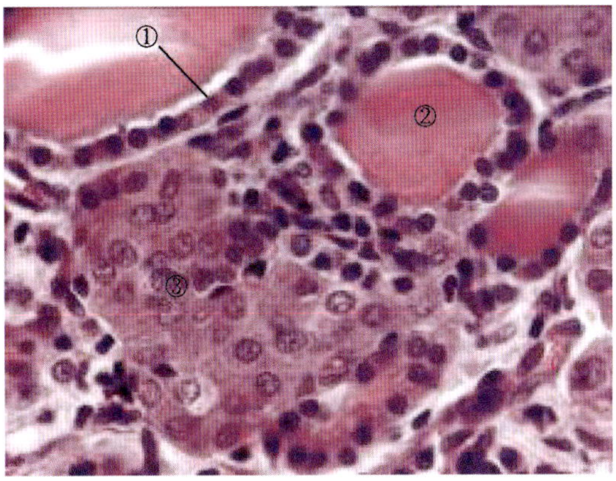

图 2-13-2　甲状腺（HE 染色　高倍）
①滤泡上皮；②滤泡腔胶状物；③滤泡旁细胞

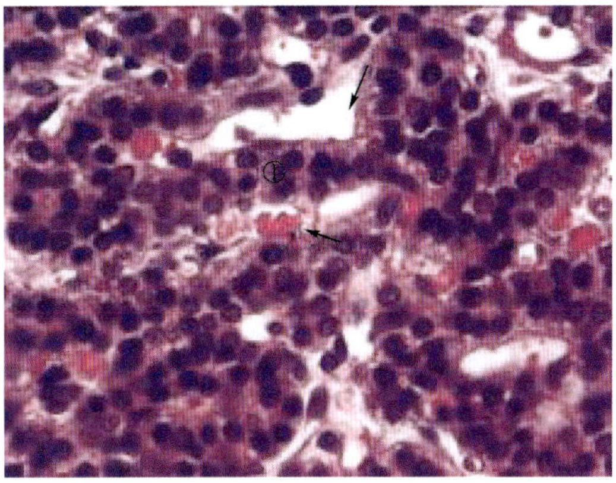

图 2-13-3　甲状旁腺（HE 染色　高倍）
①腺细胞索；箭头所指为毛细血管

2. 肾上腺（adrenal gland）

【实验材料】　狗肾上腺，HE 染色。

【肉眼观察】　标本周围染色较深的为皮质，中央染色较浅（或呈棕黄色）的为髓质。

【低倍观察】　腺体表面为结缔组织被膜，被膜下为皮质，由表及里可分为三带：球状带、束状带、网状带。网状带深面为染色较浅的髓质，其中有血窦和静脉（图 2-13-4）。

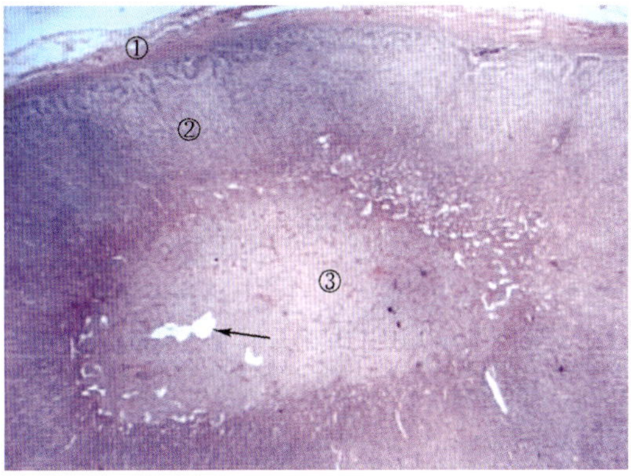

图 2-13-4 肾上腺（HE 染色 低倍）
①被膜；②皮质；③髓质；箭头所指为中央静脉

【高倍观察】　仔细观察下列各部：

（1）皮质

1）球状带：较窄，由柱状细胞呈袢状或实心球状排列，其间有丰富的毛细血管（图 2-13-5）。

2）束状带：最宽，在球状带深部，细胞较大，为立方形或多边形，与被膜垂直排列成条索状，细胞索之间有少量结缔组织及丰富的窦样毛细血管。胞质内富含脂滴，制片过程中脂滴溶解形成空泡，故此带染色较浅（图 2-13-5）。

3）网状带：与髓质相连，分界不整齐，细胞连接成网。胞质染色较深。网眼的空隙为血窦（图 2-13-6）。

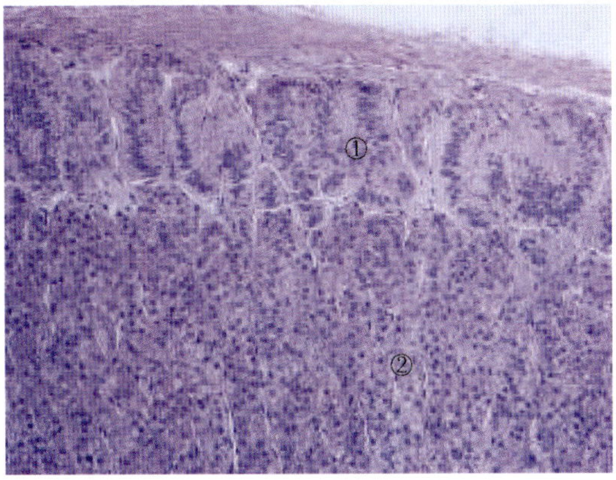

图 2-13-5　肾上腺皮质（HE 染色　低倍）
①球状带；②束状带

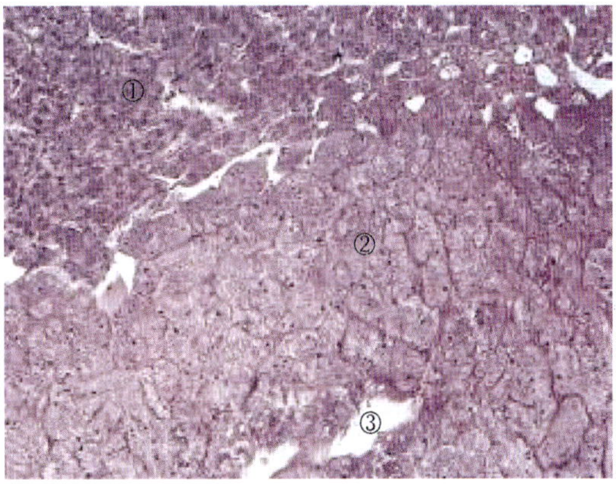

图 2-13-6　肾上腺（HE 染色　低倍）
①网状带；②髓质；③中央静脉

（2）髓质：由多边形的细胞排列成索或密集成团，细胞内含染成棕黄色的嗜铬颗粒（未经铬盐处理的切片无此特点）。髓质中一较大的静脉即中央静脉（图 2-13-6）。

3. 垂体（hypophysis）

【实验材料】 人或猫垂体，HE 染色。

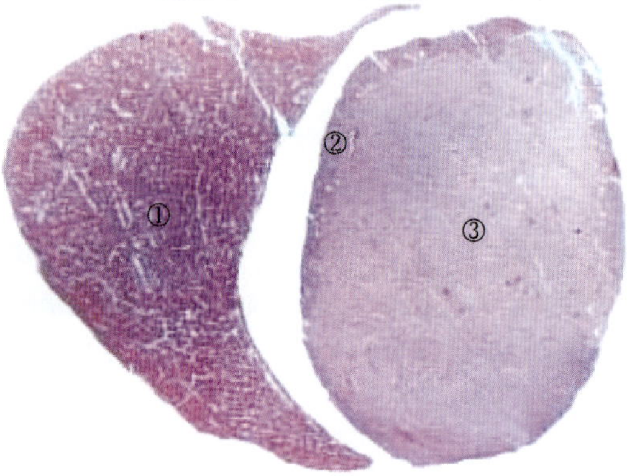

图 2-13-7 脑垂体（HE 染色 低倍）
①远侧部；②中间部；③神经部

【肉眼观察】 标本中染色深的是腺垂体的远侧部（前叶），染色浅的是神经部，两者之间有一薄层带状区域为中间部。

【低倍观察】 垂体外周包被着结缔组织被膜，首先分清远侧部与神经部。远侧部的腺细胞成团索状排列。神经部染色浅，有许多染色浅的神经纤维。中间部狭窄，紧贴神经部，着深蓝色（图 2-13-7）。

【高倍观察】 仔细观察下列各部。

（1）远侧部：细胞多，成团排列，细胞团之间有丰富的窦样毛细血管，细胞可分为三种（图 2-13-8）：

1）嗜酸粒细胞：在远侧部中央较多，胞体大小不一，胞质呈红色，核圆形。

2）嗜碱粒细胞：在远侧部的周边较多，细胞较大，形状不一致，胞质染成紫蓝色，核圆形。

3）嫌色细胞：体积最小，胞质染色最浅，故细胞界限不明显。

（2）中间部：主要由嗜碱粒细胞组成，比远侧部嗜碱粒细胞略小而形态相似（图 2-13-9）。

（3）神经部：除无髓神经纤维外，还有许多毛细血管和神经胶质细胞（垂体细胞）。切片中均质的嗜酸性团块，即赫令体（图 2-13-9，图 2-13-10）。

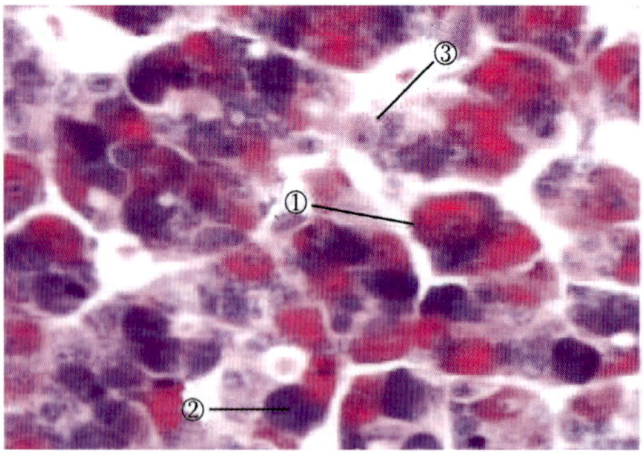

图 2-13-8 腺垂体远侧部（HE 染色 高倍）
①嗜酸粒细胞；②嗜碱粒细胞；③嫌色细胞

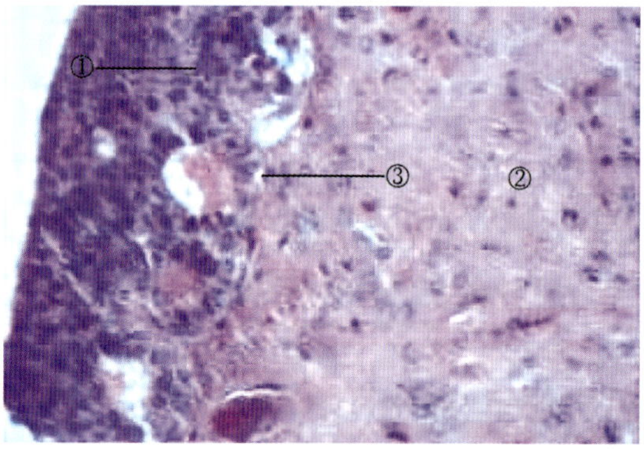

图 2-13-9 垂体中间部与神经部（HE 染色 低倍）
①中间部；②神经部；③滤泡

（二）示教标本

1. 滤泡旁细胞（parafollicular cell）

【实验材料】

狗甲状腺，硝酸银染色。

视野中位于滤泡上皮细胞之间和滤泡之间、胞质内有棕黑色嗜银颗粒的细胞即滤泡旁细胞（图 2-13-11）。

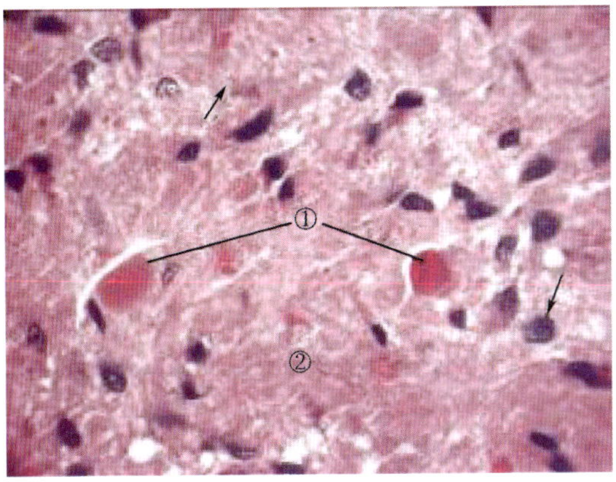

图 2-13-10　垂体神经部（HE 染色 高倍）

①赫令体；②无髓神经纤维；箭头所指为神经胶质细胞

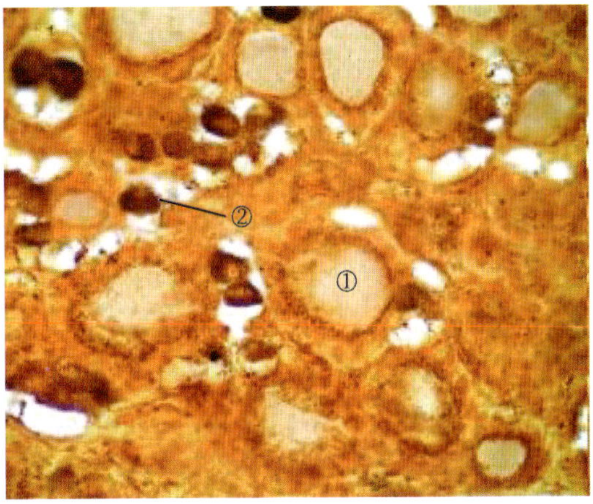

图 2-13-11　甲状腺滤泡旁细胞（硝酸银染色　高倍）

①滤泡；②滤泡旁细胞

2. 垂体（hypophysis）

【实验材料】　猫垂体，三色法。

视野中染色深的为远侧部，浅的为神经部，位于两者之间的为中间部。远侧部的嗜酸粒细胞较多，被染成橘黄色，嗜碱粒细胞较少，位于远侧部周边，被染成蓝色。

（三）电镜照片观察

1. 甲状腺滤泡上皮细胞　电镜下，滤泡上皮细胞胞质内有较发达的粗面内质网和较多线粒体，可见分泌颗粒，高尔基复合体位于核上方，细胞基底部有完整的基膜（图 2-13-12）。

2. 滤泡旁细胞　细胞内可见粗面内质网和高尔基复合体，有大量分泌颗粒（方框内）（图 2-13-13）。

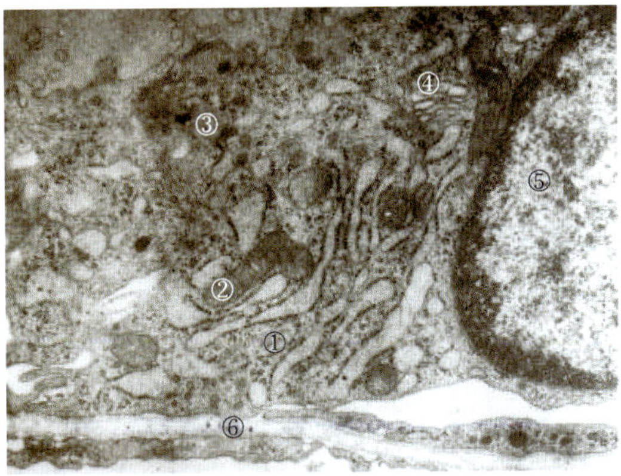

图 2-13-12　甲状腺滤泡上皮细胞

①粗面内质网；②线粒体；③分泌颗粒；④高尔基复合体；⑤细胞核；⑥基膜

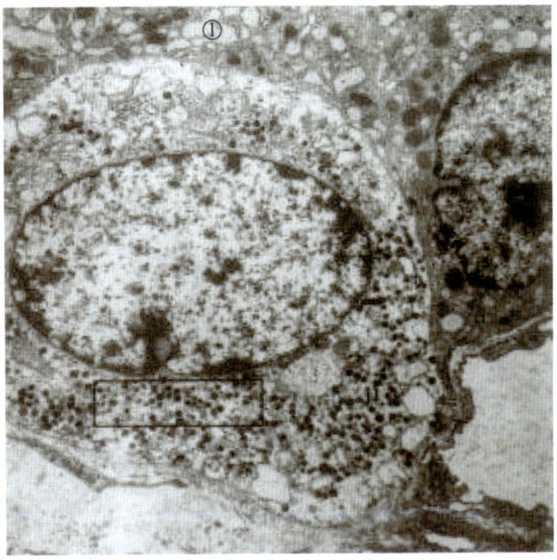

图 2-13-13　甲状腺滤泡旁细胞

①粗面内质网；②高尔基复合体

3. 肾上腺皮质细胞　胞质内含丰富的滑面内质网，大量线粒体，其嵴多呈管状，含较多脂滴，无分泌颗粒（图 2-13-14）。

4. 肾上腺髓质细胞　胞质内含大量膜包分泌颗粒（↑）（图 2-13-15）。

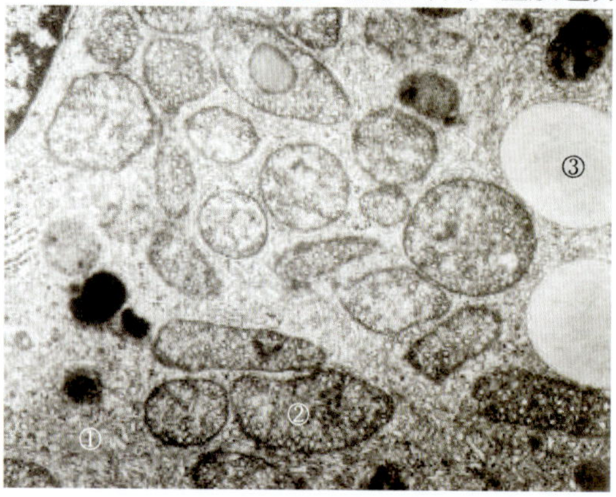

图 2-13-14　肾上腺皮质束状带细胞

①滑面内质网；②线粒体；③脂滴

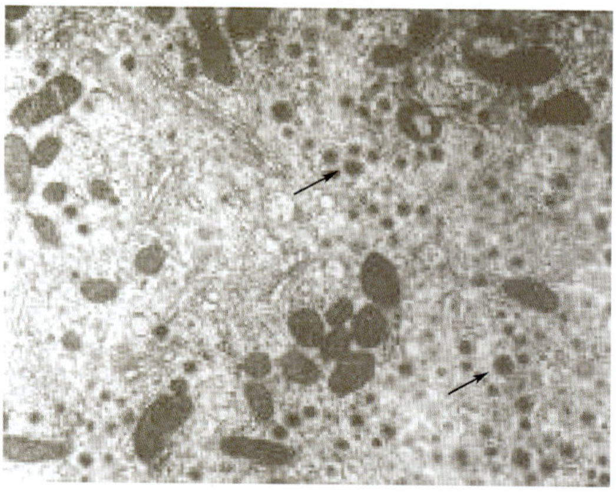

图 2-13-15　肾上腺髓质嗜铬细胞

三、作　　业

【复习思考题】

（1）何谓内分泌腺？人体内有哪些独立存在的内分泌腺？它们在结构和功能上有何共同特征？

（2）下丘脑位于何处？有何内分泌功能？与脑垂体有何关系？

（3）联系垂体各部的组织结构特点及功能，解释为什么垂体是最重要的内分泌腺？

（4）试述肾上腺、甲状腺、甲状旁腺的组织结构，并说明其功能。

（杜雅兰）

第十四章 消 化 管

消化管是从口腔至肛门的连续性管道，依次分为口腔、咽、食管、胃、小肠和大肠。管壁（除口腔和咽外）从内到外依次为黏膜、黏膜下层、肌层和外膜四层，其中结构变化最大、功能最重要的是黏膜层。在观察各器官的组织切片时，应先辨认出管壁的四层结构，然后再重点观察黏膜层。

一、实验目的

（1）掌握消化管壁的一般结构及各层的组成成分。
（2）掌握消化管各段黏膜的结构特点，重点掌握胃和小肠的结构特点。
（3）了解胃肠道内分泌细胞的分布、主要类型和功能。

二、实验内容

（一）自观标本

1. 舌

【实验材料】 狗舌，HE 染色

【肉眼观察】 标本一侧凹凸不平，呈深紫蓝色，是舌背部黏膜，其深部为染成红色的舌肌。

【低倍观察】 分清舌表面的黏膜和深部的骨骼肌，黏膜由复层扁平上皮和固有层组成，形成许多乳头，依其形状可分为丝状乳头、菌状乳头和轮廓乳头。

（1）丝状乳头：数量最多，顶端尖，基部宽，尖端略向一侧（咽部）倾斜，上皮表面有角化现象；乳头中轴为固有层结缔组织（图 2-14-1）。

（2）菌状乳头：数量较少，顶端钝圆，上皮不角化。

上皮下固有层内有腺泡切面（不是所有切片都有），固有层含有丰富的毛细血管。肌层厚，由骨骼肌组成（图 2-14-2）。

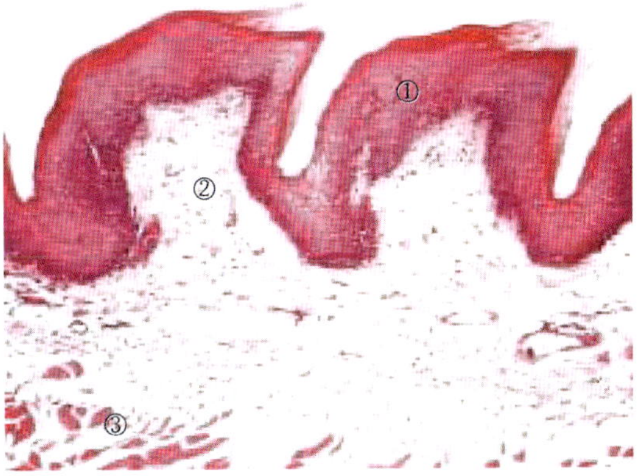

图 2-14-1 丝状乳头（HE 染色 低倍）
①角化上皮；②结缔组织乳头；③舌肌

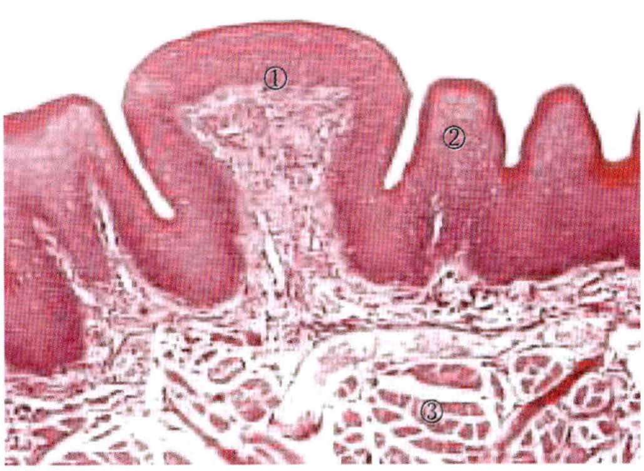

图 2-14-2 菌状乳头（HE 染色 低倍）
①菌状乳头；②丝状乳头；③舌肌

（3）轮廓乳头：形体较大，略似菌状乳头，但顶端更宽阔，且较平坦，与舌面等高，上皮为未角化的复层扁平上皮。轮廓乳头周围的黏膜凹陷形成环沟，沟两侧上皮内有较多染色浅的卵圆形小体，即味蕾（图 2-14-3A）。

在轮廓乳头分布区域附近的舌肌纤维束之间，有许多味腺（为浆液性腺泡）。导管分支很少，无闰管，导管开口于沟底。在味腺导管周围，有弥散的淋巴组织和舌腺（黏液腺）。

【高倍观察】 味蕾为淡染的卵圆形小体，由三种细胞组成，顶端借味孔通口腔，不一定都切到味孔。

（1）味细胞：呈细长梭形，位于味蕾中央，细胞质和细胞核染色较深。

（2）支持细胞：呈梭形，位于味蕾周边和味细胞之间，细胞质和细胞核染色较浅（图 2-14-3B）。

（3）基细胞：呈锥形，为未分化细胞，位于味蕾的基部。

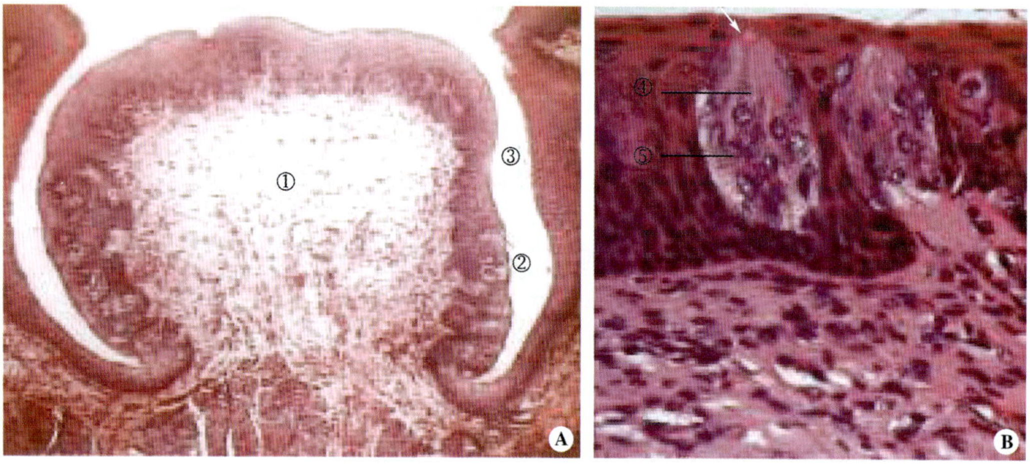

图 2-14-3 轮廓乳头（HE 染色 A 低倍，B 高倍）

A：①轮廓乳头；②味蕾；③轮廓沟 B：味蕾高倍 ④味细胞；⑤支持细胞；箭头所指为味孔

2. 食管（esophagus）

【实验材料】 狗食管，HE 染色。

【肉眼观察】 管腔不规则，有纵行皱襞向腔面隆起，腔面着紫蓝色的为上皮，上皮下浅红色的结构为黏膜下层，再往外为红色的肌层和外膜。

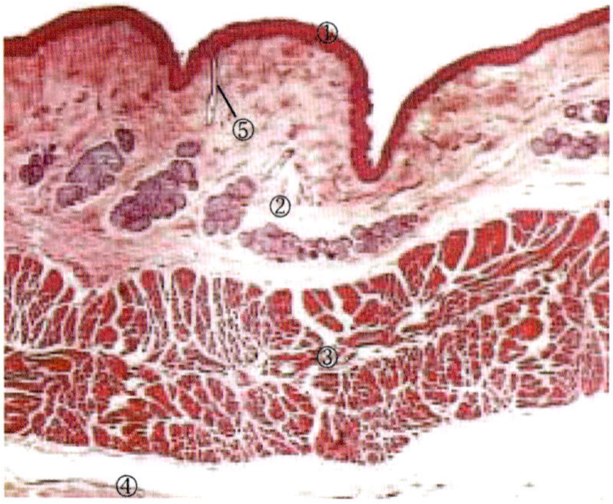

图 2-14-4 食管横切（HE 染色 低倍）

①黏膜；②黏膜下层；③肌层；④外膜；⑤食管腺导管

【低倍观察】 由内向外逐层分清食管壁四层结构（图 2-14-4）。

（1）黏膜

1）上皮：为未角化的复层扁平上皮。

2）固有层：较薄，为细密结缔组织，染成浅红色，呈乳头状与上皮嵌合。有的切片还可观察到食管腺导管的各种断面。

3）黏膜肌：由一层纵行的平滑肌束构成，在切片上可见散在的平滑肌细胞横断面。

（2）黏膜下层：为较致密结缔组织，可见染成蓝色的黏液性食管腺和较多的小血管。

（3）肌层：分内环行和外纵行两层。取材部位的不同，肌组织不同。食管上 1/3 段为骨骼肌，下 1/3 段为平滑肌，中 1/3 段为骨骼肌和平滑肌混合排列。根据你所看的切片是哪种肌组织可判断该片取材为食管的哪一段。

（4）外膜：为纤维膜，由疏松结缔组织组成。

3. 胃（stomach）

【实验材料】 猫胃底，HE 染色。

【肉眼观察】 标本为一长条形结构。凹凸不平呈紫蓝色的一面为黏膜面，较平整并染成深粉红色的为肌层，两者之间的浅粉红色层为黏膜下层。黏膜面可见突起，为皱襞。

【低倍观察】 先找到黏膜，然后依次向外观察各层结构（图 2-14-5）。

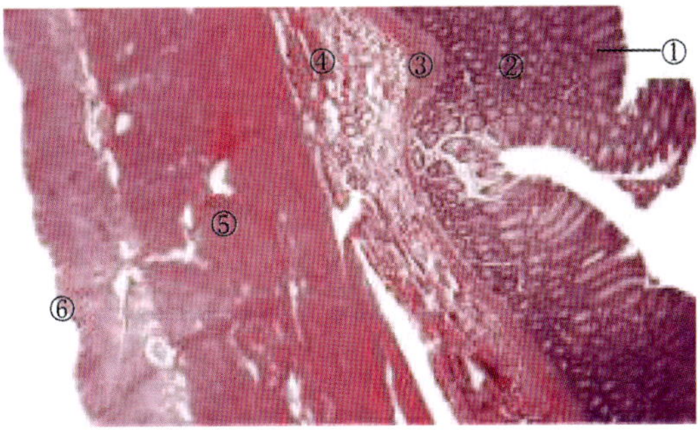

图 2-14-5 胃底（HE 染色 低倍）

①上皮；②固有层；③黏膜肌；④黏膜下层；⑤肌层；⑥外膜

（1）黏膜：很厚，表面起伏不平。

1）上皮：为单层柱状，主要由表面黏液细胞组成；胞核椭圆形，位于细胞基部；细胞顶部胞质着色较浅以至透明。上皮在多处向固有层凹陷，形成胃小凹，有时可见胃小凹与胃底腺腺腔相通。

2）固有层：充满了胃底腺，结缔组织甚少。由于切面关系，腺体常被切成各种断面。

3）黏膜肌层：一般为内环、外纵两层平滑肌。猫胃的内环肌与固有层之间还有一层浅红色的带状区，为腺体下层。

（2）黏膜下层：为较致密结缔组织，其内常见较粗的小血管，有时可见到黏膜下神经丛。它由多极神经元和无髓神经纤维组成。能见到多个神经细胞，核大而圆，染色浅，呈空泡状，核仁明显。

（3）肌层：较厚，由内斜、中环、外纵三层平滑肌组成，但界限不易分清，肌层间可见肌间神经丛。

（4）外膜：为浆膜，由间皮和薄层结缔组织构成。外膜不甚完整，有的地方间皮已经脱落，但可见一些较大的血管和脂肪细胞。

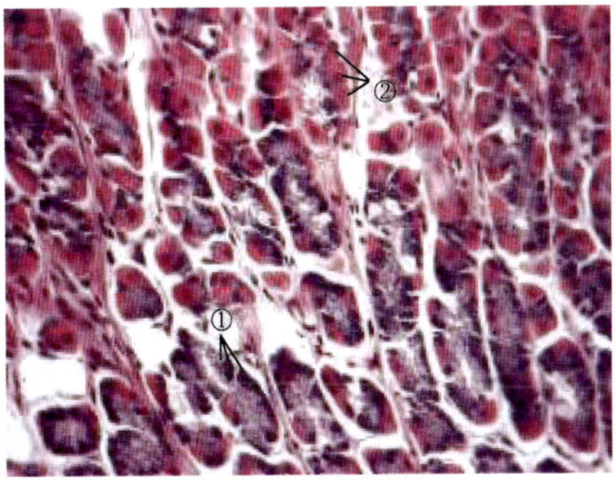

图 2-14-6 胃底腺（HE 染色 高倍）

①主细胞；②壁细胞

【高倍观察】 先找到黏膜，进一步观察上皮形态，然后重点观察胃底腺。胃底腺为管状腺，管腔小，切片中可见到其不同的切面。由于腺体排列密集加上腺细胞排列又不整齐，故腺体的轮廓和分界不甚清楚。但仔细观察时，可见腺体与腺体之间有少量结缔组织分隔。选择一较完整的胃底腺的纵切面，观察各种腺细胞（图 2-14-6）。

（1）主细胞：数目最多，主要分布在腺体的下半部。细胞呈柱状，顶部胞质染色较浅，基部胞质强嗜碱性，核圆形，位于基部。（该细胞分泌何物？）

（2）壁细胞：数目较多，分布在腺体上半部，细胞胞体较大，常呈圆形或三角形，胞质强嗜酸性染成红色。核圆形，位于细胞中央，核仁明显。（想一想该细胞合成什么物质？在什么部位合成？）

（3）颈黏液细胞：数目较少，分布在腺体顶部。细胞小，常呈楔形夹在其他细胞之间，核扁平，染色深，位于细胞的基底部，胞质清亮（黏原颗粒被溶解之故）。此片中，该细胞不甚清楚，在食管和胃交界的切片中观察较好。

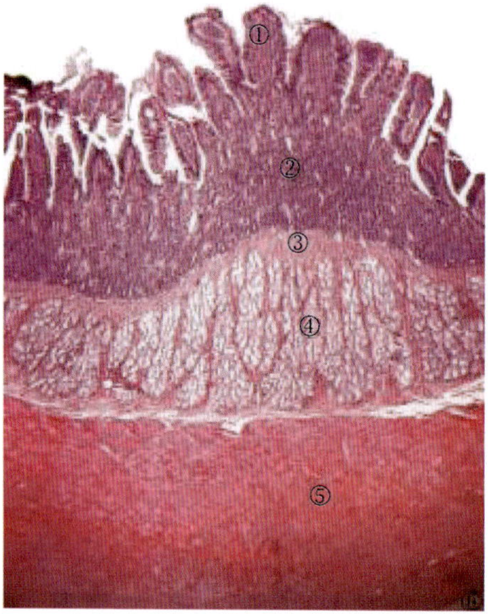

图 2-14-7　十二指肠（HE 染色 低倍）
①绒毛；②肠腺；③黏膜肌；④十二指肠腺；⑤肌层

4. 小肠（small intestine）

【实验材料】　猫小肠，HE 染色。

【肉眼观察】　标本为小肠的横切面，看不见皱襞。腔面染成紫蓝色的为黏膜，突向肠腔的许多细小突起为小肠绒毛，外面染成红色的为肌层。两层之间的淡染区为黏膜下层。

【低倍观察】　先分出四层，由黏膜向外膜逐层观察（此切片外膜已脱落）（图 2-14-7）。

（1）黏膜：可见黏膜表面有叶状突起，突向肠腔，是小肠绒毛。绒毛由上皮和固有层向肠腔突起而成。小肠绒毛形状不一：十二指肠的绒毛呈宽大的叶状，空肠的绒毛呈长指状，回肠的绒毛呈短的锥形，有的绒毛被切断与肠壁相分离。固有层中可见肠腺的不同断面。此层还可见淋巴组织，十二指肠和空肠多为孤立淋巴小结，回肠多为集合淋巴小结。固有层外是黏膜肌层，为内环外纵两层平滑肌。

（2）黏膜下层：为较致密的结缔组织。十二指肠的黏膜下层内充满十二指肠腺，有较大的血管。有的切片中可见到黏膜下神经丛。根据绒毛的形态、淋巴组织及黏膜下层是否有腺体可确定所观察的为哪一段小肠。

（3）肌层：为内环、外纵两层平滑肌。两层肌之间有肌间神经丛（图 2-14-8）。（环行肌纤维在小肠横断面上是什么切面？纵行肌的横断面呈大小不等的红色点状结构。）

（4）外膜：除部分十二指肠壁为纤维膜外，余均为浆膜，大多已脱落。

【高倍观察】　重点观察黏膜层的结构。

（1）绒毛：呈指状（纵切面），突向肠腔，表面覆有单层柱状上皮，主要细胞为柱状的吸收细胞，夹有少量杯状细胞。吸收细胞游离面有染色较深的纹状缘（这与胃上皮有明显的区别，考虑其电镜结构）。绒毛的中轴为固有层结缔组织，内含丰富的有孔毛细血管。有些绒毛中轴内还可见到中央乳糜管和与绒毛长轴平行排列的纵行平滑肌纤维（图 2-14-9）。

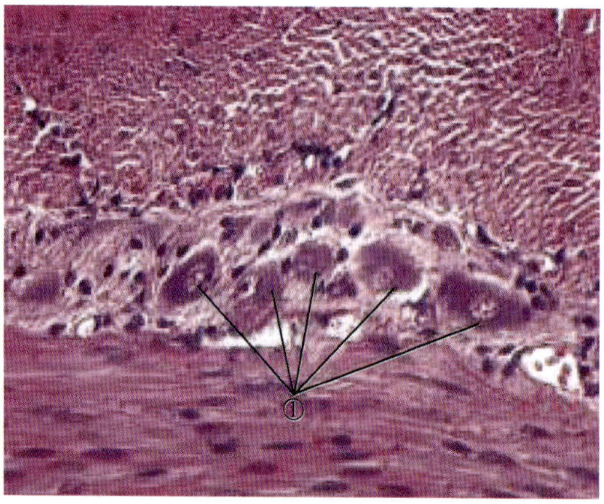

图 2-14-8　肌间神经丛（HE 染色　高倍）
①神经元胞体

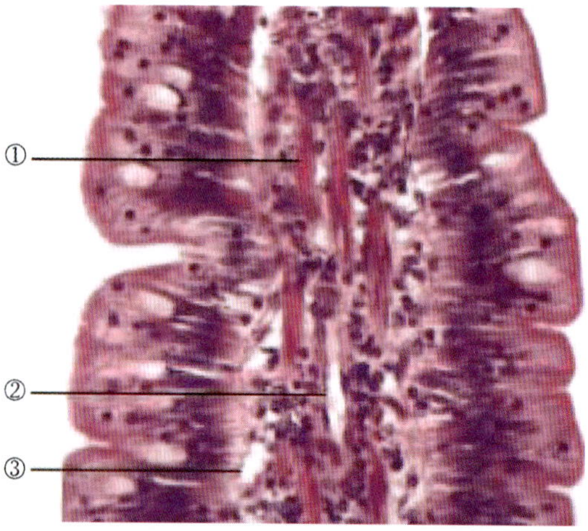

图 2-14-9　绒毛（HE 染色　高倍）
①平滑肌；②中央乳糜管；③毛细血管

（2）小肠腺：为单管腺，由上皮向固有层凹陷而成，开口于绒毛根部之间。腺细胞主要有五种：吸收细胞，杯状细胞，内分泌细胞，帕内特细胞和干细胞。其中内分泌细胞、帕内特细胞需特殊染色才能显示，请看示教片。

5. 结肠（colon）

【实验材料】 猫结肠，HE 染色。

【肉眼观察】 黏膜面比较规则。

【低倍观察】 分出管壁的四层后，重点观察黏膜层，与小肠相比有以下特点（图 2-14-10）。

（1）黏膜面平坦，无绒毛。

（2）肠腺发达，排列紧密。

（3）上皮与肠腺的杯状细胞特别多。

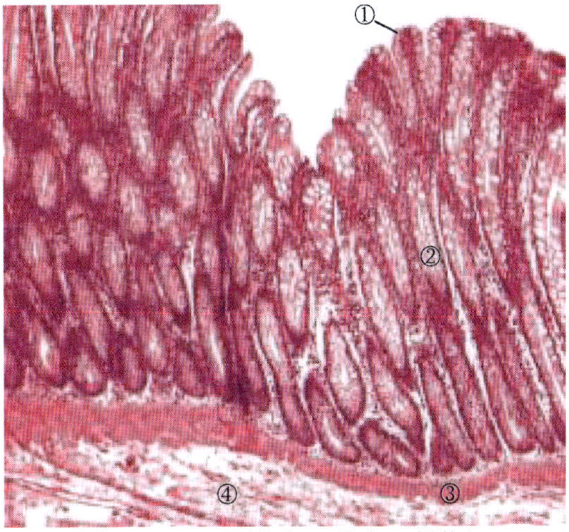

图 2-14-10 结肠（HE 染色 低倍）

①黏膜上皮；②结肠腺；③黏膜肌；④黏膜下层

6. 阑尾（appendix）

【实验材料】 狗阑尾，HE 染色。

【肉眼观察】 管腔小且不规则，可见许多围绕管腔的紫蓝色团块为淋巴小结，周围色浅处为黏膜下层，其外粉红色结构为肌层。

【低倍观察】 结构与结肠相似，分清阑尾壁的四层结构，有以下特点（图 2-14-11）。

（1）腔小而不规则，黏膜表面无绒毛。

（2）肠腺短而少，杯状细胞较少。

（3）固有层淋巴组织发达，淋巴小结和弥散淋巴组织可连续成层，并侵入黏膜下层。

（4）黏膜肌层不完整，为固有层淋巴组织侵入到黏膜下层所致。

（二）示教标本

1. 食管与胃交界（the relay of oesophagus and stomach）

【实验材料】 狗，HE 染色。

观察黏膜上皮，能见到食管的复层扁平上皮突然转变为胃的单层柱状上皮。该处固有层的腺体中可见较多的壁细胞和颈黏液细胞（图 2-14-12）。

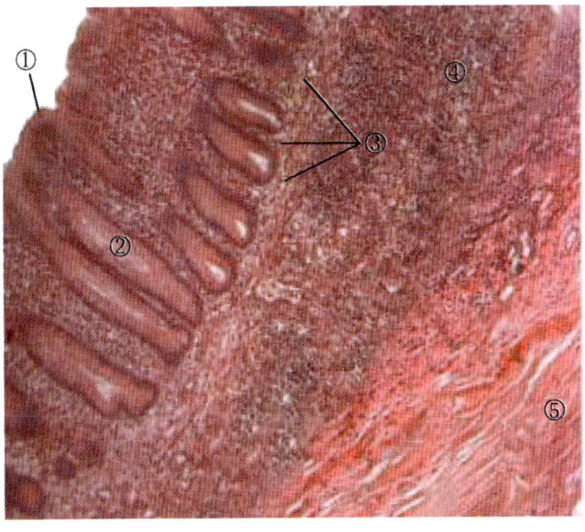

图 2-14-11 阑尾（HE 染色 低倍）

①上皮；②肠腺；③黏膜肌；④黏膜下层（淋巴组织）；⑤肌层

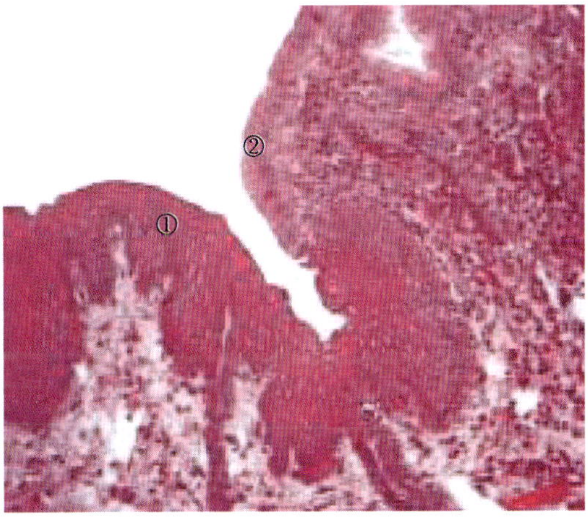

图 2-14-12 食管 - 胃交界（HE 染色 高倍）

①食管上皮；②胃上皮

2. 直肠和肛门交界（the relay of archo and anus）

【实验材料】狗，HE 染色。

观察黏膜上皮，能见到直肠的单层柱状上皮突然转变为肛门的复层扁平上皮（图 2-14-13）。

3. 内分泌细胞（enteric argyrophilic cell）

【实验材料】大鼠空肠，硝酸银浸染法染色。

【低倍观察】内分泌细胞染色深，数量不多，分散在肠腺细胞或肠绒毛上皮细胞之间。

【高倍观察】内分泌细胞形态各异，胞质内含有棕黑色颗粒，核着色浅（图 2-14-14）。

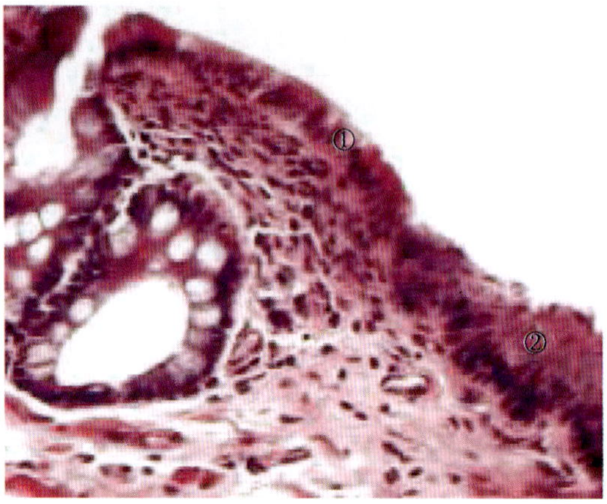

图 2-14-13　直肠 - 肛门交界（HE 染色　高倍）

①直肠上皮；②肛门上皮

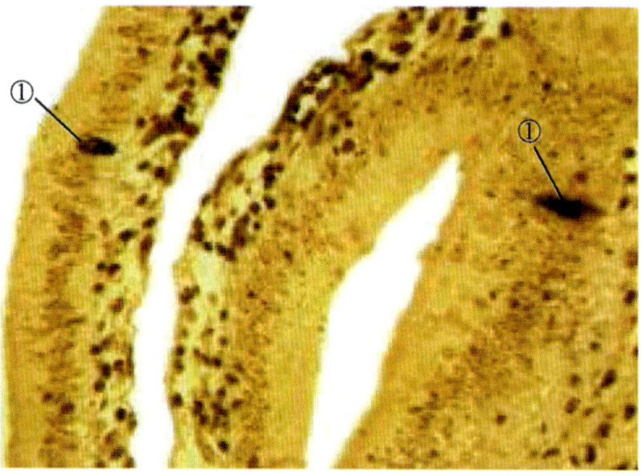

图 2-14-14　内分泌细胞（银染　低倍）

①内分泌细胞

4. 帕内特细胞（Paneth's cell）

【实验材料】大鼠空肠，染色：特染。

细胞三五成群，位于肠腺的底部。胞体锥体形，核圆，位于细胞基部。胞质顶端含有很多粗大嗜酸性的分泌颗粒，染成红色（图 2-14-15）。

（三）电镜照片观察

1. 胃腺壁细胞（图 2-14-16）　照片显示，壁细胞呈圆锥形，游离面朝向腺腔（L），可见微绒毛（MV），细胞内分泌小管（C）和大量的线粒体（M）（图 2-14-16）。

2. 胃腺主细胞（图 2-14-17）照片显示，主细胞呈锥形，胞质内可见大量分泌颗粒（SG）、粗面内质网（RER）及线粒体（M）。

3. 肠上皮吸收细胞和杯状细胞（图 2-14-18）照片显示，吸收细胞呈高柱状，胞质内含大量的高尔基复合体（G）、线粒体（M）、粗面内质网（RER）和滑面内质网（SER），细胞的游离面有密集而规则排列的微绒毛（MV），图右下为微绒毛及终末网（TW）的局部放大。图中左上为杯状细胞（goblet cell），其顶部胞质内充满了黏原颗粒。

4. 胃肠的内分泌细胞（图 2-14-19）　照片显示，内分泌细胞（①）胞质内含大量分泌颗粒，夹在其他腺细胞（②）之间，游离面到达腺腔（③）的为开放型，游离面被临近细胞覆盖而未达腺腔的为封闭型。

5. 肠腺帕内特细胞（图 2-14-20）　照片显示，帕内特细胞胞质内含大量的酶原颗粒及丰富的高尔基复合体（G）和粗面内质网（RER）。

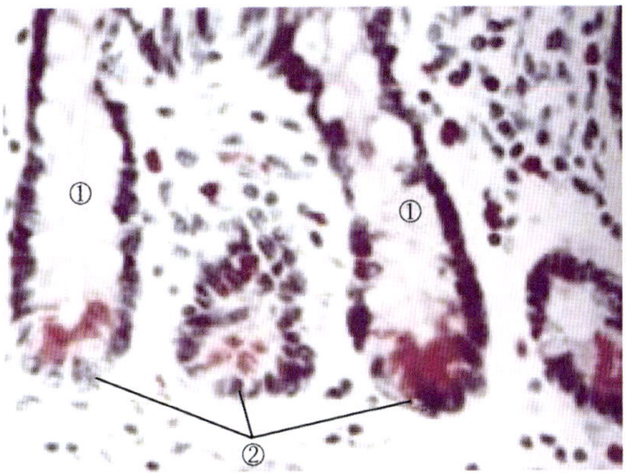

图 2-14-15 帕内特细胞（特染 高倍）

①小肠腺；②帕内特细胞

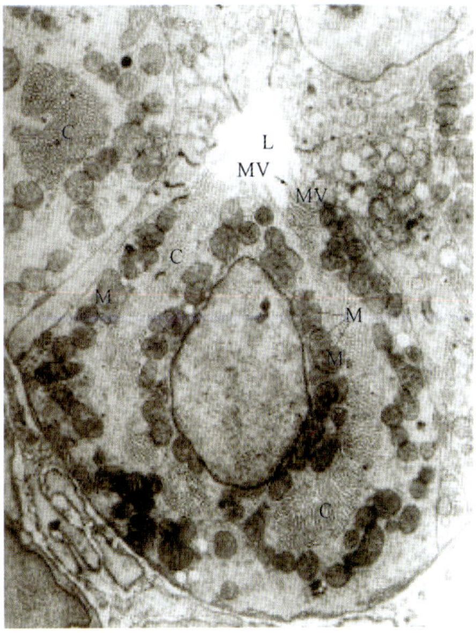

图 2-14-16 胃腺壁细胞

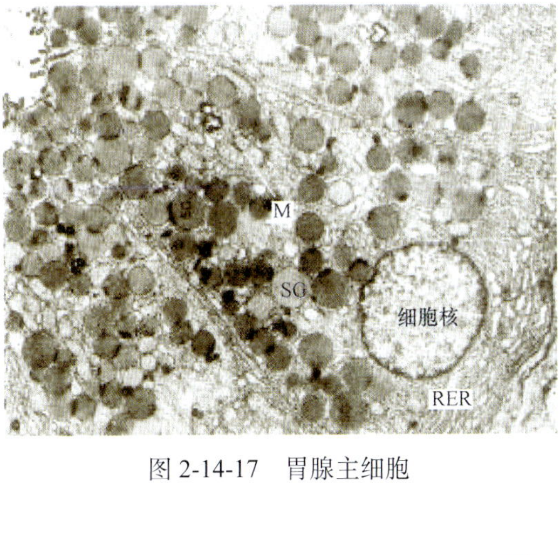

图 2-14-17 胃腺主细胞

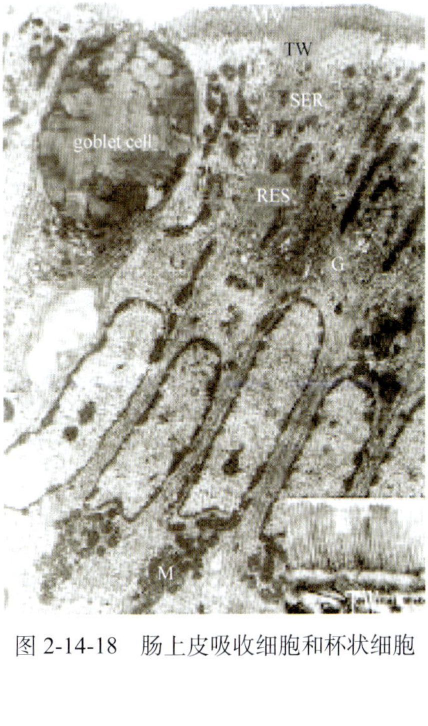

图 2-14-18 肠上皮吸收细胞和杯状细胞

三、作 业

【课堂作业】 比较消化管各段管壁的结构特点。

【课后思考题】

（1）消化管壁的共同结构特点是什么？

（2）比较胃、小肠、大肠在结构上的不同点？

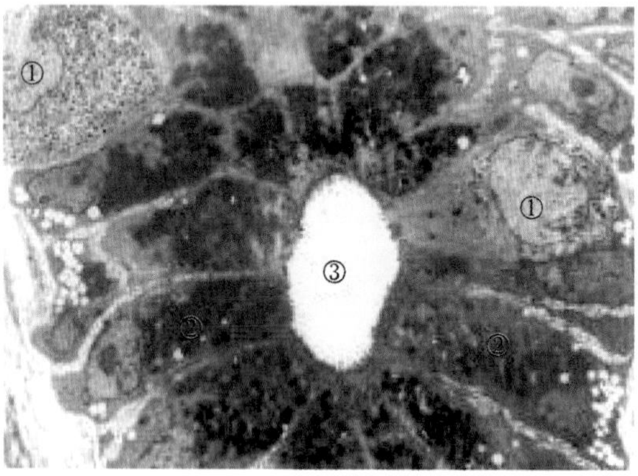

图 2-14-19 胃肠的内分泌细胞

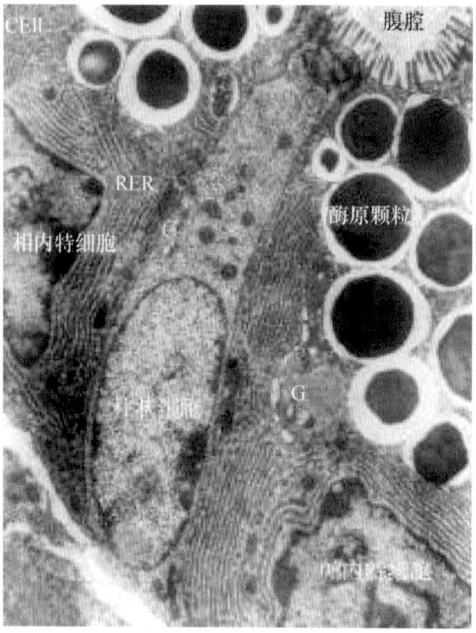

图 2-14-20 肠腺帕内特细胞

（3）试述小肠绒毛结构及其与吸收的关系。

（4）试述壁细胞和主细胞的结构特点及功能。

（李美香）

第十五章 消 化 腺

消化腺（digestive gland）分大消化腺和小消化腺。大消化腺以实质性器官形式独立存在，如唾液腺、胰腺和肝脏。小消化腺则存在于消化管壁内，如食管腺、胃腺和肠腺等。小消化腺我们在第14章已经学习过，本章主要学习的是大消化腺。

一、实验目的

（1）掌握胰腺的结构及功能。
（2）掌握肝的细微结构及其功能特点。
（3）熟悉浆液性腺泡、黏液性腺泡和混合性腺泡的结构特点。

二、实验内容

（一）自观标本

1. 腮腺（parotid gland）

【实验材料】 猫腮腺，HE染色。

【肉眼观察】 标本可见许多不规则的紫红色小块，即小叶。

【低倍观察】 标本的一侧包有红染的结缔组织被膜，被膜伸入腺实质内，将其分成许多大小不等的小区，即腮腺小叶。每个小叶内充满腺泡和导管。腺泡均为浆液性腺泡；导管位于腺泡之间，纹状管较粗、腔大、红染；闰管细、腔小。小叶之间的结缔组织，称为小叶间隔，其中可见较大的小叶间导管、血管和脂肪细胞（图2-15-1）。

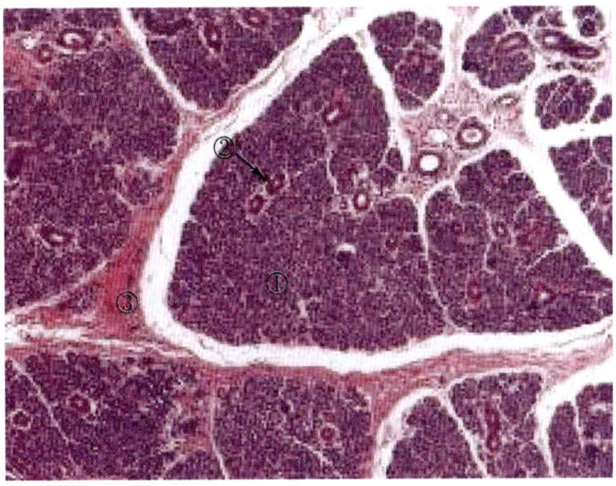

图2-15-1 腮腺（HE染色 低倍）
①腺泡；②导管；③小叶间隔

【高倍观察】

（1）浆液性腺泡：腺细胞轮廓不甚清楚，核圆，偏居细胞基部，顶部胞质含嗜酸性的酶原颗粒，基部胞质嗜碱性。腺泡腔不明显，腺泡周边有肌上皮细胞，核染色较深，呈半月形，细胞轮廓不清楚。

（2）导管：闰管在本切片中不易找到。纹状管（分泌管）较多，多为横断或斜断面，管壁上皮呈高柱状，胞质强嗜酸性，被染成呈鲜红色，核靠近游离面。细胞基部可见纵纹；小叶间导管行走于小叶间结缔组织内，多为假复层柱状上皮（图2-15-2）。

2. 颌下腺（submandibular gland）

【实验材料】 猫颌下腺，HE染色。

【肉眼观察】 标本呈许多不规则的紫红色的小块。

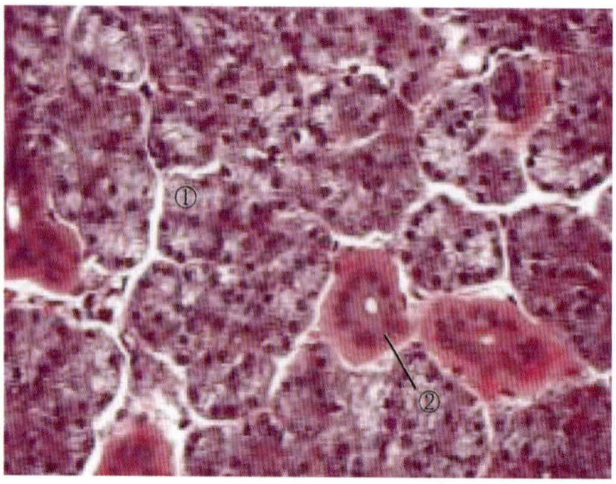

图 2-15-2 腮腺（HE 染色 高倍）
①液性腺泡；②纹状管

【低倍观察】 标本的一侧为薄层红染的被膜，被膜下可见腺体被分隔成许多小叶。小叶内充满腺泡和导管。腺泡有浆液性腺泡、黏液性腺泡和混合性腺泡三种；导管位于腺泡之间，闰管少见，纹状管粗、腔较大。在小叶之间有结缔组织，其中可见小叶间导管、血管和脂肪细胞（图 2-15-3）。

【高倍观察】 浆液性腺泡的腺细胞特征与腮腺类似；黏液性腺泡的腺细胞胞质着色浅，分泌颗粒不能显示（请思考为什么？），细胞核呈扁圆形，位于细胞底部；混合性腺泡由两种腺细胞组成，常见黏液性腺泡的表面有几个浆液性腺细胞附着，切面上呈半月形（图 2-15-4）。

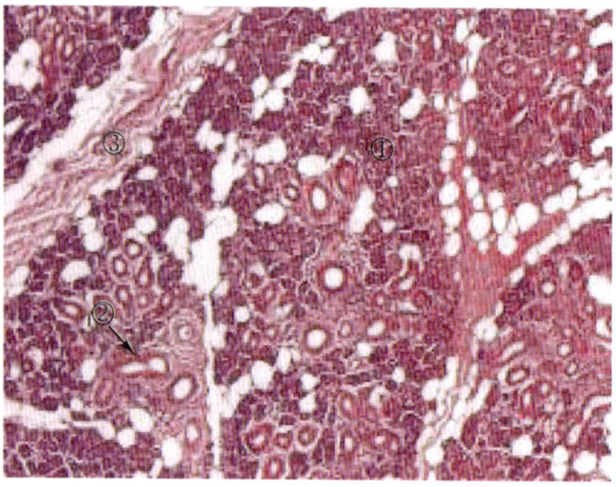

图 2-15-3 下颌下腺（HE 染色 低倍）
①腺泡；②导管；③小叶间隔

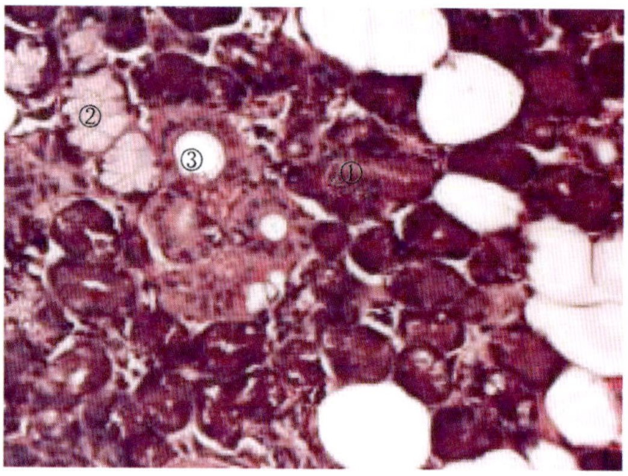

图 2-15-4 下颌下腺（HE 染色 高倍）
①浆液性腺泡；②黏液性腺泡；③纹状管

3. 胰腺（pancreas）

【实验材料】 豚鼠胰腺，HE 染色。

【肉眼观察】 标本为胰腺的一部分，形态不规则、大小不等的紫红色小块即为胰腺小叶。

【低倍观察】 标本一侧可见不太完整的结缔组织被膜，其内的腺实质被结缔组织分隔成许多小叶，小叶间结缔组织内可见血管和胰腺的小叶间导管。小叶内大部分是浆液性腺泡和导管的各种断面（外分泌部），腺泡之间散在分布一些染色较浅，大小不等的细胞团，即为胰岛（内分泌部）（图 2-15-5）。

【高倍观察】 主要观察胰腺的外分泌部和内分泌部。

（1）外分泌部（图 2-15-6）：腺泡为圆形或椭圆形，腺细胞呈锥体形，分界不清，核圆，靠近基底部。近腺泡腔处的胞质染成粉红色，近基底面的胞质则染成紫蓝色（请思考为什么？）。有的腺腔内可见泡心细胞，细胞呈卵圆形，因胞质较少，且染色浅，故往往只能看到核。泡心细胞是闰管的延伸部分，闰管由单层扁平或立方上皮构成，胰腺的闰管较长，故可见许多纵行断面。

（2）内分泌部（胰岛）（图 2-15-6）：散在分布于外分泌部之间，染色浅，大小不等。胰岛内细胞排列成团、成索，细胞间有丰富的毛细血管。但胰岛的各种细胞在本片中不易区别，需用特殊染色方能显示。

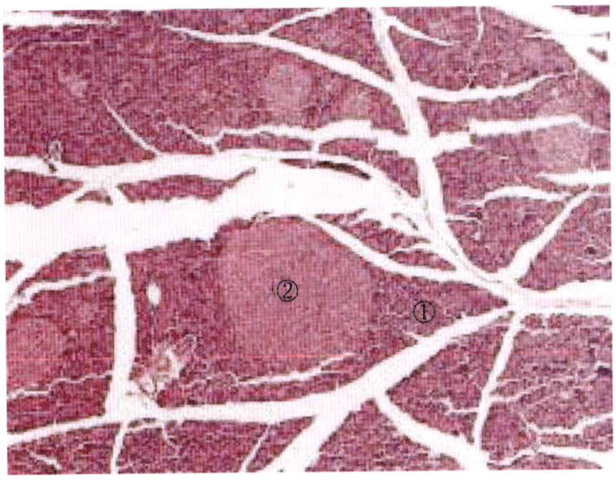

图 2-15-5　胰腺（HE 染色　低倍）
①内分泌部；②胰岛

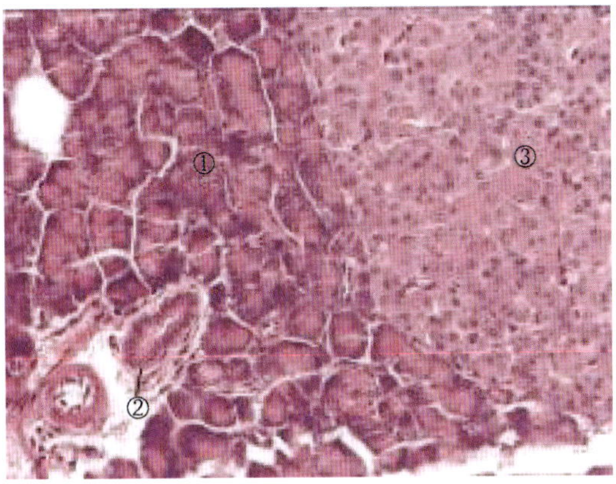

图 2-15-6　胰腺（HE 染色　高倍）
①浆液性腺泡；②导管；③胰岛

4. 肝脏（liver）

【实验材料】 猪肝脏，HE 染色。

【肉眼观察】 标本为猪肝的一部分，染成紫红色的多边形小区即为肝小叶。

【低倍观察】 标本的一侧可见致密结缔组织构成的被膜，被膜伸入实质，将肝实质分隔成许多边界清楚的肝小叶。肝小叶呈多边形或不规则形，小叶中央有较大的管腔，管壁不完整，即中央静脉。肝细胞以中央静脉为中心向周围呈放射状排列，形成索状的肝索，肝索之间的空隙为肝血窦。肝血窦与小叶中央的中央静脉相通。在相邻肝小叶之间结缔组织较多的地方，其内含有三种伴行的管道，即小叶间胆管、小叶间动脉和小叶间静脉，此为门管区。有的肝小叶之间的结缔组织中可见一条单独行走的较大的静脉，为小叶下静脉（图 2-15-7）。

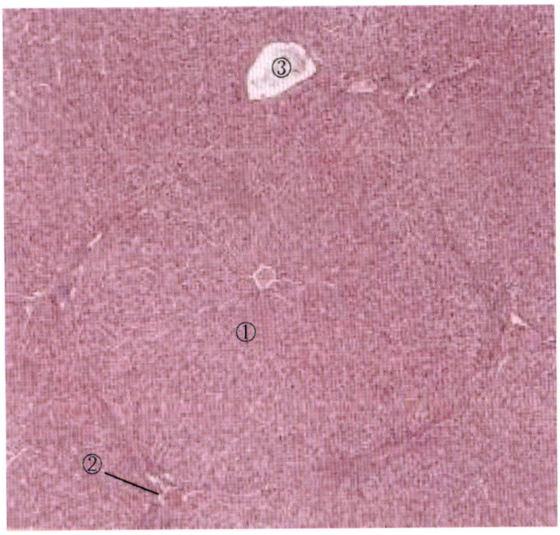

图 2-15-7　肝脏（HE 染色　低倍）
①肝小叶；②门管区；③小叶下静脉

【高倍观察】

（1）肝小叶（hcpatic plate）

1）中央静脉：位于肝小叶中央，管腔不规则，管壁薄而不完整，与肝血窦相通。

2）肝索：每条肝索由 1～2 行肝细胞构成。肝细胞呈多边形，胞质嗜酸性，染成浅红色。核 1～2 个，呈圆形，位于细胞中央，染色较浅。肝索彼此连接成网，网眼即为肝血窦。胆小管需特殊染色方能显示。

3）肝血窦：窦壁由扁平的内皮细胞构成。有的肝血窦内，可见一种体积较大、形状不规则、胞质嗜酸性的细胞，称肝巨噬细胞（图 2-15-8）。

（2）门管区（portal area）

1）小叶间胆管：由单层柱状或单层立方上皮构成，上皮细胞核圆着色深，排列整密。

2）小叶间动脉：为肝动脉的分支，腔小而圆，管壁较厚。

3）小叶间静脉：为门静脉的分支，腔大、壁薄，形状不规则（图 2-15-9）。

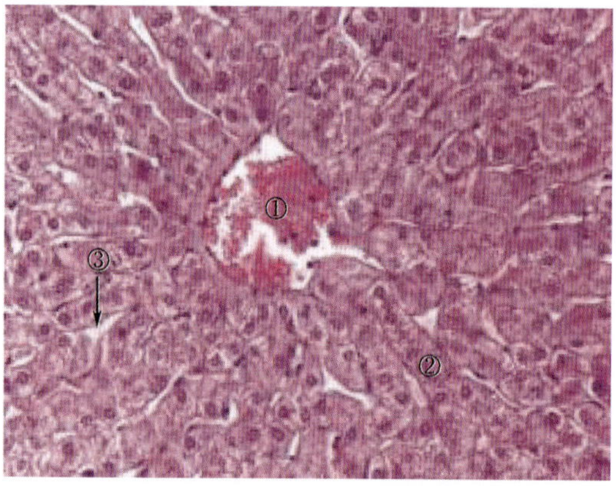

图 2-15-8 肝小叶（HE 染色 高倍）
①中央静脉；②肝索；③肝血窦

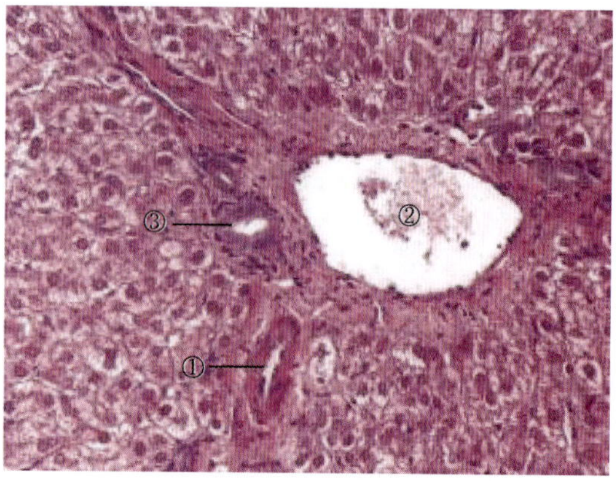

图 2-15-9 门管区（HE 染色 高倍）
①叶间动脉；②小叶间静脉；③小叶间胆管

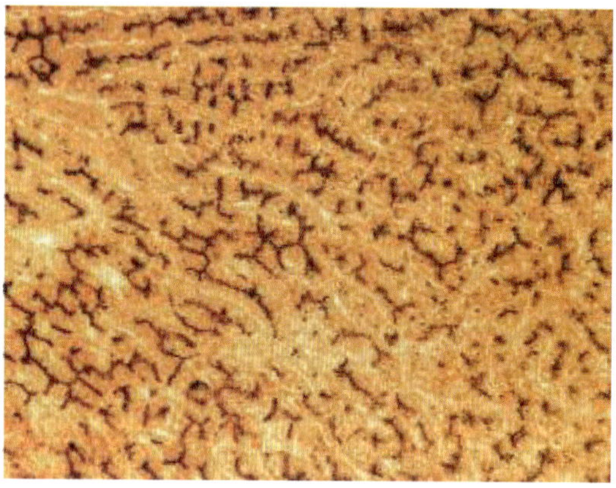

图 2-15-10 胆小管（硝酸银染色 高倍）

（二）示教标本

1. 胆小管（bile canaliculi）

【实验材料】 猪肝脏（硝酸银染色）。

镜下可见肝细胞索呈浅黄色，肝索内染成黑色的线状或点状结构，即为胆小管的纵、横断面（请结合模型联想它在肝板内的立体形态）（图 2-15-10）。

2. 肝糖原（hepatic glycogen）

【实验材料】 小鼠肝脏（PAS 法染色，过碘酸雪夫反应）。

镜下可见肝细胞的胞质内染成紫红色的糖原颗粒，其大小、形状不一，有的呈块状，有的呈颗粒状（图 2-15-11）。

3. 肝血管注射（vascular injection of liver）

【实验材料】 猪肝脏（血管注射）。

镜下可见多边形的肝小叶及相邻小叶之间的门管区，中央静脉、肝血窦、小叶间静脉和小叶下静脉均呈棕黑色（图 2-15-12）。

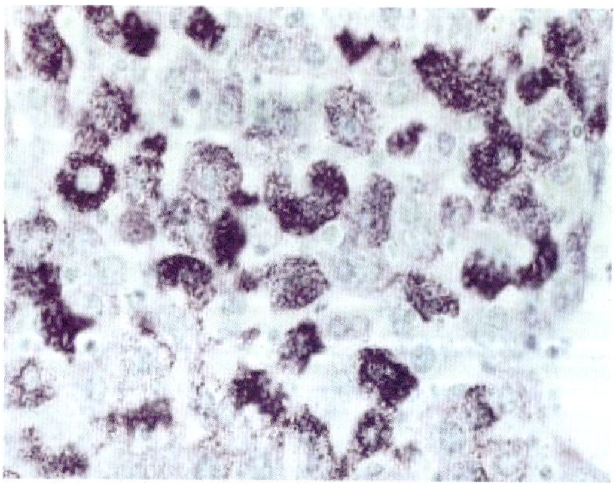

图 2-15-11 肝糖元（PAS 法染色 高倍）

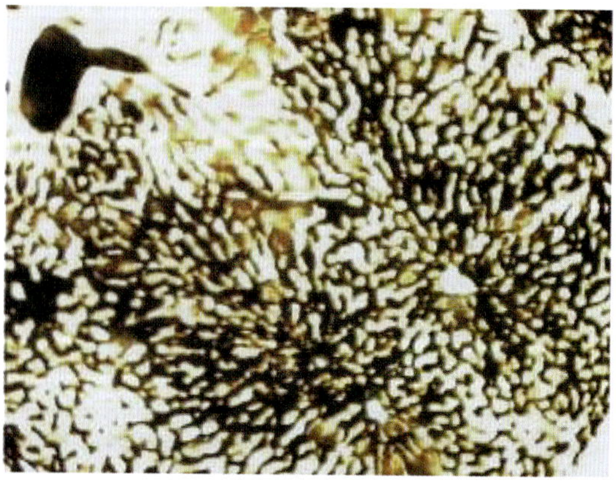

图 2-15-12 肝血管（血管注射 高倍）

4. 胰岛（pancreas islet）

【实验材料】　豚鼠胰腺（Mallory 法染色）。

镜下可见：

A 细胞（甲细胞）：胞体较大，数量较少，胞质呈鲜红色。

B 细胞（乙细胞）：胞体较小，数量多，胞质染成橘黄色。

D 细胞（丁细胞）：数量少，胞质着蓝色。

（三）肝小叶模型

肝小叶为多角棱柱形，边缘可见门管区，门管区内有小叶间动脉（红色）、小叶间静脉（蓝色）、小叶间胆管（绿色）及淋巴管（黄色）（图 2-15-13）。打开肝小叶，可见中央静脉管壁（蓝色）不完整，肝板（肉红）之间为肝血窦，窦壁为扁平内皮（蓝色）。肝细胞间有胆小管（绿色）（图 2-15-14）。

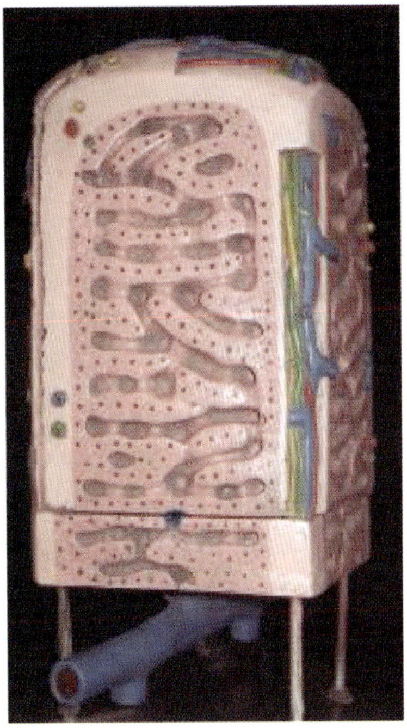

图 2-15-13　肝小叶模型

（四）电镜照片观察

1. 肝细胞　图中可见细胞核、线粒体、粗面内质网、溶酶体、脂滴及胆小管（图 2-15-15）。

2. 胆小管　图中可见胆小管管腔、连接复合体及微绒毛（图 2-15-16）。

3. 肝血窦　图 2-15-17 为透射电镜照片，图 2-15-18 为扫描电镜照片。

4. 窦周隙　图中可见肝血窦窦壁内皮、内皮间隙、窦周隙和微绒毛（图 2-15-19）。

5. 胰岛细胞　胰岛 A 细胞（图 2-15-20）、B 细胞（图 2-15-21）和 D 细胞（图 2-15-22），胞质中可见大量的分泌颗粒，但各细胞中颗粒形态有所不同。

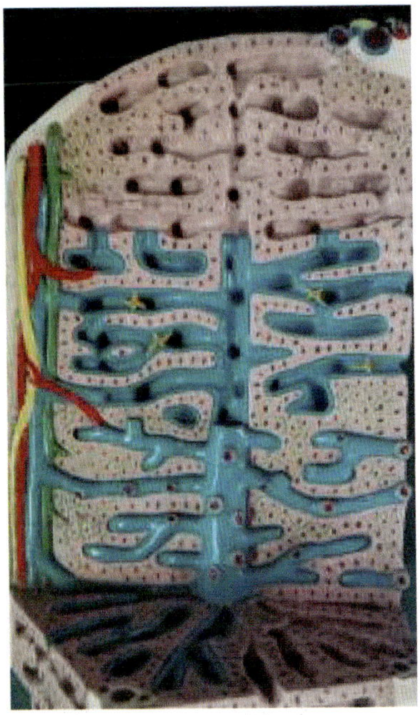

图 2-15-14　肝小叶模型（剖面观）

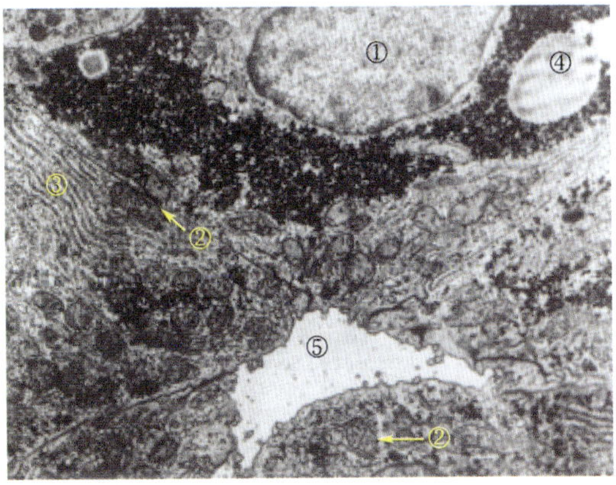

图 2-15-15　肝细胞

①细胞核；②线粒体；③粗面内质网；④脂滴；⑤胆小管

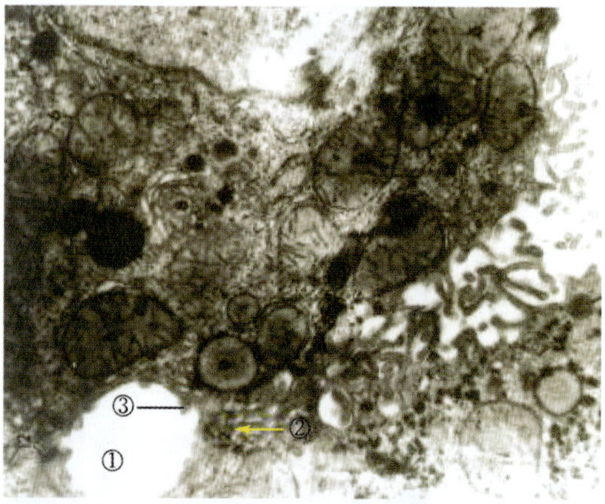

图 2-15-16 胆小管

①胆小管管腔；②连接复合体；③微绒毛

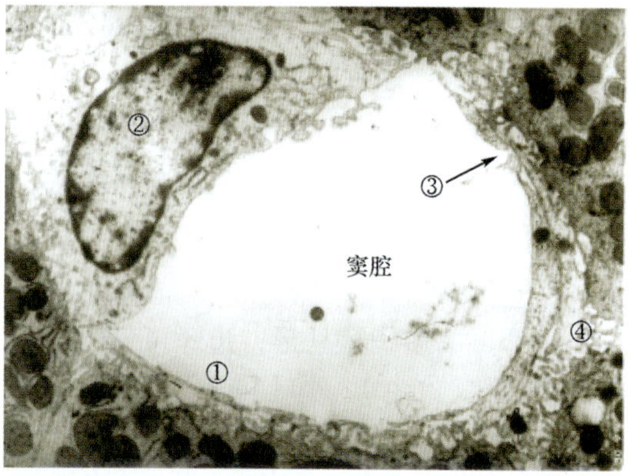

图 2-15-17 肝血窦

①窦壁内皮；②窦壁内皮细胞核；③内皮间隙；④窦周隙

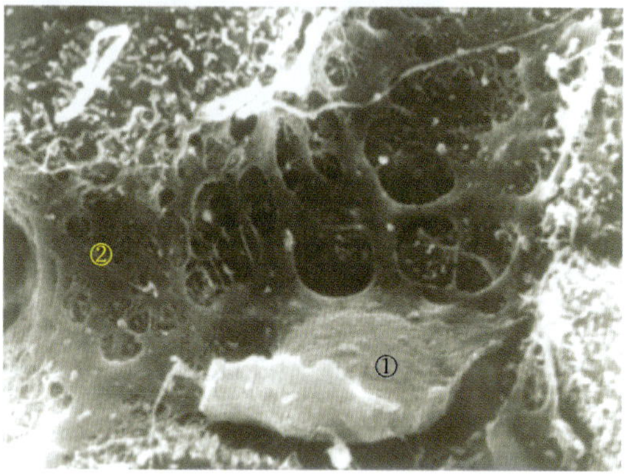

图 2-15-18 肝血窦

①窦壁内皮细胞核；②内皮窗孔

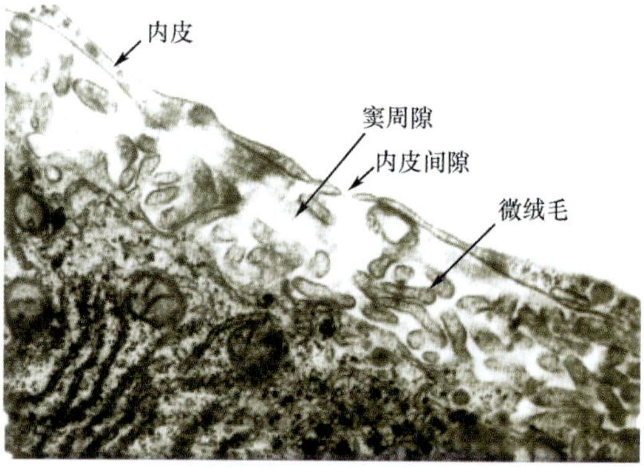

图 2-15-19 窦周隙

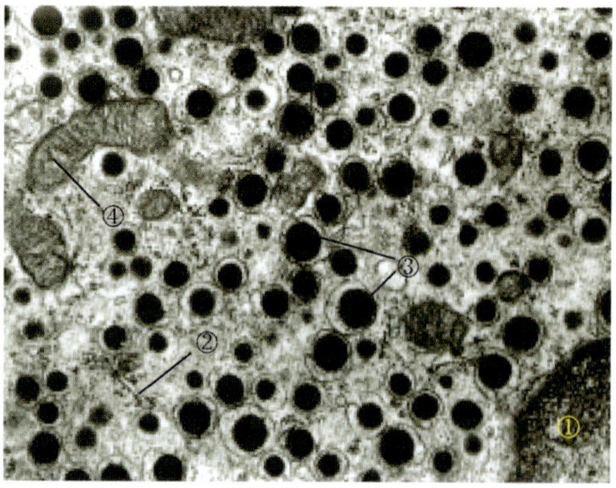

图 2-15-20 胰岛 A 细胞

①细胞核；②粗面内质网；③分泌颗粒；④线粒体

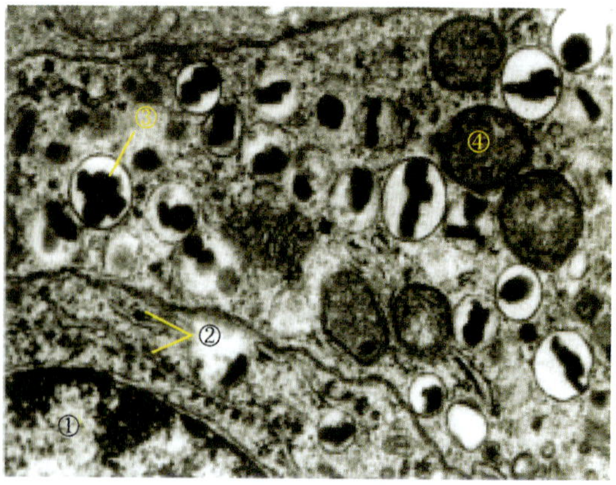

图 2-15-21 胰岛 B 细胞

①细胞核；②粗面内质网；③分泌颗粒；④线粒体

三、作 业

【课堂作业】 绘部分肝小叶及门管区（高倍观察）。

要求：在绘制图中标注中央静脉、肝细胞、肝血窦、小叶间胆管、小叶间动脉、小叶间静脉。

【复习思考题】

（1）试从肝脏的结构说明肝脏的功能。

（2）肝的血液循环和胆汁排出途径是怎样的？

（3）胰腺的结构分哪几部分？各有什么主要功能？

（4）在显微镜下如何区别胰腺和腮腺？

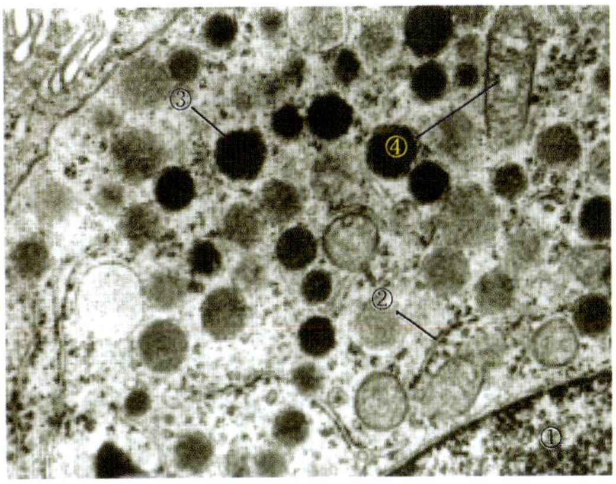

图 2-15-22 胰岛 D 细胞

①细胞核；②粗面内质网；③分泌颗粒；④线粒体

（莫中成）

第十六章　呼吸系统

呼吸系统包括鼻、咽、喉、气管、支气管和肺等器官，从气管到肺内的肺泡，是连续而反复分支的管道系统。呼吸系统可分为导气部和呼吸部。导气部从鼻腔开始直至肺内的终末细支气管，传导气体，无气体交换功能，但具有保持气道畅通和净化吸入空气的重要作用。呼吸部从肺内的呼吸细支气管开始直至终端的肺泡，这部分管道都有肺泡，行使气体交换功能。此外，肺还参与机体多种物质的合成和代谢功能。

一、实验目的

（1）掌握气管管壁的分层及各层的结构。
（2）掌握肺导气部的组成及其管壁结构的变化规律。
（3）掌握肺呼吸部各段的特点及其与功能的关系。

二、实验内容

（一）自观标本

1. 气管（trachea）

【实验材料】 猫气管，HE染色。

【肉眼观察】 切片呈环状，中央是气管管腔，腔面为黏膜，管壁内染成紫蓝色“C”形的为透明软骨环，软骨环缺口处为气管后壁。

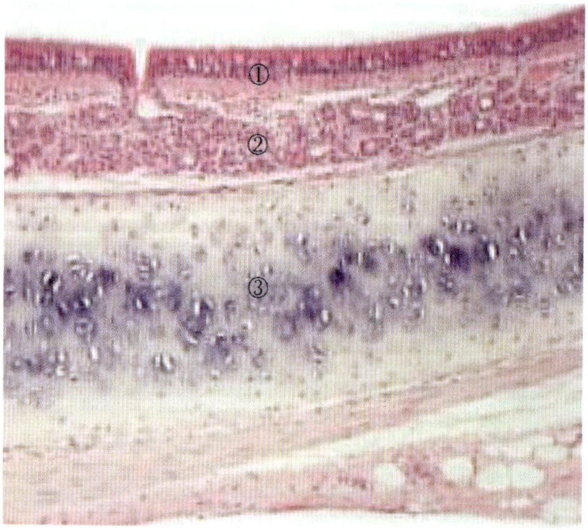

图 2-16-1　气管（HE 染色　低倍）
①黏膜；②黏膜下层；③透明软骨

【低倍观察】 找到气管腔面，由内向外，分辨管壁三层结构（图 2-16-1）。

（1）黏膜：由假复层纤毛柱状上皮和固有层组成。固有层内结缔组织较细密，内有腺体导管和散在的淋巴细胞。

（2）黏膜下层：为疏松结缔组织，与固有层无明显界限，内含较大的血管和成团的混合性腺体。

（3）外膜：较厚，由“C”形的透明软骨环和结缔组织构成。在软骨组织周边染成深红色的为软骨膜。在软骨缺口处有平滑肌束及结缔组织。

【高倍观察】 重点观察假复层纤毛柱状上皮（图 2-16-2）。这种上皮基膜明显，由形状不同、高矮不一的细胞组成。细胞轮廓不清，可见胞核排列在不同水平面上。纤毛细胞游离面有纤毛，杯状细胞较多，核位于细胞底部，胞质内有大量黏原颗粒。

2. 肺（lung）

【实验材料】 兔肺，HE 染色。

【肉眼观察】 呈细网状，其中含有大小不等的小管腔，为肺内支气管及血管的断面。

【低倍观察】 切片中可见大量空泡状的肺泡，其间散布肺内支气管及血管的切面（图 2-16-3）。

（1）小支气管（图 2-16-4）：管壁分三层。黏膜上皮为假复层纤毛柱状上皮，杯状细胞较多。固有层薄，其外有少量分散排列的环行平滑肌束。黏膜下层很薄，为疏松结缔组织，含有混合性腺。外膜由散在的软骨片和结缔组织构成。

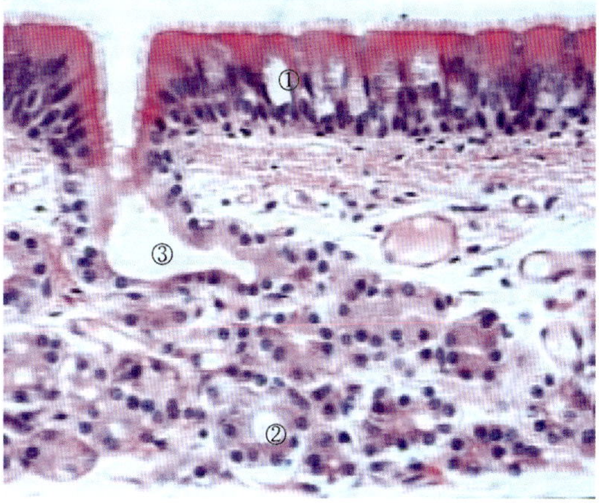

图 2-16-2 气管（HE 染色 高倍）

①黏膜上皮；②黏膜下层混合腺；③混合腺导管

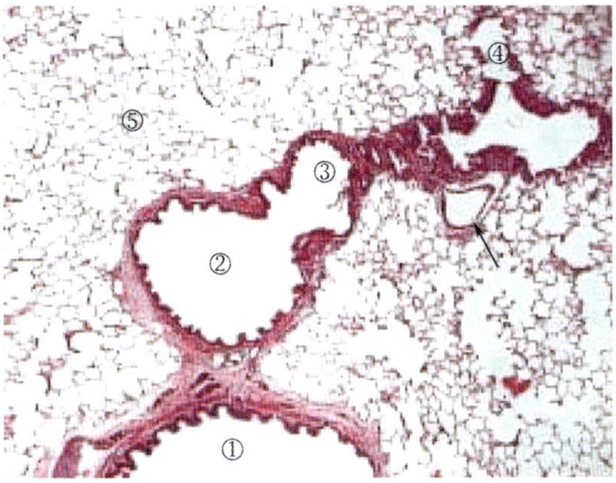

图 2-16-3 肺（HE 染色 低倍）

①小支气管；②细支气管管腔；③终末细支气管；④呼吸性细支气管；⑤肺泡；箭头所指为血管

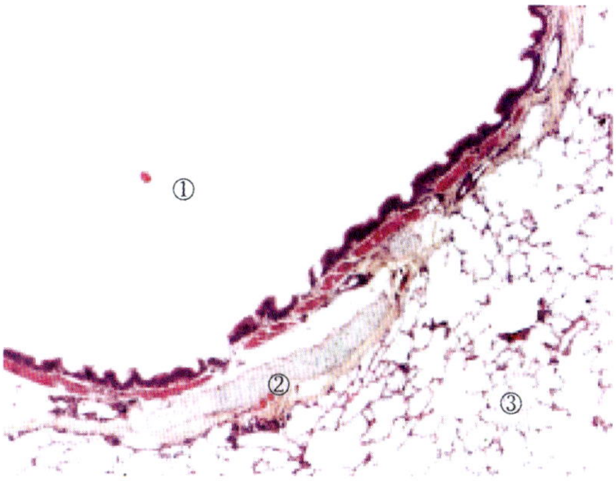

图 2-16-4 肺（HE 染色 低倍）

①小支气管管腔；②软骨；③肺泡

（2）细支气管（图 2-16-5）：管腔较小，管壁薄。黏膜常突向管腔形成皱襞。黏膜上皮为假复层纤毛柱状上皮或单层纤毛柱状上皮，杯状细胞少或无。腺体及软骨碎片减少或消失。平滑肌纤维相对增多。注意：此段为移行过渡阶段，形态多样。

（3）终末细支气管（图 2-16-6）：管腔更小，管壁更薄，腔面起伏不平，皱襞更明显。黏膜上皮为单层纤毛柱状或单层柱状，无杯状细胞，无腺体及软骨，平滑肌多，呈完整环形。

（4）呼吸性细支气管（图 2-16-6）：管壁不完整，有肺泡开口。管壁上皮为单层柱状或单层立方。上皮外有少量结缔组织和平滑肌。

（5）肺泡管（图 2-16-6）：管壁上有大量肺泡开口，管壁极不完整。管壁呈结节状膨大突向管腔，管壁被覆单层立方上皮或单层扁平上皮，上皮深面的薄层结缔组织中可见染成红色的平滑肌断面。

（6）肺泡囊（图 2-16-6）：是肺泡管的末端，由数个肺泡共同开口形成的囊腔。

（7）肺泡（图 2-16-6）：在切片中可见许多大小不等、形状不规则的空泡状结构，其中单个小的空腔即肺泡的断面。

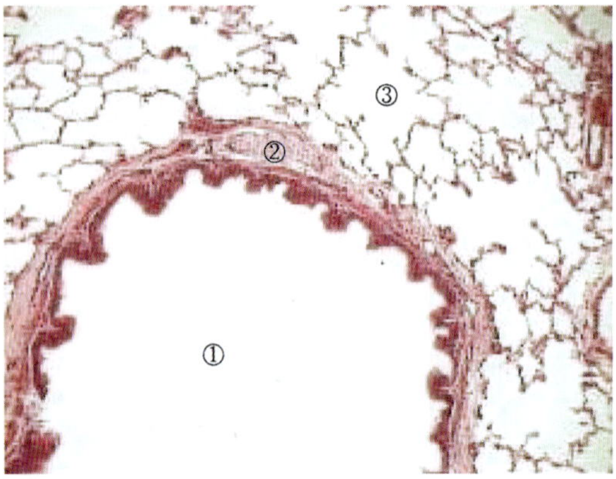

图 2-16-5　肺（HE 染色 低倍）

①细支气管管腔；②软骨；③肺泡囊

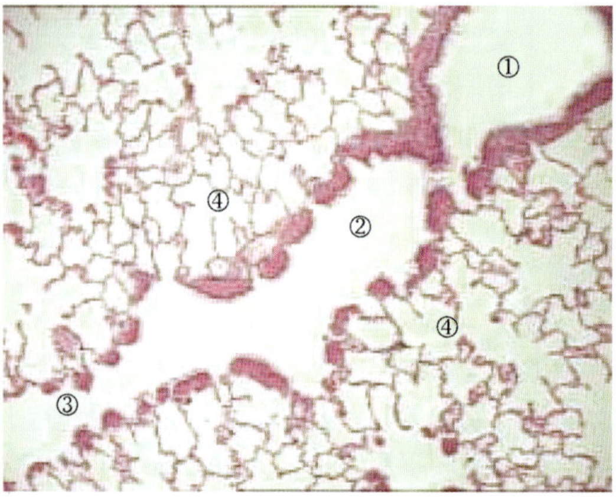

图 2-16-6　肺（HE 染色 低倍）

①终末细支气管；②呼吸性细支气管；③肺泡管；④肺泡囊

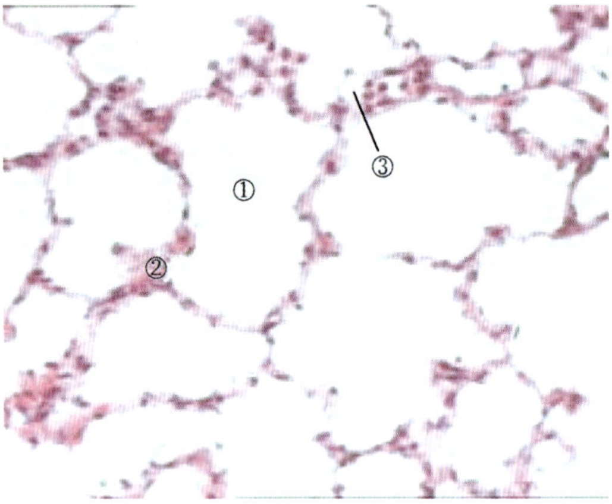

图 2-16-7　肺（HE 染色 高倍）

①肺泡腔；②肺泡隔；③毛细血管

【高倍观察】　在相邻肺泡上皮之间，可见少量结缔组织和大量毛细血管组成的肺泡隔，肺巨噬细胞散在于肺泡腔或肺泡隔内，体积较大，胞质嗜酸性。有的肺泡隔和肺泡腔内可见到吞噬了棕黑色尘埃颗粒的尘细胞，尘细胞胞体较大，椭圆形或不规则形，胞质含吞噬的棕黑色尘粒，在肺内其他部位结缔组织及肺泡腔中也可见该细胞。Ⅰ型肺泡细胞和Ⅱ型肺泡细胞在光镜下不易分辨（图 2-16-7）。

（二）示教标本

假复层纤毛柱状上皮的纤毛摆动。

【实验材料】　蛙鼻咽部黏膜。

镜下可见黏膜表面的纤毛朝一个方向快速摆动，清除附在表面的异物。

（三）电镜照片观察

1. Ⅱ型肺泡细胞　图 2-16-8 中可见Ⅱ型肺泡细胞游离面有少量微绒毛，胞质内可见板层小体。

2. 气 - 血屏障　图 2-16-9 中可见气血屏障由Ⅰ型肺泡细胞、毛细血管内皮细胞和两者之间的基膜所组成。

三、作　　业

【复习思考题】

（1）以结构和功能统一的观点，说明呼吸系统内有哪些结构与清除异物和呼吸功能相适应？

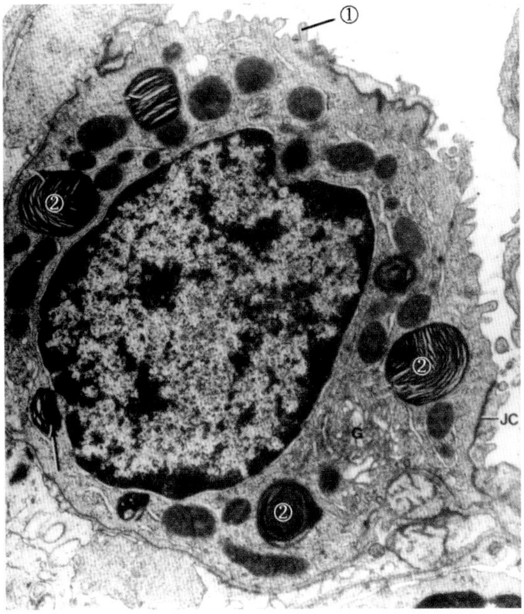

图 2-16-8　Ⅱ型肺泡细胞

①微绒毛；②板层小体

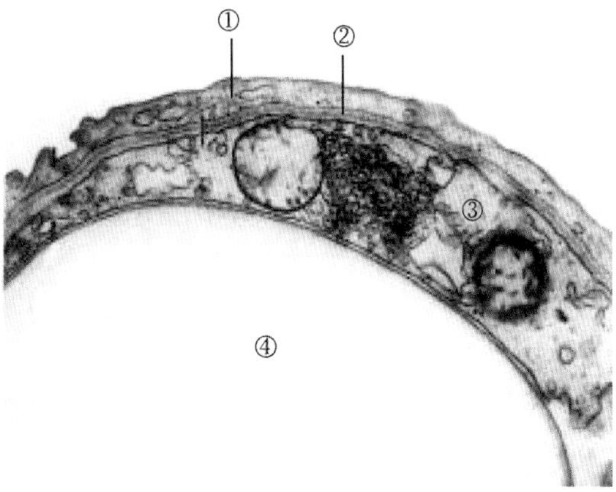

图 2-16-9　气血屏障

①Ⅰ型肺泡细胞；②基膜；③内皮细胞；④毛细血管腔

（2）试述肺导气部管壁结构的特点及演变规律，导气部的生理功能。

（3）气体交换在何处进行？需经过哪些结构？

（张蒙夏　张晓红）

第十七章 泌尿系统

泌尿系统包括肾、输尿管、膀胱和尿道。肾是泌尿器官，其余为储尿和排尿器官。

一、实验目的

（1）掌握肾的结构特点。

（2）以输尿管为代表，了解排尿管道的一般结构。

二、实验内容

（一）自观标本

1. 肾脏（kidney）

【实验材料】 狗肾，HE 染色。

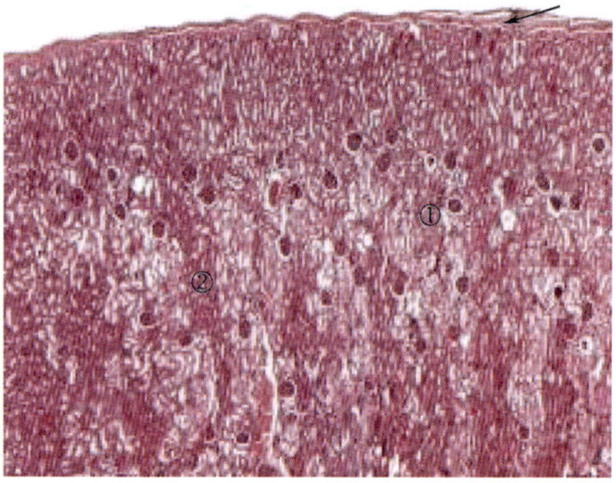

图 2-17-1 肾皮质（HE 染色 低倍）

①皮质迷路；②髓放线；箭头所指为被膜

【肉眼观察】 切片呈锥体形，较宽一侧深红色部分是皮质，内含散在分布的圆点状肾小体；深部染色较浅处为髓质（肾锥体），锥体旁染色较深的是肾柱。

【低倍观察】 皮质表面可见一层结缔组织被膜。有的切片被膜不完整甚至完全脱落。观察肾实质时，先区分皮质和髓质。位于浅层染色较红的为皮质，其深面染色较浅的为髓质。皮质和髓质交界处可见弓形血管的断面（这是皮质和髓质的分界标志）。在皮质内分出皮质迷路和髓放线（图 2-17-1），皮质迷路内有许多球形的肾小体，其周围为近曲小管与远曲小管的断面。髓放线位于皮质迷路之间，含平行排列的纵切或斜切的直行小管。髓质内主要为肾小管及集合管的断面。

【高倍观察】

（1）肾小体：呈圆形，散在分布于皮质迷路中，由血管球及肾小囊组成。有的肾小体切面可见微动脉出入，此处为血管极；有的可见肾小囊与近曲小管相通，此处为尿极。

1）血管球（图 2-17-2）：由毛细血管盘曲而成，镜下可见大量毛细血管切面，腔内有血细胞，管壁不易分辨，血管之间可见较多的细胞核（包括内皮细胞、足细胞和球内系膜细胞胞核）。血管球外周的环状空隙，即肾小囊囊腔。

2）肾小囊（图 2-17-2）：由肾小囊壁层和脏层围成，两层之间为肾小囊腔。壁层为单层扁平上皮。脏层为足细胞，紧贴在毛细血管外面。由足细胞及足细胞发出的突起组成。足细胞体积大，形态不规则，凸向肾小囊腔，细胞核较大、着色浅，镜下不易分辨。

（2）近曲小管（图 2-17-2）：位于肾小体周围，管腔小而不规则，上皮细胞呈锥形，胞界不清。胞核圆形，位于细胞中央。胞质强嗜酸性，着深红色。上皮表面可见刷状缘，有些刷状缘被破坏脱落，使得细胞表面不整齐，基底纵纹明显，近曲小管的数量较多。

（3）远曲小管（图 2-17-2）：断面比近曲小管少，管腔较大而规则，上皮细胞呈立方形或矮柱状。胞质染色较浅，无刷状缘，可见基底纵纹。断面上细胞核数目多于近曲小管。

（4）近直小管和远直小管（图 2-17-3）：位于髓放线和髓质的近皮质处，近直小管与近曲小管形态结构相似，但细胞较矮，管壁较薄。远直小管结构与远曲小管相似，但管腔较小。胞质染成紫红色，胞界较清楚。

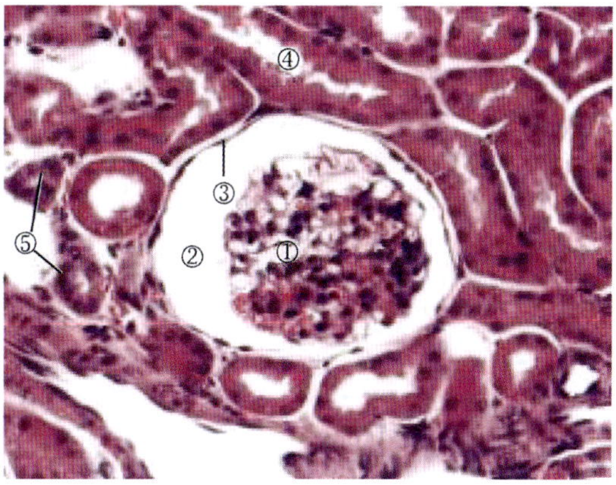

图 2-17-2 肾皮质迷路（HE 染色 高倍）

①血管球；②肾小囊腔；③肾小囊壁层；④近曲小管；⑤远曲小管

（5）细段（图 2-17-4）：细段管腔很小，管壁很薄，由单层扁平上皮组成，胞核常突向管腔。注意与毛细血管相区别：腔内无血细胞，管壁无核部分比毛细血管厚，核向腔内突出不如毛细血管明显。

（6）集合管（图 2-17-4）：从髓放线延伸到髓质深层，管腔大而圆，管壁上皮为单层立方或柱状，染色浅，胞质透明，细胞分界清楚。有的切片还可见到开口于肾小盏的乳头管。

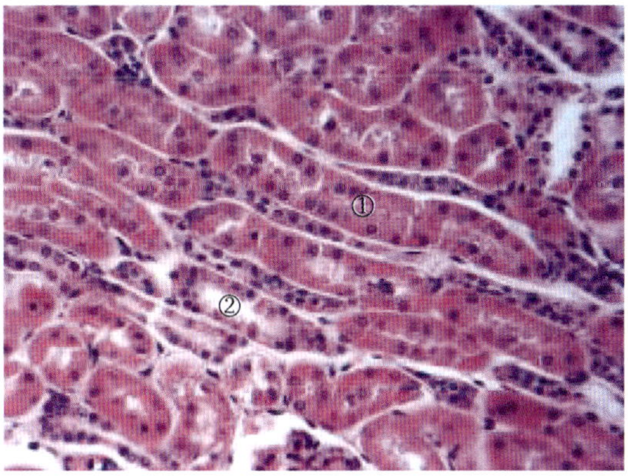

图 2-17-3 髓放线（HE 染色 高倍）

①近直小管；②远直小管

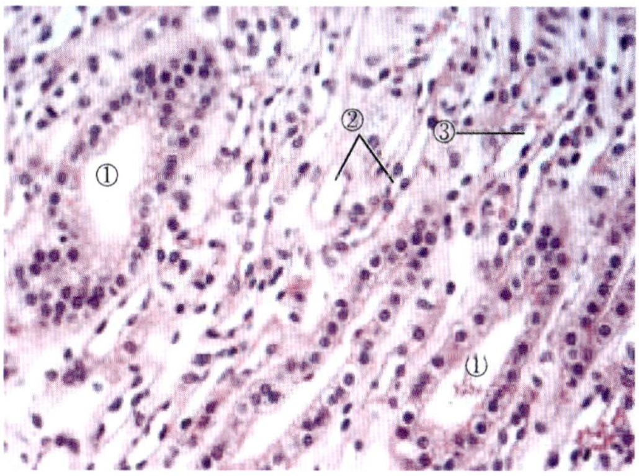

图 2-17-4 肾髓质（HE 染色 高倍）

①集合管；②细段；③毛细血管

2. 输尿管（ureter）

【实验材料】 狗输尿管，HE 染色。

【肉眼观察】 管径小，管腔不规则。

【低倍观察】 管壁由三层结构构成（图 2-17-5）：

（1）黏膜：由变移上皮和固有层构成，有许多纵行皱襞，因此，管腔不规则。

（2）肌层：为内纵、外环两层平滑肌。

（3）外膜：为纤维膜，其内可见血管和脂肪细胞。

【高倍观察】 重点看变移上皮，掌握其结构特点（图 2-17-6）。

3. 膀胱（bladder）

【实验材料】 狗膀胱，HE 染色。

【肉眼观察】 此片为收缩状态时膀胱的一部分。紫蓝色的一面即为膀胱的黏膜面。

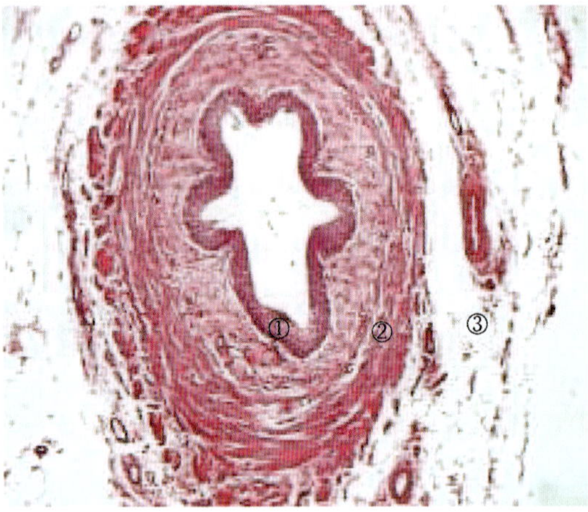

图 2-17-5　输尿管（HE 染色 低倍）

①黏膜；②肌层；③外膜

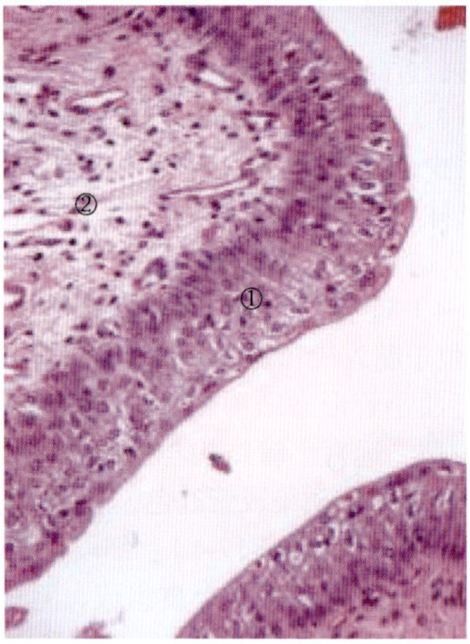

图 2-17-6　输尿管（HE 染色 高倍）

①变移上皮；②固有层

【低倍观察】　分出膀胱壁的三层，结构基本同输尿管（图 2-17-7）：

（1）黏膜：由变移上皮和固有层构成。上皮较厚。黏膜有皱襞。

（2）肌层：很厚，为内纵、中环、外纵三层平滑肌。

（3）外膜：为浆膜。结缔组织表面还可见一层间皮。

【高倍观察】　仔细观察变移上皮各层细胞的形态（图 2-17-8）。

（二）示教标本

1. 球旁细胞（juxtaglomerular cell）

【实验材料】　狗肾，HE 染色。

入球微动脉内皮外侧的平滑肌细胞变成上皮样细胞，细胞呈立方形，胞核较大，卵圆形（图 2-17-9）。

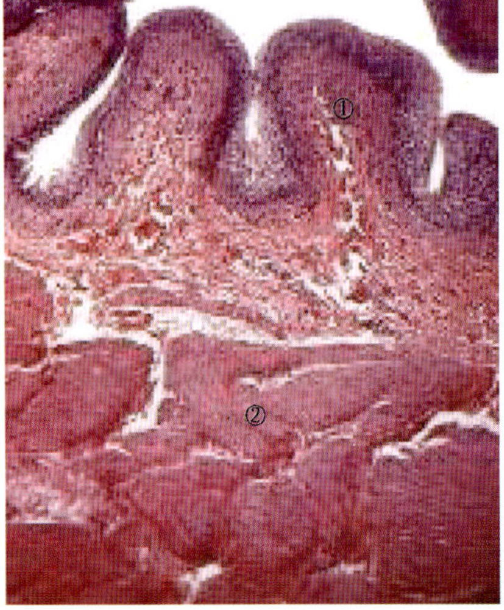

图 2-17-7　膀胱（HE 染色 低倍）

①膜皱襞；②肌层

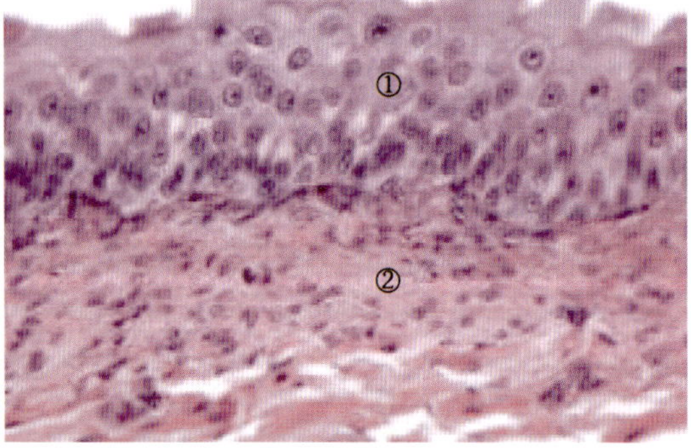

图 2-17-8　膀胱（HE 染色 高倍）

①变移上皮；②固有层

2. 致密斑（macula densa）

【实验材料】 狗肾，HE 染色。

由靠近肾小体的远端小管上皮细胞特化形成，细胞高而窄，核排列紧密（图 2-17-9）。

（三）模型观察

1. 肾小体毛细血管与足细胞 可见三个足细胞胞体（★），足细胞的次级突起相互穿插呈栅栏状包在毛细血管外面，毛细血管内皮细胞（深红）上有窗孔，足细胞次级突起与内皮之间有基膜（浅红）（图 2-17-10）。

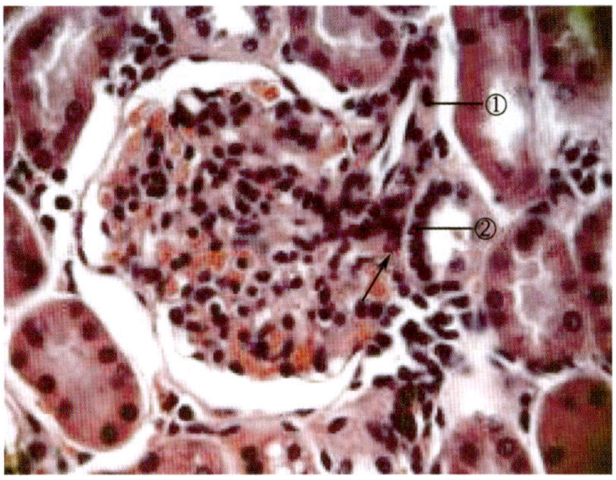

图 2-17-9 肾皮质迷路（HE 染色 高倍）

①球旁细胞；②致密斑；箭头所指为球外系膜细胞

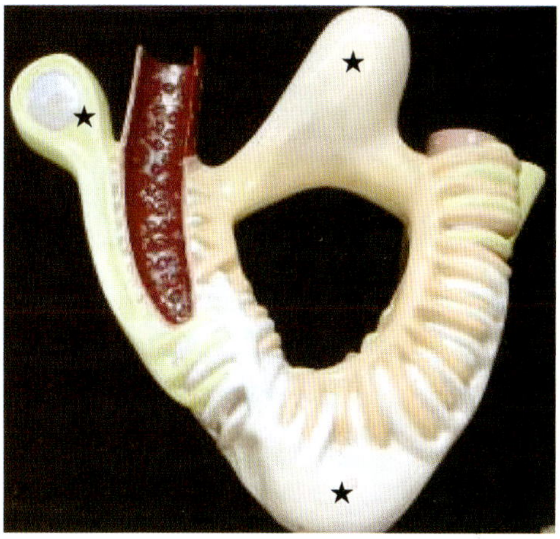

图 2-17-10 肾小体毛细血管与足细胞模型

2. 近端小管上皮细胞 上皮细胞游离面有微绒毛（深灰色），细胞顶部近微绒毛处有顶小管和顶小泡（橘红），细胞侧面有侧突，基底面有质膜内褶和纵行的线粒体（浅灰色）（图 2-17-11）。

（四）电镜照片观察

1. 肾皮质 图中可见肾小体内的血管球和肾小囊腔，以及许多肾小管的断面（图 2-17-12）。

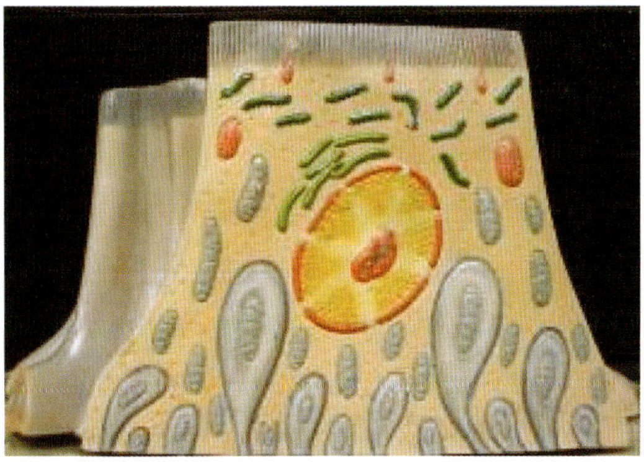

图 2-17-11 近曲小管超微结构模型

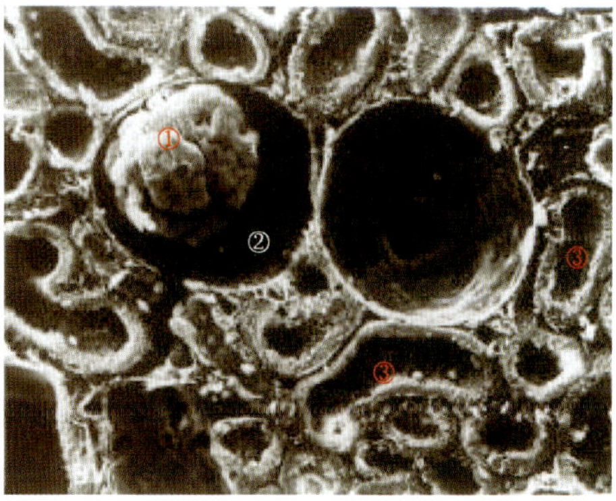

图 2-17-12 肾皮质扫描电镜

①血管球；②肾小囊腔；③肾小管

2. 滤过屏障（图 2-17-13） 图中可见肾小体的滤过屏障由足细胞次级突起之间的裂孔膜、基膜以及有孔毛细血管内皮三层构成。

3. 近曲小管（图 2-17-14） 图中可见近曲小管上皮细胞的游离面有大量微绒毛，细胞顶部胞质内有丰富的顶浆小泡，细胞的基底部有大量线粒体。

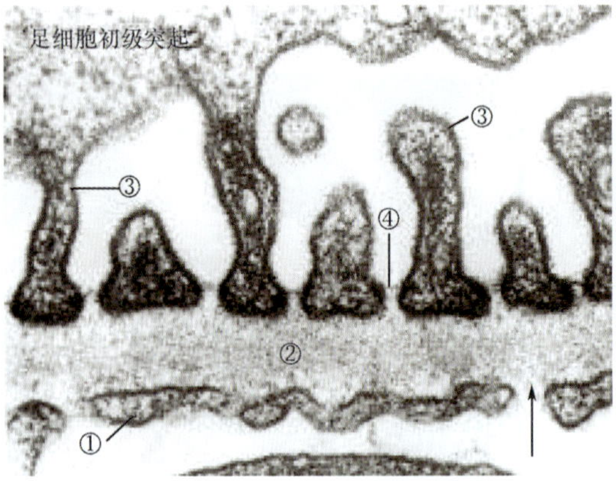

图 2-17-13 肾小体滤过屏障

①毛细血管内皮；②基膜；③足细胞次级突起；④裂孔膜；箭头所指为窗孔

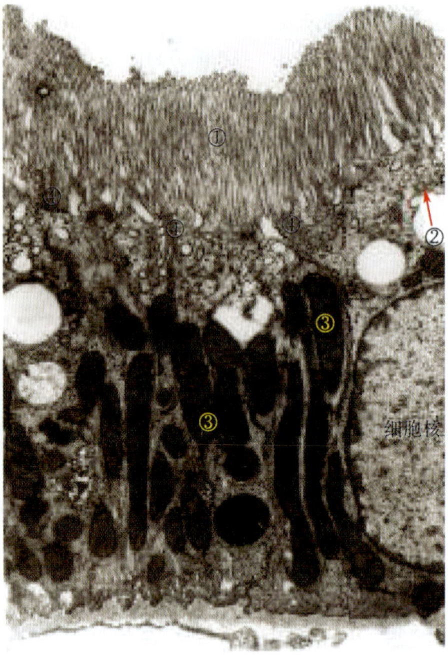

图 2-17-14 近曲小管

①微绒毛；②顶浆小泡；③线粒体

4. 远曲小管（图 2-17-15） 图中可见远曲小管上皮细胞游离面微绒毛少而短，基底部有丰富的线粒体和质膜内褶。

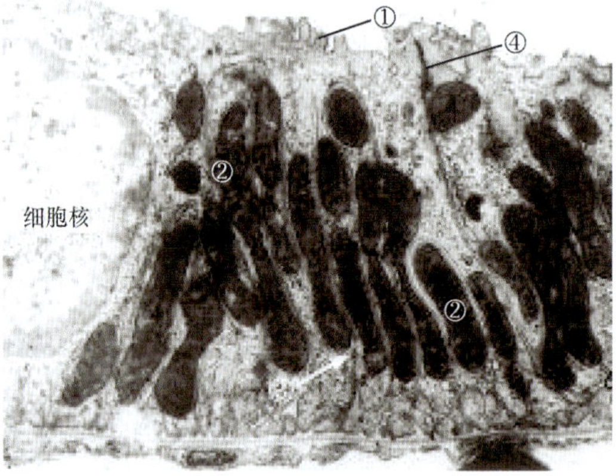

图 2-17-15 远曲小管

①微绒毛；②线粒体；③质膜内褶；④连接复合体

三、作 业

【复习思考题】

（1）何谓肾单位？它包括哪几部分？各部结构如何？有何主要功能？

（2）肾的血液循环具有哪些特点？这些特点与肾的泌尿功能有何关系？

（3）球旁复合体包括哪些结构？它们各有何功能？

（张蒙夏 张晓红）

第十八章　男性生殖系统

男性生殖系统包括睾丸、生殖管道、附属腺和外生殖器等器官。睾丸为实质性器官，主要由生精小管和睾丸间质组成，能产生精子和分泌雄性激素。生精小管为上皮性管道，管壁由生精上皮构成，生精上皮由生精细胞和支持细胞组成。睾丸间质为富含血管和淋巴管的疏松结缔组织，内有睾丸间质细胞，该细胞具有类固醇激素分泌细胞的结构特点，能分泌雄激素。生殖管道包括附睾、输精管及尿道，具有促进精子成熟、营养、储存和运输精子的作用。附属腺包括精囊、前列腺和尿道球腺，附属腺和生殖管道的分泌物参与精液的组成，能维持和增强精子的活力。

一、实验目的

（1）掌握睾丸的组织结构，通过观察生精小管的结构理解精子发生过程。

（2）熟悉附睾和输精管的组织结构。

（3）了解前列腺的组织结构。

二、实验内容

（一）自观标本

1. 睾丸与附睾（testis and epididymis）

【实验材料】　豚鼠睾丸和附睾，HE 染色。

【肉眼观察】　标本中呈椭圆形染色稍浅部位为睾丸，在其侧面或两端染色稍深的为附睾。

【低倍观察】

（1）睾丸：表面可见致密结缔组织构成的白膜，白膜深入睾丸实质将其分为许多小叶，每个小叶内含大量大小不等的生精小管的断面，生精小管之间有结缔组织及睾丸间质细胞（图 2-18-1）。在睾丸后缘的结缔组织内可见直精小管和睾丸网（部分切片看不到，请见示教）。

（2）附睾：移动切片找到附睾，在附睾内可见许多形状不同的管道断面。其中管径较大，腔面平整、规则的是附睾管的断面；而管径较小、腔面凹凸不平的为输出小管（大部分切片未切到附睾头部，故见不到，请见示教）。

【高倍观察】　仔细观察下列结构：

（1）生精小管（图 2-18-2）：管壁由生精上皮构成，基膜外侧有梭形的肌样细胞。从基底面向管腔面逐一观察，可见下列各种细胞：

1）精原细胞：紧贴基膜，细胞体积小，界限不清，核圆形，染色最深。

2）初级精母细胞：在精原细胞近腔面一侧，细胞体积大，核大而圆，大部分处于分裂状态的不同时期，有的细胞核膜消失，染色体呈现颗粒状或杆状，清晰可见。

3）次级精母细胞：靠近腔面，体积较初级精母细胞小，核小而圆。因存在时间短，在切片中不易见到。

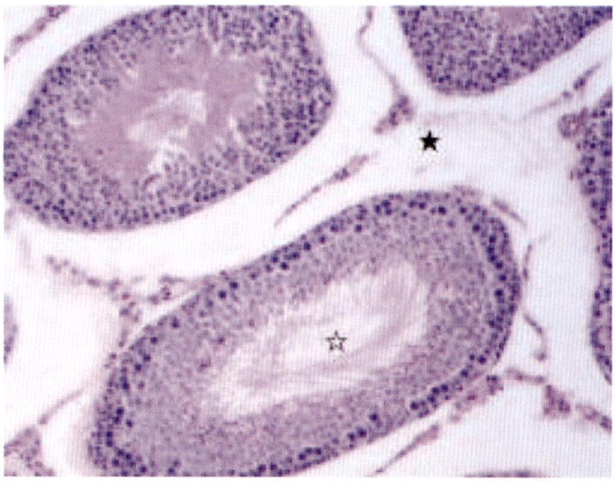

图 2-18-1　睾丸（HE 染色　低倍）

☆生精小管；★睾丸间质

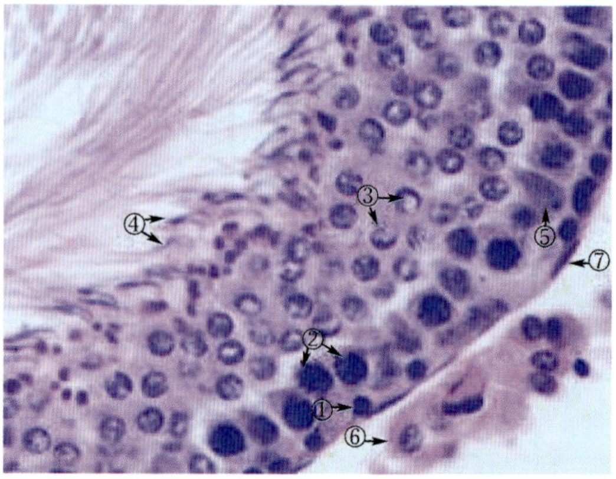

图 2-18-2　睾丸（HE 染色　高倍）

①精原细胞；②初级精母细胞；③精子细胞；④精子；⑤ 支持细胞；⑥ 睾丸间质细胞；⑦ 肌样细胞

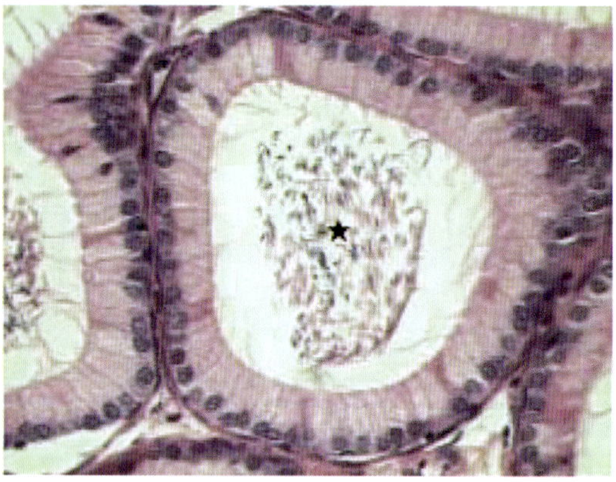

图 2-18-3　附睾（HE 染色　高倍）

★ 附睾管管腔

4）精子细胞：位于管壁内层，细胞数量多，体积更小，核圆形，染色较深。

5）精子：位于近管腔面。精子的头朝向管壁，尾部伸向管腔，内部结构难以看清。

6）支持细胞：位于生精细胞之间，细胞轮廓不清，核呈卵圆形或三角形，较大，着色浅，核仁明显。

（2）睾丸间质（图 2-18-2）：即生精小管间的结缔组织。其中血管丰富，并含有睾丸间质细胞，该细胞常成群存在，体积大，圆形或多边形。核大而圆，胞质丰富，嗜酸性。

（3）附睾管和输出小管：附睾管管腔规则，腔内常有许多精子。腔面为假复层纤毛柱状上皮，上皮基膜外侧有薄层平滑肌及结缔组织，上皮内主细胞游离面有粗而长的静纤毛，基细胞矮小位于上皮深面，呈锥形（图 2-18-3）。输出小管由高柱状纤毛细胞和低柱状细胞相间排列而成，故腔面高低不平，基膜外有少量环行平滑肌。

2. 输精管（ductus deferens）

【实验材料】　狗输精管，HE 染色。

【肉眼观察】　标本为输精管横切面，管壁很厚，管腔窄小。

【低倍观察】　管壁分为黏膜、肌层和外膜三层（图 2-18-4）。

【高倍观察】　黏膜上皮为假复层柱状上皮，固有层为结缔组织（图 2-18-5）。肌层厚，由平滑肌组成，大致分为内纵（较薄）、中环、外纵三层（有的切片三层分界不清楚）。外膜由疏松结缔组织组成，富有血管和神经。

（二）示教标本

1. 前列腺（prostate）

【实验材料】　狗前列腺，HE 染色。

镜下见被膜的结缔组织深入腺泡之间构成支架，支架成分除结缔组织外，尚有较多的平滑肌纤维。在支架之间有许多具有皱襞的管腔，即腺泡。腺泡上皮形态不一，由单层立方、

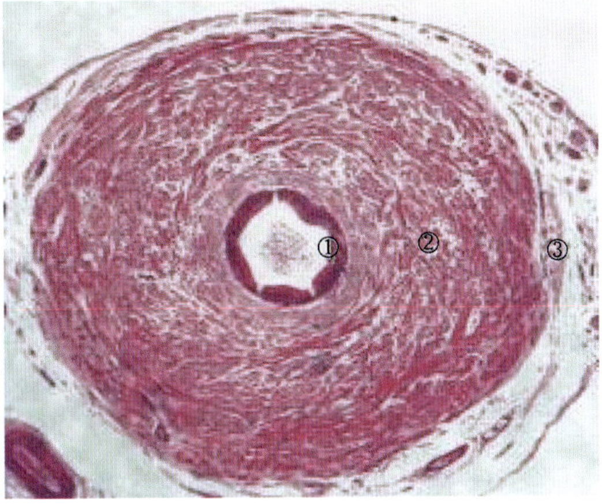

图 2-18-4　输精管（HE 染色　低倍）

①黏膜；②肌层；③外膜

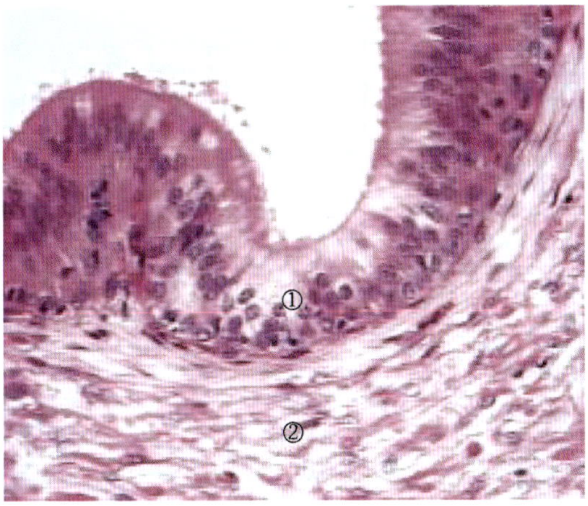

图 2-18-5　输精管（HE 染色　高倍）

①上皮；②固有层

单层柱状或假复层柱状上皮交错构成。腺腔内的分泌物染成粉红色。有些腺腔内含有同心圆板层状结构，即前列腺凝固体（图 2-18-6）。

2. 直精小管和睾丸网（tubulus rectus and rete testis）

【实验材料】　狗睾丸，HE 染色。

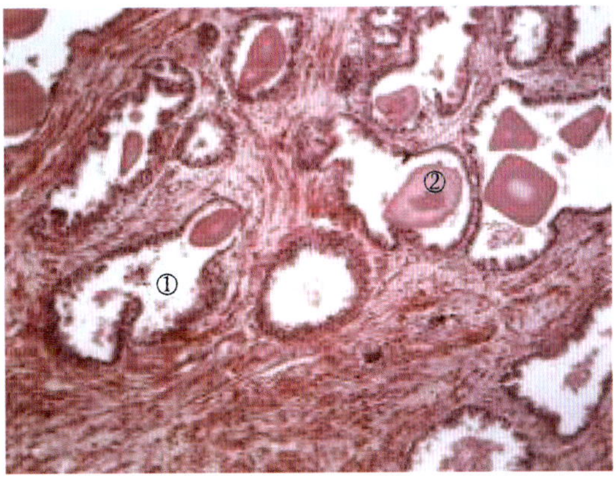

图 2-18-6　前列腺（HE 染色　低倍）

①腺泡；②前列腺凝固体

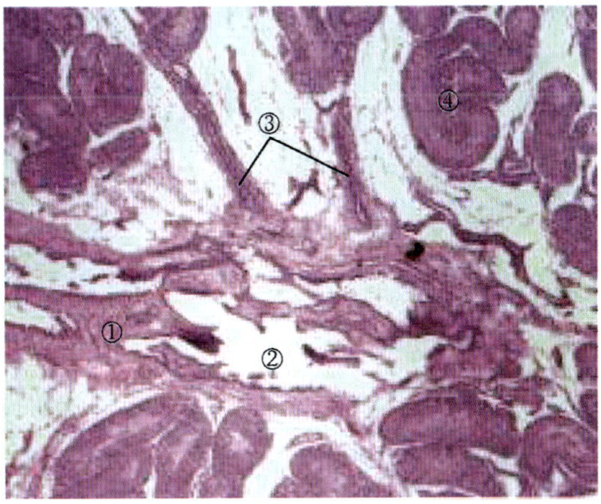

图 2-18-7　睾丸网（HE 染色　低倍）

①睾丸纵隔结缔组织；②睾丸网；③直精小管；④生精小管

镜下为睾丸纵隔内的直精小管和睾丸网切面（图 2-18-7）。在纵隔附近的结缔组织中，管径小，由单层柱状或单层立方上皮围成的为直精小管。睾丸网位于睾丸纵隔内，为一些分支相互连接成网的管道，腔大而不规则，腔面为单层立方或单层扁平上皮（图 2-18-8）。

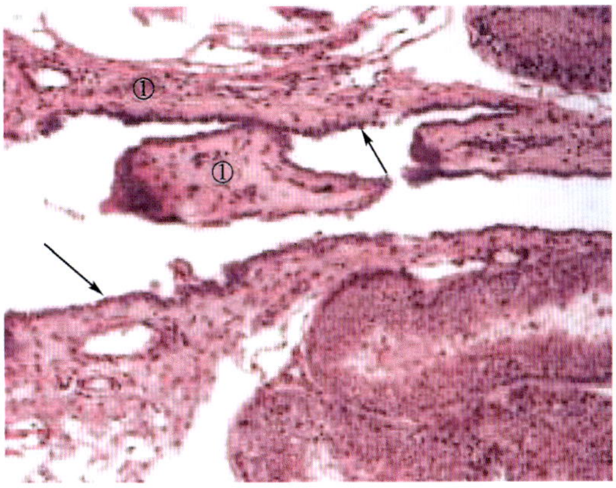

图 2-18-8　睾丸网（HE 染色　高倍）

①睾丸纵隔结缔组织；箭头所指为睾丸网管壁

3. 输出小管（efferent duct）

【实验材料】　狗附睾，HE 染色。

镜下为附睾头部，可见输出小管腔面凹凸不平，呈波浪状（图 2-18-9）。

4. 大鼠精液涂片

【实验材料】　大鼠精液涂成薄片，铁

苏木素染色。

镜下可见精子头部呈镰刀形，核染为深蓝色，尖细的部分为顶体所在，染色稍浅；尾部细长，占精子全长的大部分（图 2-18-10）。

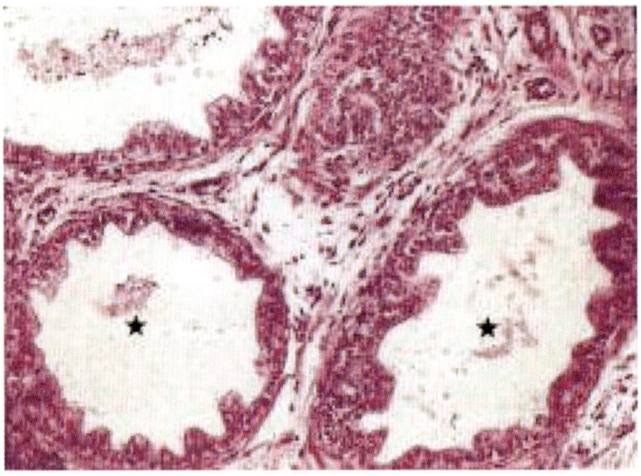

图 2-18-9 输出小管（HE 染色 低倍）
★ 输出小管管腔

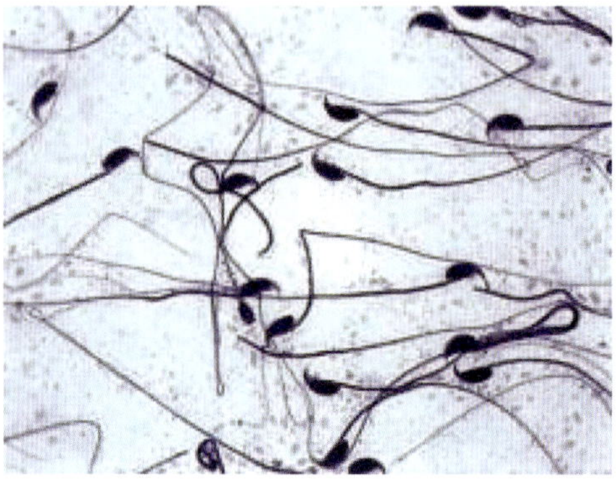

图 2-18-10 大鼠精子涂片（铁苏木素染色 油镜）

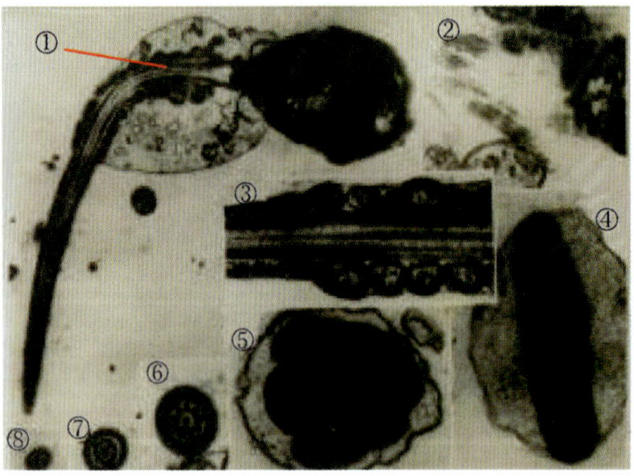

图 2-18-11 精子
①精子；②颈段纵切；③中段和主段；④头部横切；⑤中段横切；⑥⑦主段横切；⑧末段横切

5. 活精子涂片

【实验材料】 大鼠附睾内活精子，用生理盐水稀释涂片。

镜下可见活精子游动如蝌蚪，随时间延长，活动力逐渐减弱，最后死亡。

（三）电镜照片观察

精子（图 2-18-11）：呈蝌蚪形，可分头、尾两部分，头部呈卵圆形或梨形，有一个高度浓缩的细胞核，核前 2/3 有顶体覆盖。尾部分为颈段、中段、主段和末段四部分，其中轴为轴丝，由 9+2 排列的微管组成，是精子运动的主要装置，中段和主段轴丝外侧分别有线粒体鞘和纤维鞘，在各段的横断面能看到相应的结构，末段内仅有轴丝。

三、作 业

【复习思考题】

（1）简述生精小管的结构及精子发生的过程。

（2）简述睾丸间质细胞的结构和功能。

（3）附睾的结构和功能如何？

（4）简述输精管的一般组织结构。

（谢远杰）

第十九章　女性生殖系统

女性生殖系统包括卵巢、输卵管、子宫、阴道和外生殖器。卵巢为实质性器官，能产生卵细胞并分泌女性激素；输卵管和子宫为空腔性器官，输卵管输送生殖细胞，是受精的部位；子宫是产生月经和孕育胎儿的器官。乳腺分泌乳汁，哺育婴儿，其结构和功能受卵巢与垂体激素的调节，与女性生殖系统有密切关系，故在此一并学习。

一、实验目的

（1）掌握卵巢的组织结构和功能、卵泡的发育过程及各级卵泡的形态结构、黄体的形态结构，了解闭锁卵泡和白体的形态。

（2）掌握子宫壁的组织结构和子宫内膜周期性变化的特点。

（3）了解输卵管的结构。

（4）了解活动期和静止期乳腺的结构特点。

二、实验内容

（一）自观标本

1. 卵巢（ovary）

【实验材料】　兔卵巢，HE 染色。

【肉眼观察】　标本呈椭圆形，周围较厚、颜色深的部分为皮质，其中可见大小不等的空泡即各级卵泡；中央色浅的窄小部分为髓质。

【低倍观察】　卵巢表面覆盖单层扁平或单层立方上皮，其下是薄层致密结缔组织构成的白膜，卵巢实质分中间的髓质与周围的皮质（图 2-19-1）。髓质为富含血管、淋巴管的疏松结缔组织。皮质浅层有大量原始卵泡，由大而圆的初级卵母细胞和其周围单层扁平的卵泡细胞组成。稍向皮质深层有多个体积较大的生长卵泡，因其生长程度不同而形态各异，但在初级卵母细胞外都有嗜酸性的透明带（图 2-19-2）。

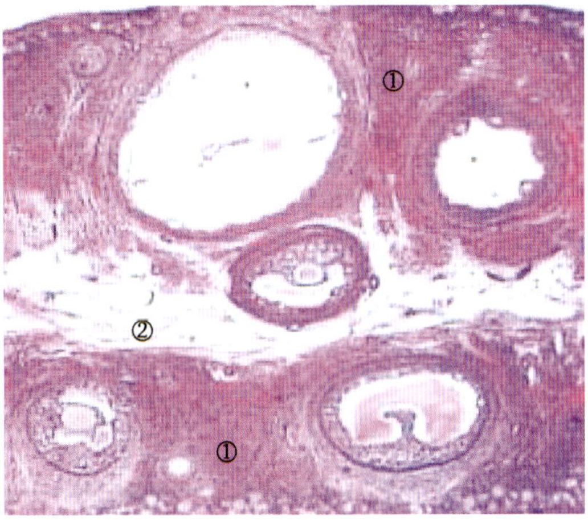

图 2-19-1　卵巢（HE 染色　低倍）

①皮质；②髓质

【高倍观察】　重点观察各级卵泡。

（1）原始卵泡（图 2-19-3）：位于皮质浅层，数量多、体积小。中央为一大而圆的初级卵母细胞，核大而圆，染色浅，核仁明显，胞质丰富。周围有一层扁平的卵泡细胞。（有的原始卵泡没有切到卵母细胞，只切到卵泡细胞。观察时请联系卵泡的立体结构和平面结构的关系。）

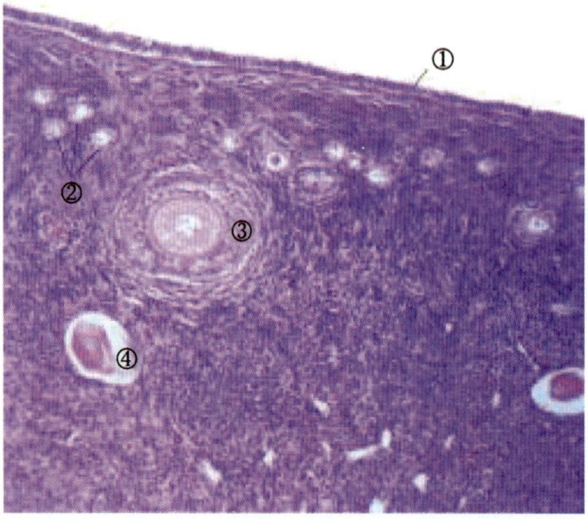

图 2-19-2　卵巢（HE 染色　低倍）
①表面上皮；②原始卵泡；③初级卵泡；④闭锁卵泡

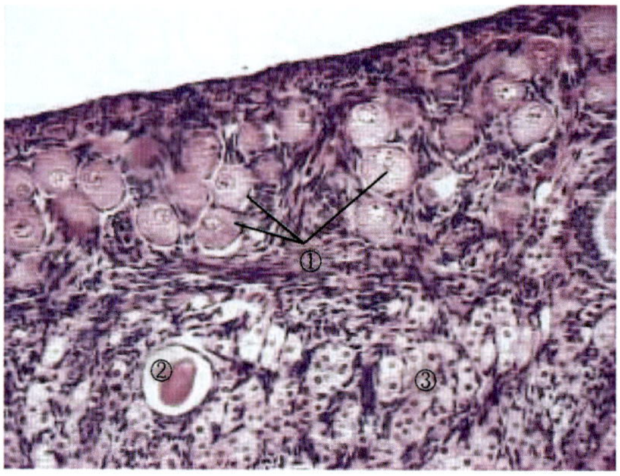

图 2-19-3　卵巢皮质（HE 染色　高倍）
①原始卵泡；②闭锁卵泡；③间质腺

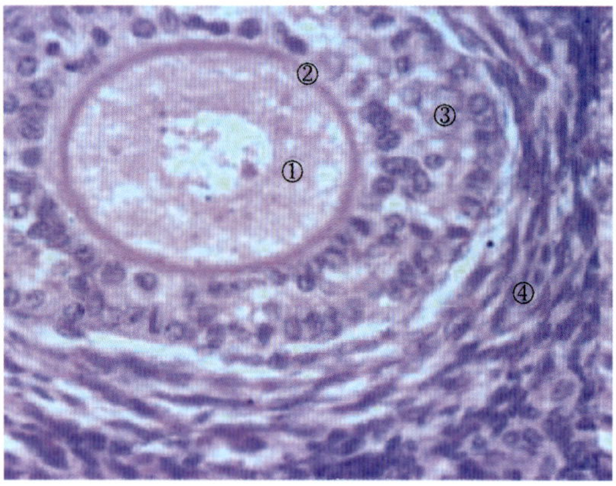

图 2-19-4　初级卵泡（HE 染色　低倍）
①初级卵母细胞；②透明带；③卵泡细胞；④卵泡膜

（2）初级卵泡（图 2-19-4）：较原始卵泡大，逐渐移至皮质深层，初级卵母细胞外围有均质、嗜酸性的透明带。周围的卵泡细胞由扁平变为立方，一层或多层。卵泡周围结缔组织内的基质细胞增殖分化，逐渐形成卵泡膜。

（3）次级卵泡（图 2-19-5）：卵泡内出现了卵泡腔，腔内可见被染成粉红色的卵泡液。卵泡的一侧有卵丘（大多未切到卵丘），其中可见大而圆的初级卵母细胞被透明带包围，紧靠透明带的一层高柱状卵泡细胞呈放射状排列，称放射冠。卵泡腔周围有多层卵泡细胞形成的颗粒层，卵泡膜增厚，可分为内、外两层，内层含有较多的毛细血管和多边形的膜细胞，外层为结缔组织和少量平滑肌。（试想膜细胞及颗粒层细胞有何功能？）

（4）成熟卵泡：存在时间短，切片上不易见到。

（5）闭锁卵泡（图 2-19-2，图 2-19-3）：卵泡闭锁可发生在卵泡发育的各阶段，形态相差很大。其特点是卵母细胞退化消失，卵泡细胞萎缩、分散或消失；透明带皱缩、塌陷成一团嗜酸性的物质，最后溶解。

（6）间质腺（图 2-19-3）：散在于卵泡之间的结缔组织中，为次级卵泡或成熟卵泡退化时膜细胞增生形成，腺细胞排列成团索状，体积较大，呈多边形，胞质染色浅，含空泡状脂滴。

2. 子宫（增生期）（uterus in proliferative phase）

【实验材料】　人子宫，HE 染色。

【肉眼观察】　标本中染成紫蓝色的部分是内膜，染成粉红色的部分是肌层。

【低倍观察】　子宫壁由内向外分内膜、肌层和外膜三层（图 2-19-6）。

【高倍观察】

（1）内膜：由上皮和固有层构成。上皮为单层柱状，固有层较厚，为细密结缔组织，含较多梭形或星形的基质细胞；上皮向固有层内凹陷形成子宫腺，子宫腺较少，腺管较直、腺腔小、无分泌物。功能层与基底层分界不清，近基底层可见成串的螺旋血管的断面（有的切片未切到）。

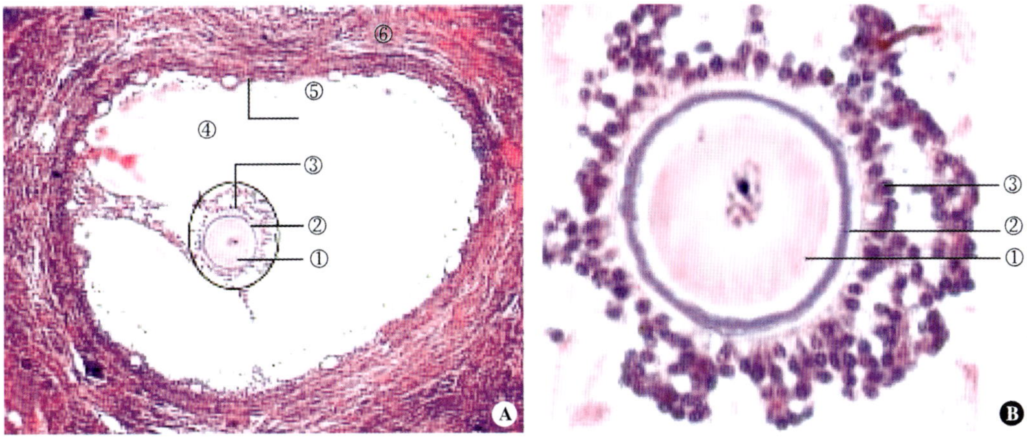

图 2-19-5　次级卵泡（HE 染色 A：低倍，B：卵丘的局部放大）

○卵丘；①初级卵母细胞；②透明带；③放射冠；④卵泡腔；⑤颗粒层；⑥卵泡膜

（2）肌层：很厚，可见大量平滑肌束的不同切面，肌束间有丰富的血管及少量结缔组织。

（3）外膜：为浆膜，薄，由少量结缔组织和间皮组成，大部分已脱落。

3. 子宫（分泌期）（uterus in secretory phase）

【实验材料】　人子宫，HE 染色。

【肉眼观察】　标本中染成浅蓝色的为子宫内膜，染成红色的为肌层和外膜。

【低倍观察】　子宫壁由内向外分内膜、肌层和外膜三层，子宫内膜明显增厚，子宫腺增多。

【高倍观察】　重点观察内膜（图 2-19-7），并与增生期进行比较。

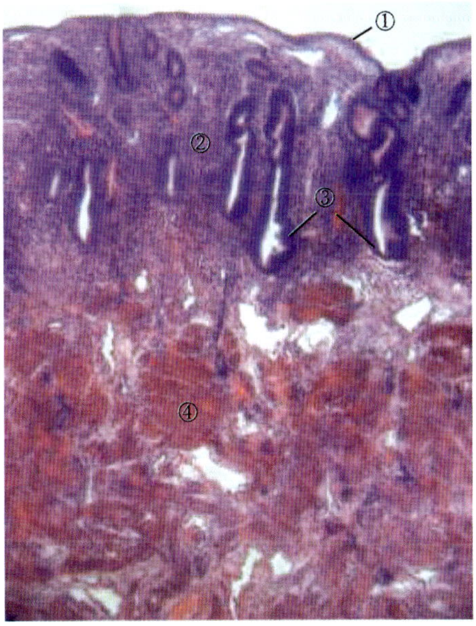

图 2-19-6 增生期子宫内膜（HE 染色　低倍）

①上皮；②固有层；③子宫腺；④肌层

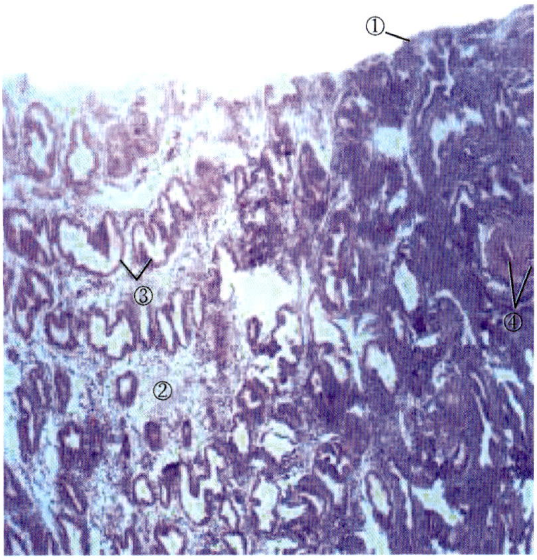

图 2-19-7　分泌期子宫内膜（HE 染色　低倍）

①上皮；②固有层；③子宫腺；④螺旋动脉

（1）内膜：上皮为单层柱状，由大量的分泌细胞和散在的纤毛细胞组成。固有层结缔组织较松散，空隙增大，有水肿现象，基质细胞增多变大。子宫腺腺上皮为单层柱状，腺腔大而不规则，腔内有分泌物；少数腺体的末端伸入肌层。固有层内可见螺旋动脉的断面。

（2）肌层：很厚，结构与增生期相同。

（3）外膜：浆膜，极薄（切片上间皮已脱落）。

4. 输卵管（oviduct）

【实验材料】兔输卵管横切，HE 染色。

【肉眼观察】标本为红色管状结构，管腔小而不规则，腔面染成紫蓝色的部分为黏膜，周围染成粉红色的为管壁其他部分。

【低倍观察】分清管壁的三层（图 2-19-8A）：

（1）黏膜：由上皮与固有层共同构成。黏膜突向管腔形成皱襞，导致其管腔极不规则。皱襞表面上皮为单层柱状，由染色浅的纤毛细胞和染色深的分泌细胞组成，固有层由结缔组织构成，其内含血管（图 2-19-8B）。

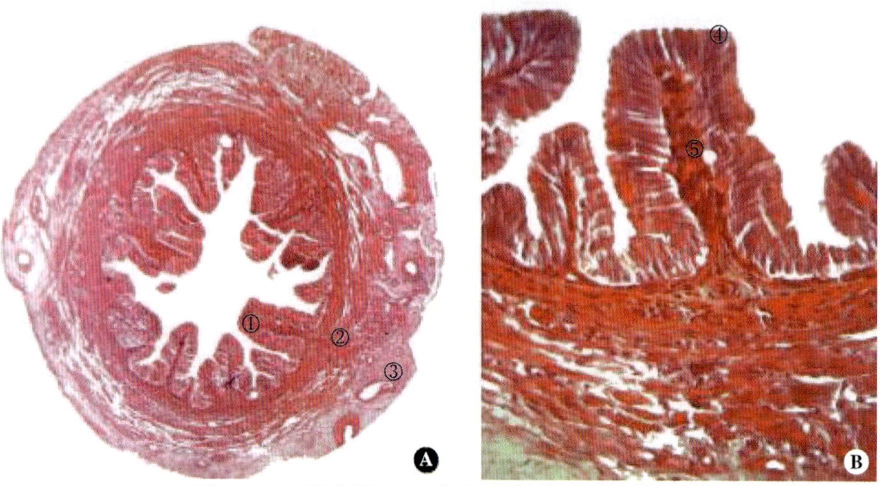

图 2-19-8　输卵管（HE 染色 A 低倍、B 高倍）

A：低倍观 ①黏膜；②肌层；③外膜；B：高倍观 ④上皮；⑤固有层

（2）肌层：由平滑肌组成，分为内环与外纵两层。两层之间无明显分界。

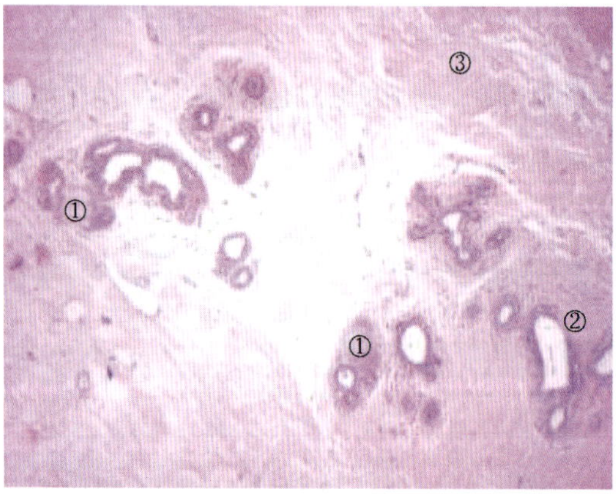

图 2-19-9　静止期乳腺（HE 染色　低倍）

①腺泡；②导管；③结缔组织

（3）浆膜：由少量结缔组织和间皮组成。

5. 静止期乳腺（mammary gland in resting phase）

【实验材料】　兔乳腺，HE 染色。

【肉眼观察】　在粉红色的组织中可见散在分布的蓝紫色小团，即乳腺小叶。

【低倍观察】　主要成分为结缔组织和脂肪组织，乳腺小叶小而分散，腺泡及导管少，腺腔小或不清，无分泌物，导管腔大（图 2-19-9）。

6. 活动期乳腺（mammary gland in active phase）

【实验材料】　哺乳期兔乳腺，HE 染色。

【肉眼观察】　切片内有许多大小不等的乳腺小叶，其间可见染成深红色的结构为小叶间导管。

【低倍观察】　注意与静止期乳腺比较。可见导管与腺泡增生，腺泡腔增大，结缔组织变少。小叶内以腺泡为主，其中有少量小导管，但因其上皮与腺泡相似，故在镜下不易区别。

腺泡均处于分泌状态，腺腔内有大量染成红色的乳汁（图 2-19-10）。小叶间可见较大的小叶间导管（注意与血管相区别）。

【高倍观察】　重点观察腺泡，其特征是：

（1）腺泡上皮的高矮因处于不同的分泌状态而不一致。

（2）上皮表面不完整，这是因为乳腺的分泌方式为顶浆分泌。

（3）腺泡腔内分泌物因所含脂肪被溶解，故可见许多空泡（图 2-19-11）。

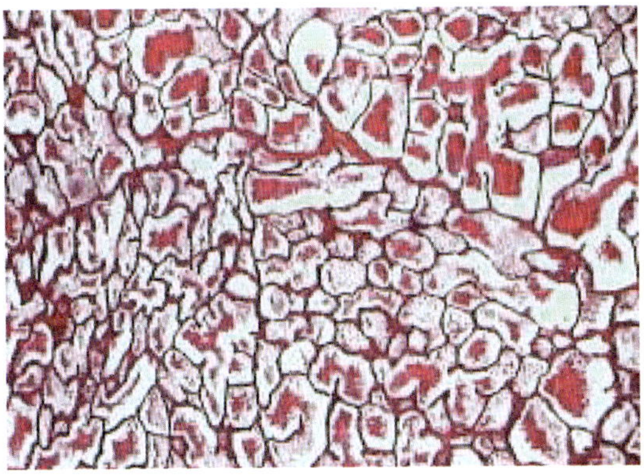

图 2-19-10　活动期乳腺（HE 染色　低倍）

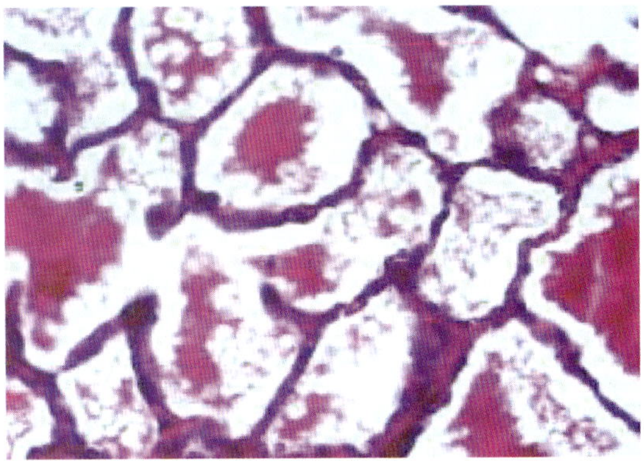

图 2-19-11　活动期乳腺（HE 染色　高倍）
充满红色分泌物的为腺泡或导管

（二）示教标本

1. 黄体（luteum）

【实验材料】　兔卵巢，HE 染色。

切片中染色较浅的圆形结构，即黄体。黄体细胞较周围结缔组织细胞大，且相互连接成索、成团，其间有少量结缔组织，内含丰富的血管。粒黄体细胞数量多，多边形，胞质染色浅，核圆形。膜黄体细胞体积较小，染色较深，数量较少（图 2-19-12）。

2. 白体（corpus albicans）

【实验材料】　兔卵巢，HE 染色。

箭头所指为白体，由结缔组织构成（图 2-19-13）。

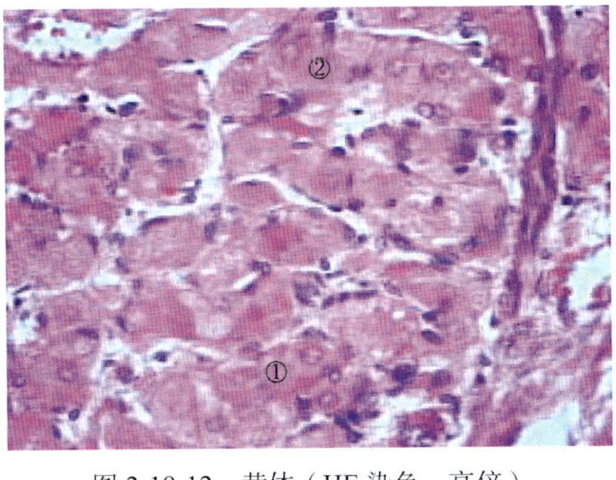

图 2-19-12　黄体（HE 染色　高倍）
①膜黄体细胞；②粒黄体细胞

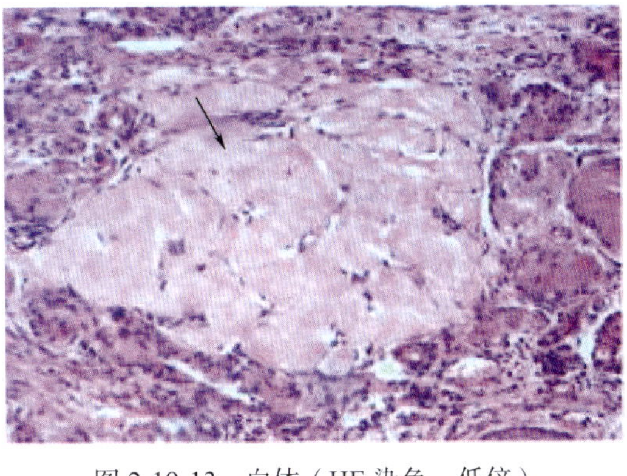

图 2-19-13　白体（HE 染色　低倍）

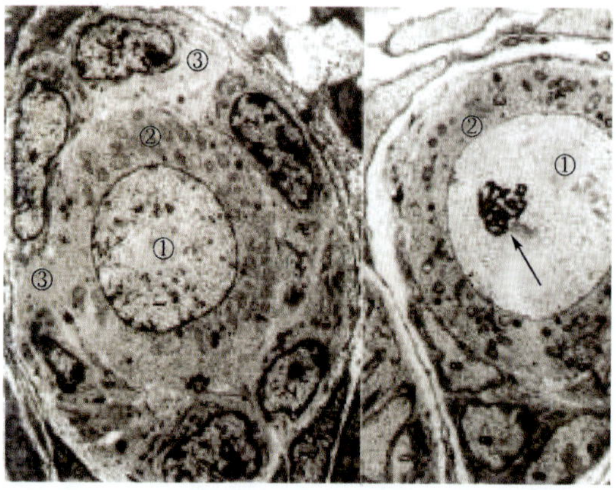

图 2-19-14 卵泡

左图：初级卵泡；右图：原始卵泡

（三）电镜照片观察

1. 卵泡（图 2-19-14） 照片显示，卵母细胞核（①）大而圆，核仁（↑）明显，胞质（②）中细胞器丰富，卵泡细胞（③）体积较小。

2. 黄体细胞（图 2-19-15） 包括膜黄体细胞和粒黄体细胞。二者胞质内均有丰富的管状嵴线粒体（1）、脂滴（2）和滑面内质网（3）。

3. 子宫内膜上皮细胞（图 2-19-16） 增生期子宫内膜上皮细胞胞质内含有较多的线粒体（M）和溶酶体（DB），游离面有少量的微绒毛（MV）；分泌期子宫内膜上皮细胞胞质内除含有较多的线粒体（M）和溶酶体（DB）外，高尔基复合体（GO）、粗面内质网（ER）发达，有大量糖原聚集（G），游离面微绒毛（MV）增多。

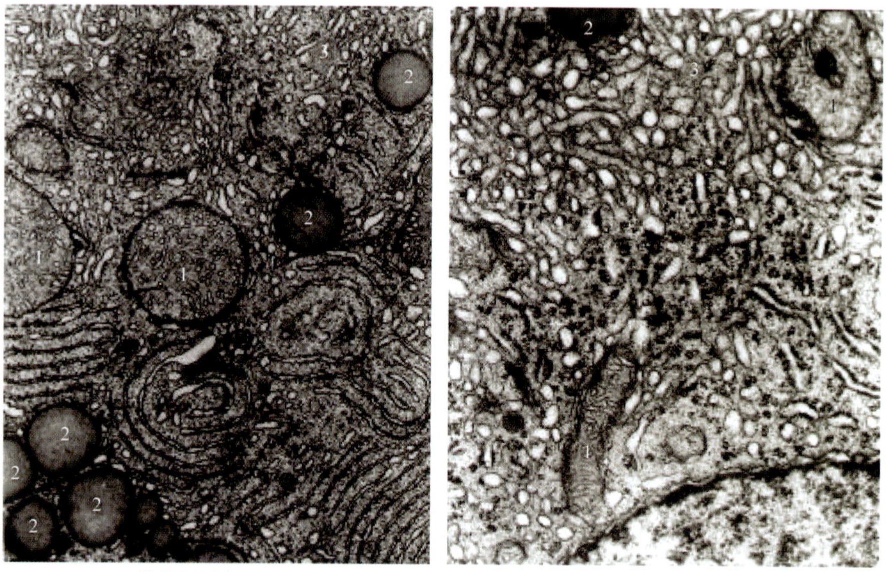

膜黄体细胞　　　　粒黄体细胞

图 2-19-15 黄体细胞

4. 输卵管上皮细胞（图 2-19-17） 输卵管上皮由纤毛细胞（①）和分泌细胞（②）构成。纤毛细胞游离面有纤毛（③）；分泌细胞染色深，游离面有微绒毛（↑），上皮基底面可见毛细血管（④）。

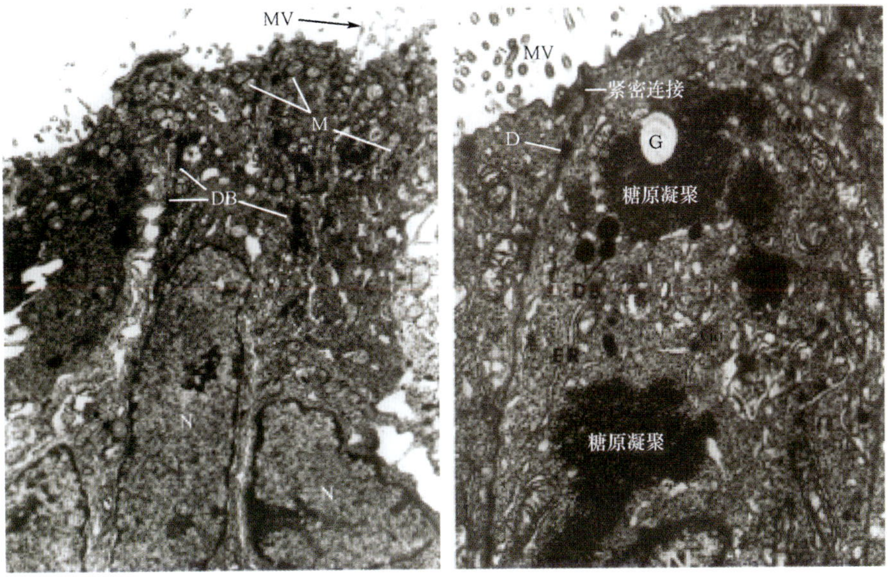

增生期　　　　分泌期

图 2-19-16　子宫内膜上皮细胞

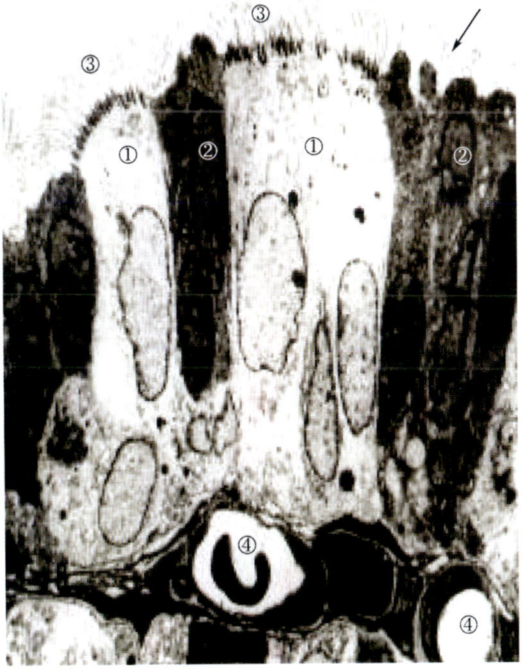

图 2-19-17　输卵管上皮细胞

三、作　　业

【复习思考题】

（1）试述卵巢的组织结构及卵泡在发育过程中的结构变化。

（2）卵巢有何功能？卵巢激素分泌受什么因素的影响？卵巢激素对子宫内膜又有什么影响？

（3）试述子宫壁的组织结构及月经周期中子宫内膜的变化。

（4）静止期乳腺与活动期乳腺（妊娠期和哺乳期都称活动期）有何区别？

（谢远杰　李美香）

第二十章　胚胎学绪论

胚胎学是研究从受精卵发育为新生个体的过程及其机制的科学，研究内容包括生殖细胞发生、受精、胚胎发育、胚胎与母体关系、先天性畸形等。

人胚胎在母体子宫中的发育经历 38 周（约 266 天），可分为两个时期：

（1）胚期（受精卵形成至第 8 周末）：包括受精、卵裂、胚层形成和器官原基的建立。

（2）胎期（第 9 周至出生）：此期胎儿逐渐长大，各器官出现组织分化，功能日趋完善。胚期是学习和研究的重点。

由于胚胎在母体子宫内发育长大，尤其是早期人胚，体积极其细小，材料难以获取，也不便于观察，必须借助于模型加以放大。因此，胚胎学实验以模型观察为主、实物观察为辅。

实验中所观察的模型有两种情况，一种是做成一个整体，一种是由一些活动的板块拼合而成。为了将结构显示得更清楚，常使用不同颜色加以标记，即外胚层及其演化的结构用深浅不同的蓝色或者肉色标记，中胚层及其演化的结构用深浅不同的红色标记，内胚层及其演化的结构用深浅不同的黄色标记，滋养层用深浅不同的绿色标记。但在展示器官系统发生与演化的大模型中，颜色可有改变，如背、腹胰与前、中肾用绿色显示，表皮和神经管用肉色、白色或蓝色标记。

实物标本包括人胚胎尸体标本和动物早期胚胎切片标本。人胚胎尸体标本用瓶装保湿方法保存。所用保存液为 10% 的甲醛，容器常为玻璃标本缸。切片标本常取材于鸡胚、鼠胚和猪胚。

（屈丽华）

第二十一章　胚胎发生总论

本章主要叙述前 8 周人胚胎的发育及其与母体的关系。此期的胚胎演变急剧，并易受内外环境因素的影响，是整个胚胎发育的关键时期。主要内容包括：生殖细胞与受精、胚泡的形成和植入、三胚层的形成和分化、胚胎外形的演变、胎膜和胎盘、双胎、多胎和联胎。

一、实验目的

（1）掌握卵裂、胚泡形成及植入过程。
（2）掌握三胚层的形成、分化及分化过程中可能出现的畸形。
（3）掌握胎膜和蜕膜的形成及演变。
（4）掌握胎盘的结构和功能、衣胞的组成。
（5）了解胚胎外形变化。
（6）了解孪生和联体畸形的成因。

二、实验内容

（一）人胚早期发育

1. 受精、卵裂和胚泡形成（胚胎发育第 1 周）　观察模型 1 ～ 5（图 2-21-1）（注：模型 1 ～ 5 都去掉了透明带和放射冠）。

模型 1：此模型为受精卵，在受精卵的表面有三个小细胞称极体（第一极体已分裂为二，另一个是第二极体）。

模型 2：受精后 30h，受精卵已完成第一次卵裂，形成两个卵裂球。其中一个较大（绿色），以后将分化为滋养层；一个较小（白色或浅红色），以后将形成内细胞群。

模型 3：卵裂期，已分裂为三个卵裂球。

模型 4：受精后 3 天后的桑葚胚，是由 12 ～ 14 个卵裂球组成的实心细胞团。

模型 5：受精后 5 天的胚泡，胚泡内有一空隙，叫做胚泡腔，包围胚泡腔的细胞叫滋养层（绿色）。另有一团细胞紧贴于其内面，叫内细胞群（白色或浅红色）。

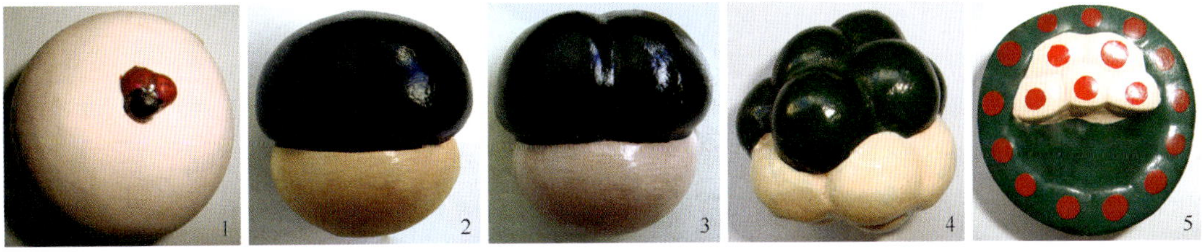

图 2-21-1　模型 1 ～ 5

2. 二胚层胚盘及相关结构的形成（胚胎发育第 2 周）　观察模型 6 ～ 12（图 2-21-2，图 2-21-3）。

模型 6：两胚层时期的人胚，受精后约 7 天半。已开始向子宫内膜植入，长入子宫内膜中的部分滋养层已分化为两层，即细胞滋养层（暗绿色）及合体滋养层（绿色）。内细胞群的细胞增生，在靠胚泡腔的一面形成一层细胞，称下胚层（黄色）。内细胞群其余的细胞排列不甚规则，叫上胚层（蓝色）（图 2-21-2）。

模型 7：两胚层时期人胚，受精后约 8 天。上胚层成为一层高柱状细胞（蓝色），上胚层与下胚层（黄色）相贴形成胚盘。细胞滋养层的内面出现一层扁平的成羊膜细胞（白色），成羊膜细胞与上胚层间的腔为羊膜腔（图 2-21-2）。

模型 8：两胚层时期人胚，受精后约第 9 天。植入接近完成，细胞滋养层（暗绿色）表面几乎全部被合体滋养层（绿色）覆盖，合体滋养层内部出现腔隙，内含母血。在细胞滋养层内面，有一层由滋养层分化而来的扁平细胞（红色或橘黄色），它连于下胚层周缘，构成初级卵黄囊，此时胚泡腔消失（图 2-21-2）。

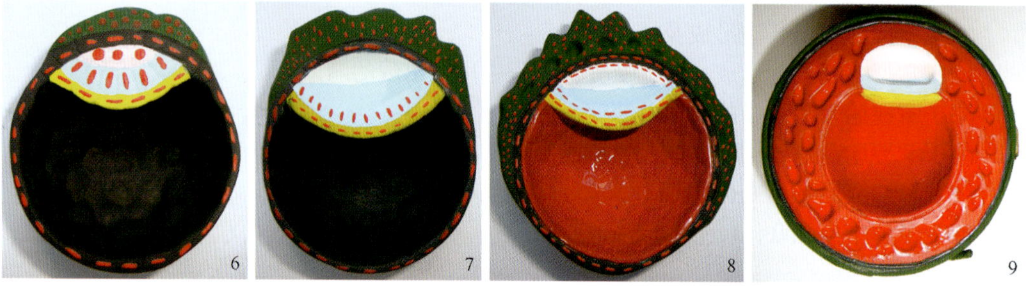

图 2-21-2　模型 6 ～ 9

模型 9：两胚层时期人胚，受精后约 11 天，已完全植入于子宫内膜中。滋养层（绿色）表面开始形成初级绒毛干。胚外中胚层（红色或暗红色）位于细胞滋养层与初级卵黄囊（退化中，体积变小）、羊膜囊之间。在胚外中胚层中有小腔隙（图 2-21-2）。

模型 10：两胚层时期人胚，受精后约 12 天。在绒毛膜表面有绒毛干，次级卵黄囊（黄色）已形成，初级卵黄囊进一步退化（体积更小）。胚外中胚层（红色或暗红色）中的腔隙增多，且开始扩大并相互融合（图 2-21-3）。

模型 11：两胚层时期人胚，受精后约 13 天。胚外中胚层（红色或暗红色）中的腔隙已互相融合，形成胚外体腔，贴在细胞滋养层（绿色）内面的胚外中胚层与滋养层共同构成绒毛膜。绒毛膜表面有一些绒毛干。次级卵黄囊与初级卵黄囊正在分开。卵黄囊上皮（黄色）和贴在它表面的胚外中胚层（红色或暗红色）共同构成卵黄囊壁，成羊膜细胞（白色）和贴在它表面的胚外中胚层共同构成羊膜。胚胎呈圆盘状即胚盘，由上方的上胚层（蓝色）及下方的下胚层（黄色）构成。羊膜囊与细胞滋养层之间相连的胚外中胚层索（红色或暗红色）称体蒂，将羊膜囊和卵黄囊连于绒毛膜的内表面（图 2-21-3）。

模型 12：两胚层末期之人胚，受精后约 14 天。绒毛膜由合体滋养层（绿色）、细胞滋养层（暗绿色）和胚外中胚层（红色或暗红色）构成。绒毛膜表面长有次级绒毛干，每个绒毛干表面是合体滋养层和细胞滋养层，中轴是胚外中胚层。绒毛膜内面包有一大腔即胚外体腔，在胚外体腔内悬有羊膜囊及卵黄囊，羊膜囊的底（上胚层）与卵黄囊的顶（下胚层）紧贴形成胚盘。羊膜由表面的胚外中胚层（红色或暗红色）及内层的成羊膜细胞（白色）构成，卵黄囊壁由内面的下胚层（黄色）及外面的胚外中胚层（红色或暗红色）构成。胚盘的尾端借体蒂（红色或暗红色）连在绒毛膜内面。在卵黄囊下面暂时还有一细胞索（红色或暗红色），由胚外中胚层构成，其中还有初级卵黄囊残迹（橘黄色或暗红色）（图 2-21-3）。

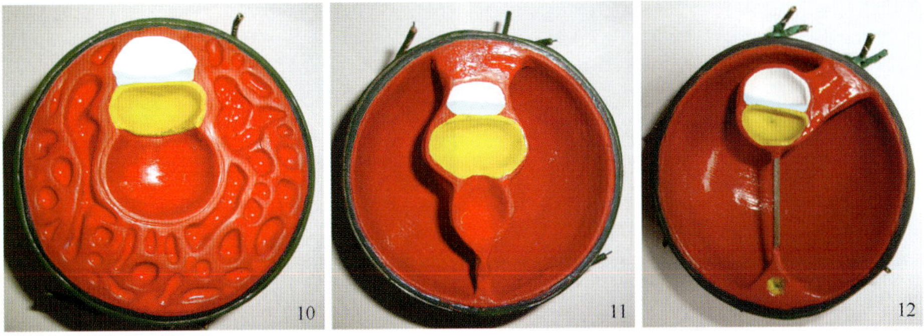

图 2-21-3　模型 10 ～ 12

3. 植入（胚胎发育第 2 周）　胚泡逐渐埋入子宫内膜的过程称为植入，观察植入模型（图 2-21-4）。

（1）模型 1（图 2-21-4A）：辨认出胚泡的内细胞群（浅红）和滋养层（绿色）。内细胞群外侧滋养层（绿色）向子宫内膜（粉红色）植入，滋养层分裂增生形成合体滋养层（草绿），植入后的子宫内膜呈蜕膜化改变，改称为蜕膜。

（2）模型 2（图 2-21-4B）：胚泡继续植入，合体滋养层进一步增生，其中出现许多腔隙。植入缺口处的子宫蜕膜逐渐愈合，封闭植入口，将形成包蜕膜。胚泡不断长大，内细胞群分化成两层，即上胚层（浅蓝）和下胚层（浅黄）。上胚层与细胞滋养层之间出现腔隙，即为羊膜腔。羊膜腔的底（浅蓝）为上胚层。

（3）模型 3（图 2-21-4C）：植入已完成，子宫蜕膜表面缺口已修复。包蜕膜完全覆盖胚泡。滋养层形成完整的两层，即内层的细胞滋养层（深绿）与外层的合体滋养层（草绿），细胞滋养层（深绿）局部增生，形成细胞索，与合体滋养层共同突向胚泡表面构成初级绒毛干。初级卵黄囊（深黄）与细胞滋养层（深绿）之间出现了胚外中胚层（橘红色）。合体滋养层（草绿）内腔隙与子宫内膜的血管相通（红色和蓝色）。

（4）模型 4（图 2-21-4D）：胚泡植入完成后，胚外中胚层（橘红色）内出现间隙并逐渐融合形成大腔隙，即胚外体腔。胚外中胚层随之分成两部分，一部分覆盖于卵黄囊与羊膜的外表面，另一部分衬附于细胞滋养层的内表面，并伸入绒毛中轴，至此滋养层改名为绒毛膜，它由胚外中胚层（橘红色）、细胞滋养层（深绿）和合体滋养层（草绿）组成，初级绒毛干已发育为次级绒毛干。羊膜囊与细胞滋养层之间相连的胚外中胚层称体蒂。二周末胚胎，羊膜由羊膜上皮（鱼白）和胚外中胚层（橘红色）组成，卵黄囊由下胚层（浅黄）和胚外中胚层（橘红色）组成，胚盘由上胚层（浅蓝）和下胚层（浅黄）构成。

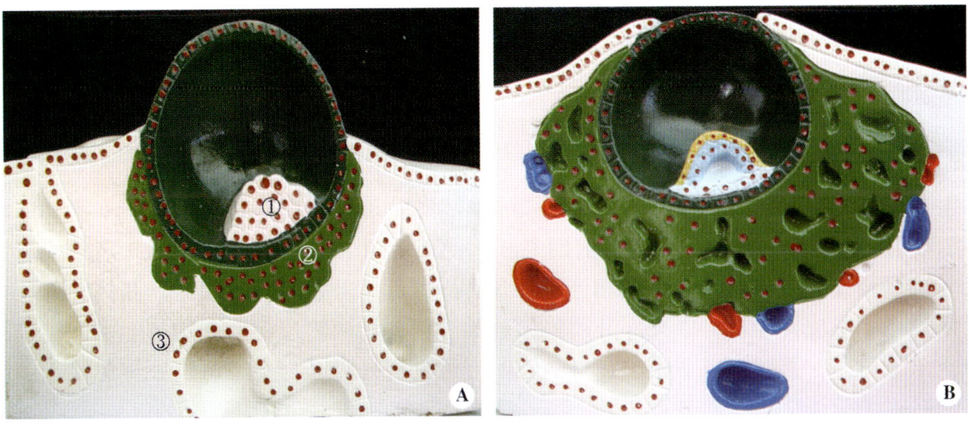

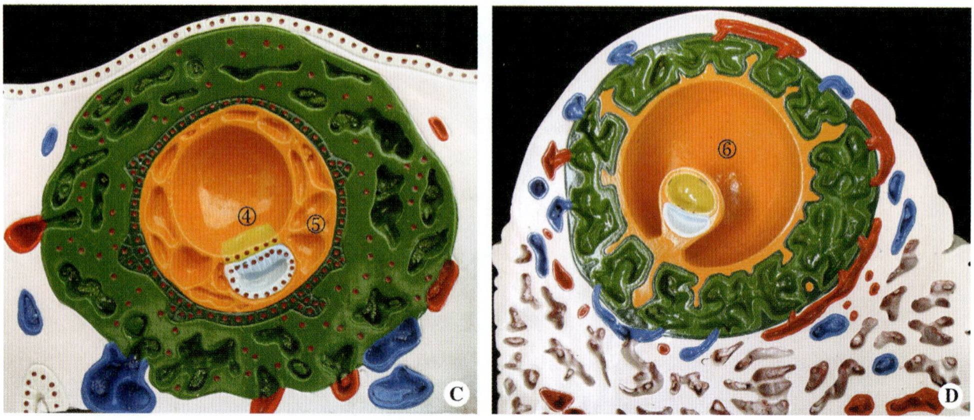

图 2-21-4　植入模型

①内细胞群；②合体滋养层；③子宫内膜；④初级卵黄囊；⑤胚外中胚层；⑥胚外体腔

4. 三胚层形成及胚层早期分化（胚胎发育第 3 ～ 4 周初）

（1）观察模型 13 ～ 15

1）模型 13（图 2-21-5）：三胚层初期之人胚，受精后约 16 天（图 2-21-5A）。模型显示羊膜囊（上半已切掉）、卵黄囊（暗红色或橘黄色）、胚盘、原条、体蒂（暗红色或橘黄色）及一部分绒毛膜。卵黄囊表面的隆起是血岛。

羊膜由羊膜上皮（皮色或鱼白色）及胚外中胚层（暗红色或橘黄色）构成。胚盘呈扁平卵圆形，上胚层（皮色或蓝色）尾端正中线上有纵行隆起，即原条。原条中央凹陷成原沟，原条前方之圆形增厚区即原结。原结中央凹陷为原凹。

揭开上胚层（图 2-21-5B），上胚层内面之红色条状物即下陷的原条组织，并可见原条处的上胚层细胞已向下迁移，在上胚层和下胚层（黄色）间向胚体左右两侧、头端、尾端扩展生长，形成胚内中胚层（红色），它在胚盘边缘与胚外中胚层（暗红色或橘黄色）连接。在胚盘的头端和尾端各有一圆形区无中胚层，此处内胚层与外胚层紧密相贴构成口咽膜和泄殖腔膜。在原结处细胞下陷，向头端长出一纵行细胞索即脊索（红色）。

取下模型左半（图 2-21-5C），显示胚盘纵切面，可见卵黄囊顶即内胚层，卵黄囊尾段向体蒂内伸出的盲管为尿囊。体蒂连于胚盘与绒毛膜之间。绒毛膜由胚外中胚层及滋养层（绿色）构成，绒毛膜上有绒毛干，绒毛干表面是滋养层，中轴是胚外中胚层。卵黄囊表面的隆起是血岛（红色）（注：血岛位置有误，应位于卵黄囊胚外中胚层）。

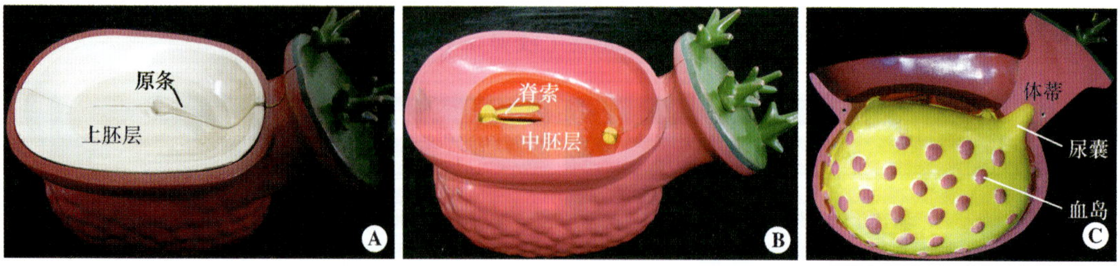

图 2-21-5　模型 13

2）模型 14（图 2-21-6）：体节前期人胚，受精后约 19 天（图 2-21-6A）。羊膜囊上部已切掉。胚盘尾端借体蒂与绒毛膜相连，胚盘背面隆起，开始突向羊膜腔。胚体前部正中线上外胚层增厚形成神经板，中央部分凹陷形成神经沟，沟两侧边缘隆起称神经褶，神经板的前方下陷为口凹，其底为口咽膜。在口咽膜前方可见有一隆起为生心区。胚体尾侧正中线上可见原条、原沟、原结及原凹，末端有泄殖腔膜。

取掉胚体的外胚层（图 2-21-6B），可见胚内中胚层（红色），其周缘与胚外中胚层（暗红色或橘黄色）相接。中胚层正中为脊索（红色），脊索两侧肥厚部为轴旁中胚层，其外侧的狭窄部为间介中胚层，间介中胚层外侧及口咽膜的前方中胚层呈膜状称侧中胚层，此处细胞分为两层，上层紧贴外胚层叫体壁中胚层（因制作困难，此层制成游离的板层），下层紧贴内胚层叫脏壁中胚层，两层间为马蹄形的胚内体腔。胚内体腔头端横行位于口咽膜头侧，尾端侧方与胚外体腔相通。

将模型左半取下（图 2-21-6C、D），可见口凹的底口咽膜处内胚层与外胚层紧贴，口咽膜头侧的外胚层紧贴体壁中胚层，内胚层上覆盖脏壁中胚层，两者之间的腔隙即为胚内体腔的头端。在胚体尾端可见尿囊突入体蒂中。

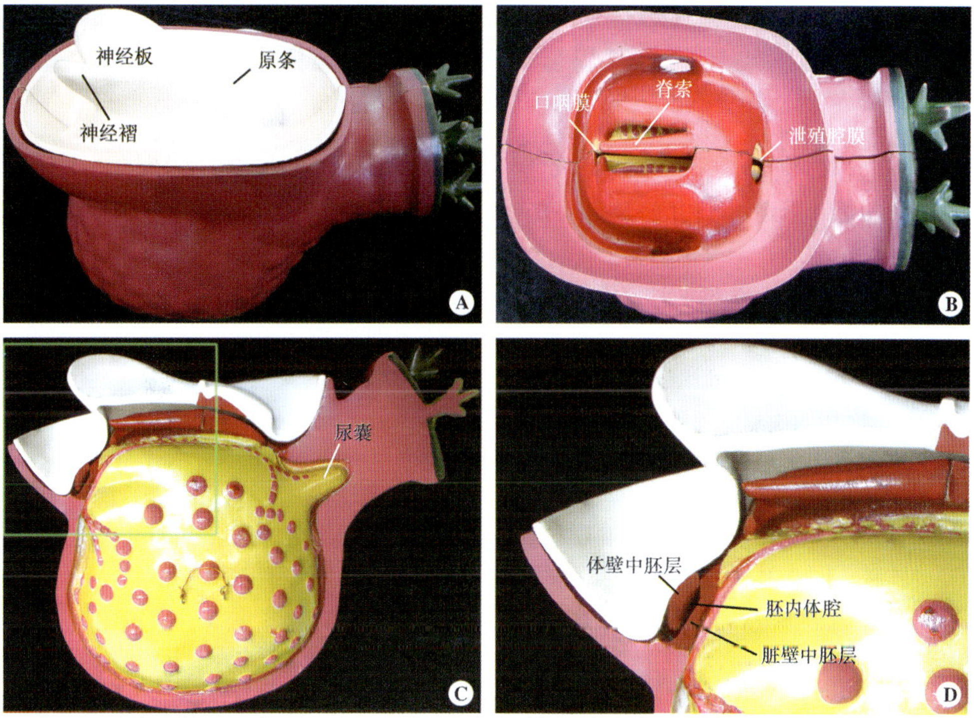

图 2-21-6　模型 14（ D 图为 C 图框内放大）

3）模型 15（图 2-21-7）：4 周初人胚，胚龄约为 22 天。羊膜大部分被切掉（图 2-21-7A、B）。胚体已成圆柱形，突入羊膜腔内。羊膜附着处转至胚体腹面，卵黄囊与体蒂靠拢。胚体背面中段的神经沟已闭合成神经管，头尾两端仍为神经褶和神经沟。胚体头端在神经沟的前下方可见外胚层下陷，形成口凹，口凹的腹侧可见巨大的心包隆起（图 2-21-7E），口凹的侧方可见第 1 鳃弓及第 2 鳃弓（图 2-21-7B）。

取下模型左半的外胚层，其内面浅蓝色的条状物为神经嵴（图 2-21-7D），模型左半上可见胚内中胚层分化为体节、间介中胚层、侧中胚层。模型右半可见脊索（红色）延伸到口咽膜处（图 2-21-7C）。内胚层已卷入胚体内形成原始消化管，以卵黄囊为界分前肠、中肠和后肠，中肠与卵黄囊相连。胚内体腔明显，其头端横行部分于心包隆起内形成心包腔，心包腔内心脏正在发育中（图 2-21-7F）。

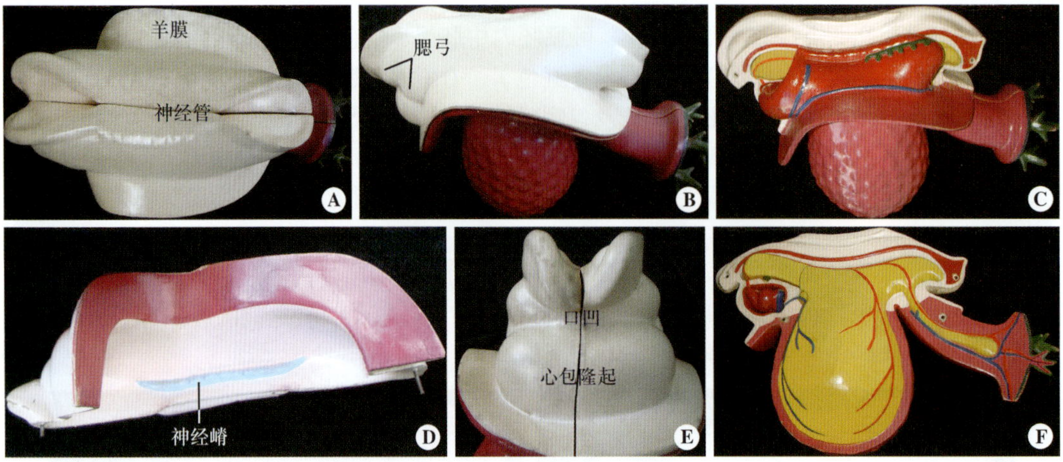

图 2-21-7　模型 15

（2）示教标本

1）鸡胚整装片的背面观

【实验材料】　孵育 33 小时鸡胚，中性红染色。

【肉眼观察】　片中深染呈条索状的结构即鸡胚。

【低倍观察】　胚头端的神经管已分化形成三个膨大，分别称为前、中、菱脑泡。胚尾端第 12 对体节之后是神经褶和神经沟，神经褶尾端的中线处有较短的原条。在菱脑泡的一侧，可见膨大的心突（图 2-21-8）。

2）胚盘横切面（切经体节）

【实验材料】　孵育 33 小时鸡胚，中性红染色。

此时三个胚层已开始分化，神经管已经闭合，神经管之下有脊索。神经管两旁的中胚层可区分出体节、间介中胚层和侧中胚层，侧中胚层又分为体壁中胚层和脏壁中胚层。二者之间为胚内体腔（图 2-21-9）。

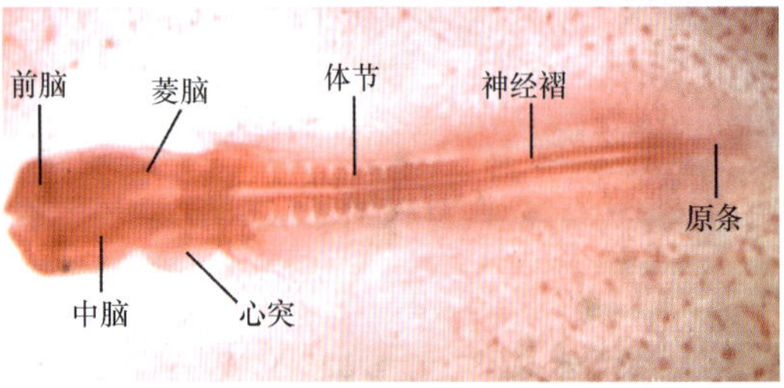

图 2-21-8　33 小时鸡胚整装片

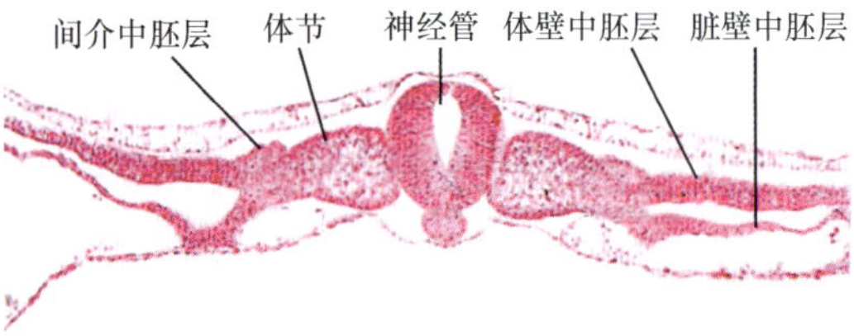

图 2-21-9　胚盘横切面

（二）胚体形成与胚胎发育

1. 观察人胚外形演变塑料模型（图 2-21-10）　本模型显示 4 ～ 9 周胚胎外形主要变化，共分 9 个阶段。

（1）25 天人胚（图 2-21-10 ①）：柱形胚体已建立，胚体的头和尾均向腹侧面卷折。胚背面可见体节约 16 对。神经管头、尾端仍借神经孔开口于羊膜囊。头端可见第 1 及第 2 对鳃弓，心脏区特别明显。胚腹侧可见卵黄囊及羊膜表面的胚外中胚层（红色）。此时内胚层（卵黄囊顶壁）已卷入胚体内形成原始消化管，但此模型未塑出原始消化管的形状。

（2）28 天人胚（图 2-21-10 ②）：体形如弓状，体节为 29 ～ 30 对，神经管已完全闭合，出现 4 对鳃弓。心凸、听窝、尾明显，脐带形成，其切面可见内有一条脐静脉，两条脐动脉。

（3）30 天人胚（图 2-21-10 ③）：出现了晶状体板。第 1 鳃弓分为上颌突、下颌突。可见第 2、3 对鳃弓、心凸、肝凸。

（4）32 天人胚（图 2-21-10 ④）：上、下肢芽已出现。此时期已有了眼原基，但模型上不清楚。

（5）34 天人胚（图 2-21-10 ⑤）：眼原基前移，第 1 鳃沟两侧出现了耳丘（结节状隆起），即外耳原基。上肢芽已开始分节，但模型上未显示出来。

（6）37 天人胚（图 2-21-10 ⑥）：上、下肢芽皆已分节。第 1 鳃沟凹入，将形成外耳道，第 3 鳃弓已渐退化（被第 2 鳃弓覆盖）。眼原基进一步发育。

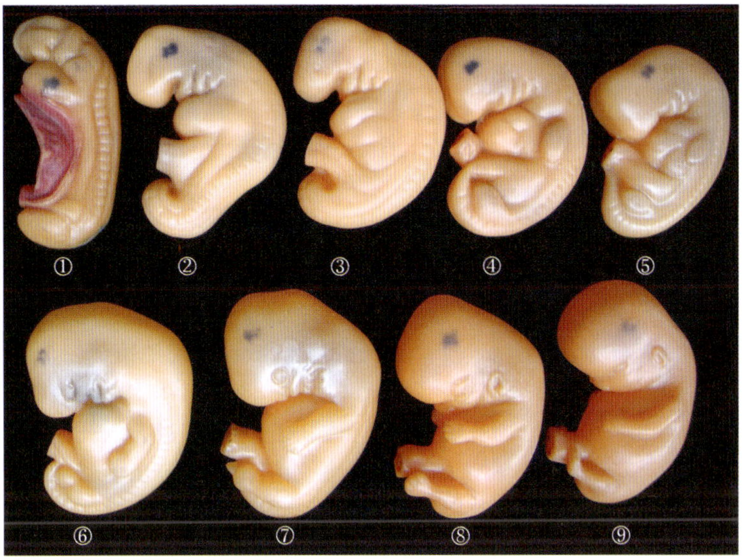

图 2-21-10　人胚外形演变模型

（7）40 天人胚（图 2-21-10 ⑦）：眼原基及耳丘明显。上肢芽出现指线。

（8）46 天人胚（图 2-21-10 ⑧）：耳郭形成。眼、鼻及眼睑皆很清楚，下肢芽出现趾线，体节和尾已消失。心凸、肝凸已不明显。

（9）60 天胎儿（图 2-21-10 ⑨）：指、趾皆已长出，颈已形成，两眼更向前靠拢。

2. 观察人胚标本

（1）5 周人胚（图 2-21-11）：胚体屈向腹侧呈“C”形，胚头大，颈部可见 5 对鳃弓，眼原基在头部侧面，上、下肢芽出现；腹前有大隆起为心包隆起。背部可见体节。尾端可见尾。

（2）第 7 ～ 8 周人胚标本（图 2-21-11）：胚头部特别大，胸腹部膨隆，头弯向胸部，可见头部已出现耳郭，但位置很低。眼睑尚未闭合，上肢的指比下肢的趾明显。脐带粗大（因尚有肠袢盘曲在脐腔内）。尚不能分辨外生殖器的性别。

（3）第 3 月末人胎标本（图 2-21-12）：胎头仍很大，眼睑已闭合，颈明显，指甲已长出，肠袢已退回腹腔，故脐带相对缩小，性别可辨。

（三）胎膜与胎盘

1. 人胚胎膜演变模型（图 2-21-13）

（1）模型 1（图 2-21-13A）：可见胚泡之内细胞群已分化形成上胚层（浅蓝）和下胚层（黄）。

（2）模型 2（图 2-21-13B）：上胚层（深蓝）和下胚层（黄）紧贴形成胚盘，羊膜腔位于胚盘上方，其壁称为羊膜（浅蓝）。卵黄囊位于胚盘的下方。羊膜与细胞滋养层（绿色）相连的部分称为体蒂。滋养层有绒毛形成，称为绒毛膜。胚外中胚层（橘黄）内的大腔，为胚外体腔。

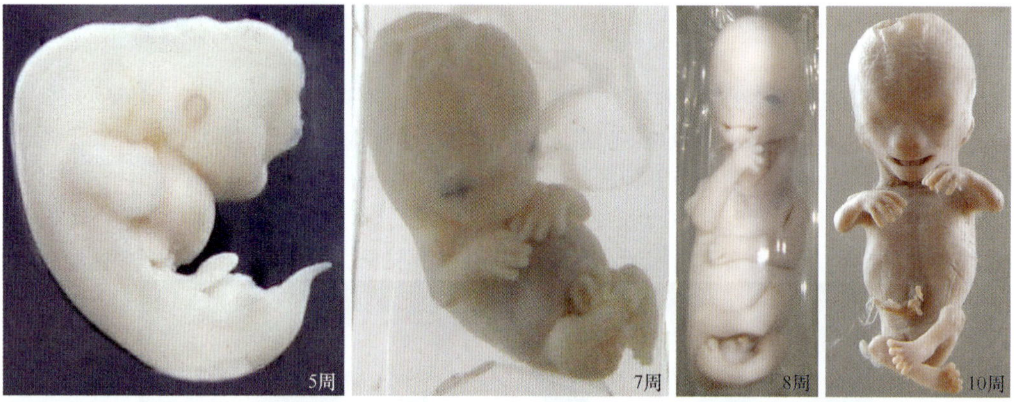

图 2-21-11　人胚标本

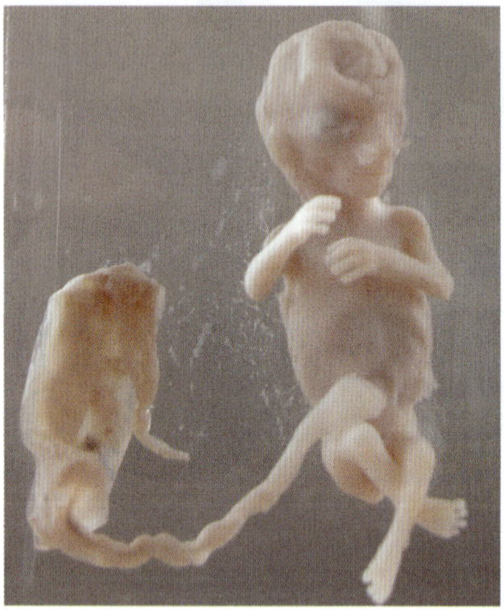

图 2-21-12　12 周人胚标本

（3）模型 3（图 2-21-13C）：羊膜囊、卵黄囊均扩大，三胚层胚盘形成。体带移至胚体的尾端，其内有尿囊（黄色），它是卵黄囊尾侧向体带长出的一条盲管。绒毛膜上的绒毛均匀地覆盖在整个绒毛膜的表面。

（4）模型 4（图 2-21-13D）：胚体发生头褶、尾褶、侧褶，卵黄囊顶的内胚层被卷入胚体，形成原始消化管（黄色）。原始消化管可分出前肠、中肠和后肠。中肠以细的卵黄蒂与卵黄囊相连。随着羊膜囊的扩大，羊膜附着处由胚盘周缘移向胚体腹侧，使体带及其中的尿囊与卵黄囊靠拢。绒毛膜上，近体带的一面绒毛数目增多，形成丛密绒毛膜。其余部分的绒毛退化消失，形成平滑绒毛膜。

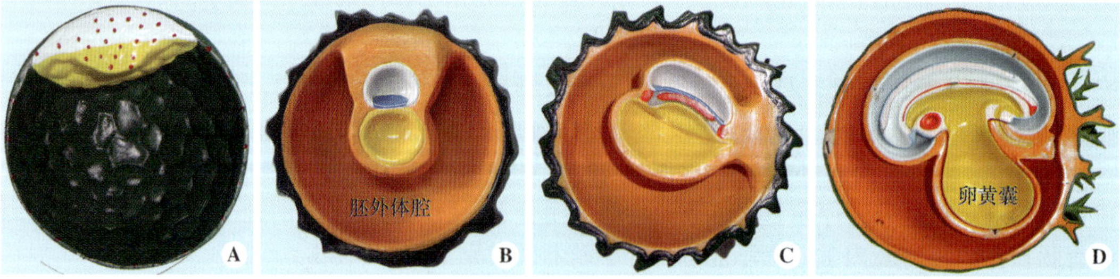

图 2-21-13　胎膜模型

2. 胎膜与蜕膜模型（图 2-21-14）　此为子宫额状切面。子宫内有一 5 周胎龄的胚胎。根据胚胎植入的位置可区分出子宫的基蜕膜、包蜕膜和壁蜕膜。胚胎在羊膜腔内，借脐带与绒毛膜相连。脐带内可见脐动脉（红色）和脐静脉（蓝色）以及卵黄蒂、尿囊（绿色），绒毛膜已分为平滑绒毛膜和丛密绒毛膜。羊膜与平滑绒毛膜已靠近，其间尚存狭窄的胚外体腔。

实际上，羊膜和绒毛膜没有模型上这么厚。丛密绒毛膜上的绒毛内含有小血管与脐血管相连。包蜕膜与壁蜕膜已靠近，使子宫腔变小。

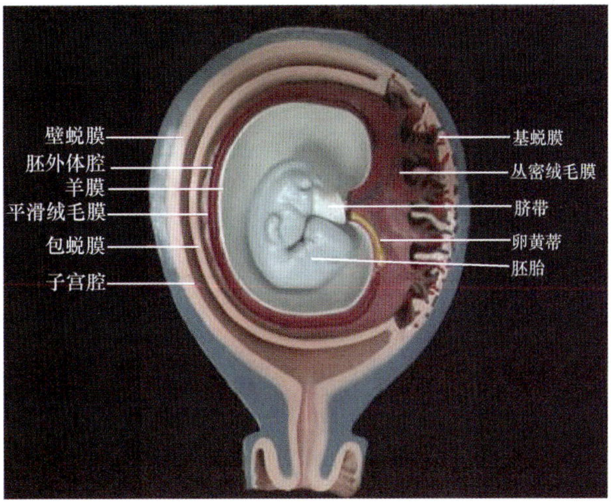

图 2-21-14　胎膜与蜕膜模型

观察丛密绒毛膜的蜕膜面，可见绒毛悬于胎盘的绒毛间隙内。基蜕膜突入绒毛间隙的部分为胎盘隔。模型中未显示绒毛主干与基蜕膜相连接的细胞滋养层壳，为模型不足之处。

（试想随着胚胎进一步长大，胚外体腔和子宫腔是否还存在？）

3. 人类衣胞标本　衣胞可分为三部分：

（1）胎盘：为厚的圆盘状物。主要由丛密绒毛膜和基蜕膜构成。光滑而布满血管的一面称胎儿面，上有半透明的羊膜覆盖，透过羊膜可见脐血管的分支在绒毛膜板内呈放射状分布。凹凸不平的一面称母体面，可见十多个凸出的小区，称胎盘小叶（图 2-21-15）。

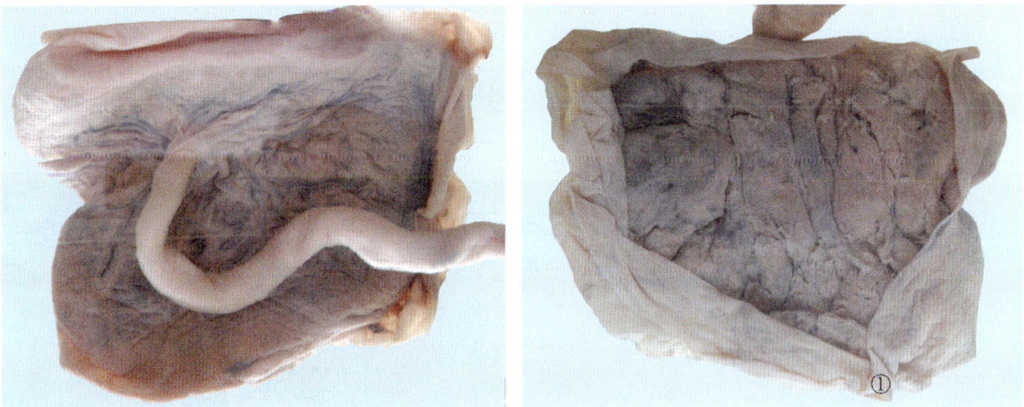

图 2-21-15　人类胞衣标本

左：胎儿面；右：母体面；①非胎盘部分

（2）脐带：连于胎盘正中，是由羊膜包裹体蒂、尿囊及卵黄蒂而成。观察脐带的横断面，可以见到胶样结缔组织中有两根较细的脐动脉和一根较粗的脐静脉。

（3）非胎盘部分：较薄，占衣胞面积的大部分。但标本上大部分已被撕掉，保留不多。它由羊膜、平滑绒毛膜、包蜕膜和壁蜕膜构成。

4. 胎儿及胎膜标本　胎龄约 5 月左右胎儿（图 2-21-16），位于羊膜腔内，悬浮于羊水中，借脐带与胎盘相连。绒毛膜已可明显地被区分为丛密绒毛膜和平滑绒毛膜两部分。标本是通过手术由子宫取出，在绒毛膜上难免附有子宫蜕膜成分。

5. 胎盘绒毛切片

【实验材料】　3～4 月人胎盘，HE 染色。

视野下有数根绒毛，其间的腔隙即绒毛间隙。绒毛的中轴为胚性结缔组织（胚外中胚层），其细胞多突，相连成网状。胚性结缔组织内有毛细血管及小动、静脉。在绒毛表面有两种细胞，最外层是合体滋养层，为一片深染的细胞质，胞质内含多个细胞核。在合体滋养层与胚性结缔组织之间，尚可找到两三个细胞排成一排的细胞滋养层，细胞着色浅，细胞界限明显（图 2-21-17）。

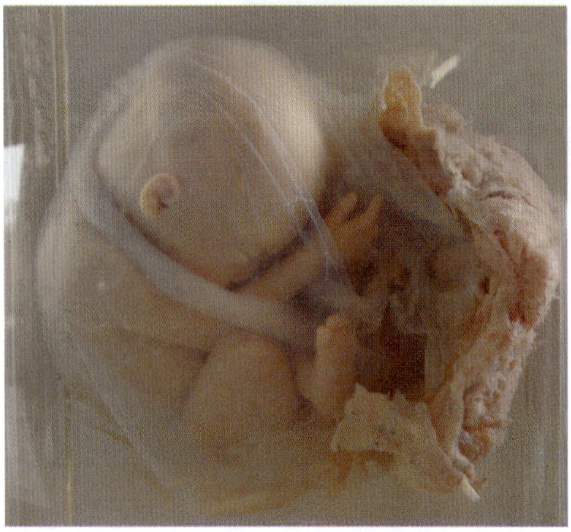

图 2-21-16　胎儿及胎膜标本

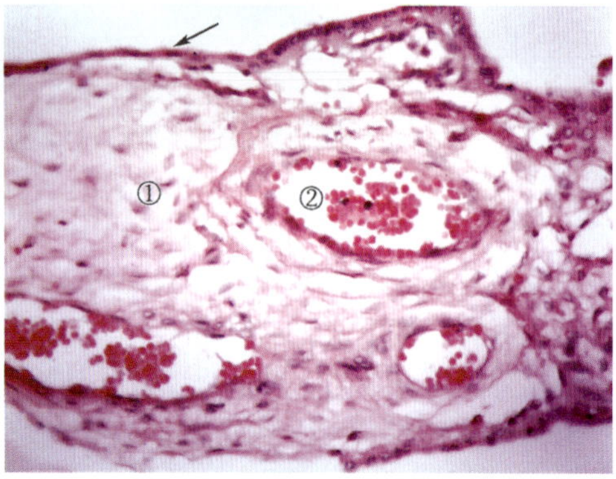

图 2-21-17　胎盘绒毛高倍观

①胚外中胚层；②血管；箭头所指为滋养层

（四）先天性畸形

1. 联体双胎（图 2-21-18）

2. 神经管缺陷　由于神经管闭合不全而出现的先天畸形，主要表现为脑、脊髓和颅骨与脊柱异常。

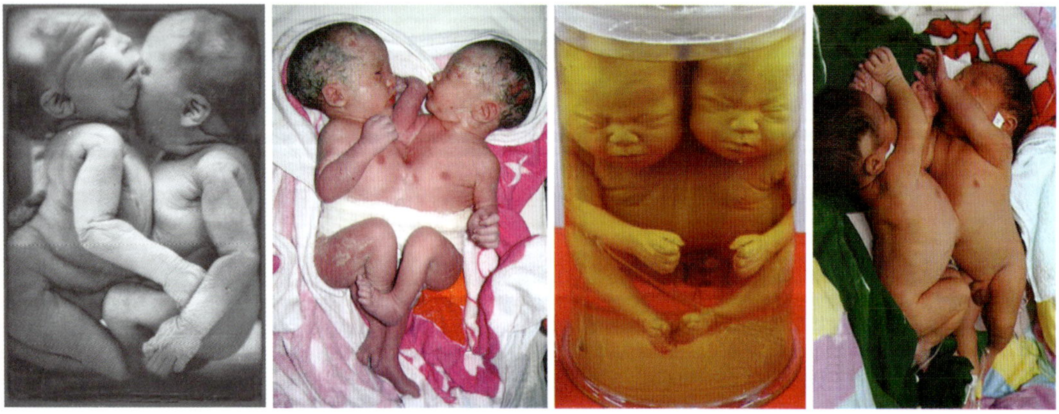

图 2-21-18　联胎

（1）无脑儿（图 2-21-19A）：脑组织很少，并有颅骨缺失。腹面观头部仅由颌面组成。

（2）脑膜脑膨出（图 2-21-19B）：胎儿头部有软性膨出物，颅骨缺损。

3. 葡萄胎　绒毛肿胀呈水泡状，形似生长阶段的葡萄，可分为完全性和部分性两类。

图 2-21-19C 所示为完全性葡萄胎，绒毛细长呈棉絮状为正常绒毛，绒毛呈葡萄状即病变所在。

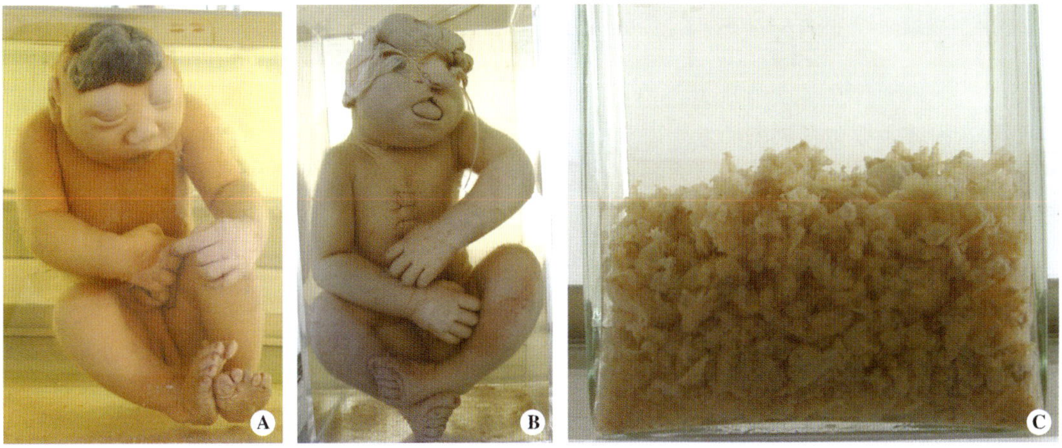

图 2-21-19　先天性畸形

三、作　　业

【复习思考题】

（1）受精卵如何发育成具有两胚层胚盘的胚胎？

（2）胚内中胚层是怎样形成的？它将分化为哪些早期结构？

（3）胚体外胚层分化为哪些结构？在分化过程中可能出现哪些畸形？

（4）胎膜包括哪些结构？请说明它们的来源、结局及在胚胎发育中的作用。

（5）衣胞包括哪些部分?

（6）试述胎盘的结构及功能。

（罗红梅）

第二十二章　颜面的发生

本章内容主要包括鳃器的发生、颜面发生、腭的发生、舌的发生和颈的形成。重点实习颜面发生。颜面发生与鳃器的演变密切相关，鳃器是胚胎的临时性结构，包括鳃弓、鳃沟、咽囊和鳃膜。早期胚胎的颜面由一个口凹及其周围 5 个突起组成，5 个突起分别是额鼻突、左右上颌突及左右下颌突，它们是颜面发生的原基。

一、实验目的

（1）掌握腮器的组成。
（2）掌握颜面的发生及颜面发生中可能出现的畸形。
（3）了解口腔与鼻腔的分隔及分隔过程中可能出现的畸形。
（4）了解颈的发生。

二、实验内容

观察显示颜面和颈部发生的 5 个胚胎头部模型（图 2-22-1）。

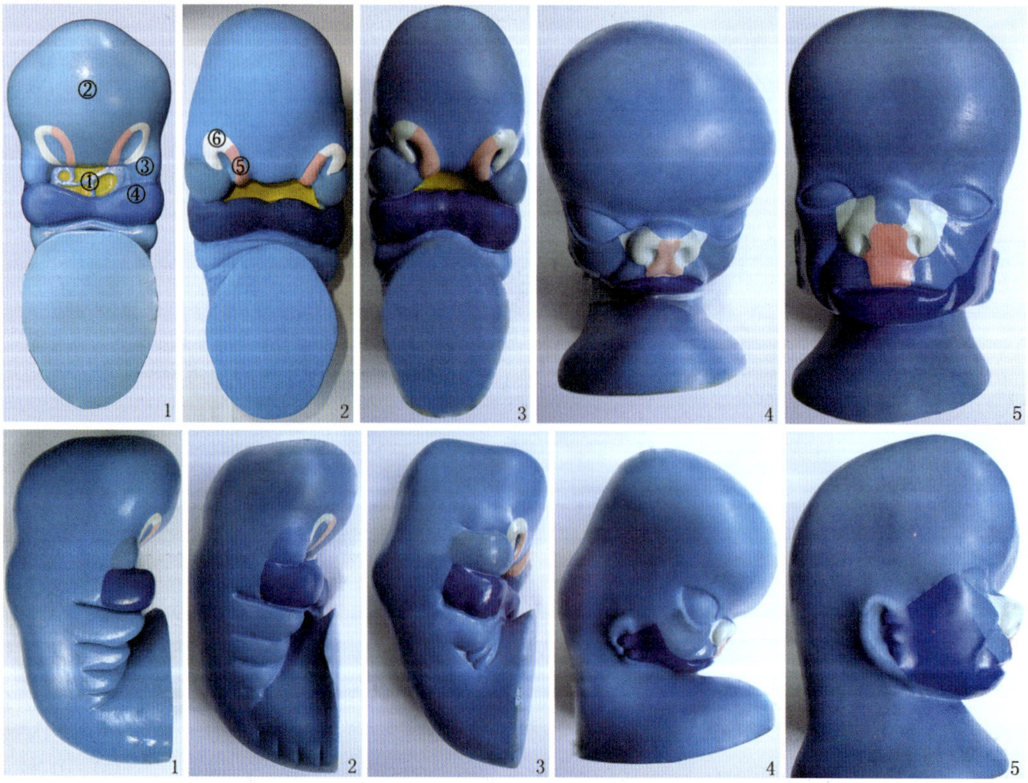

图 2-22-1　颜面发生模型 1 ～ 5（上排为腹面观，下排为侧面观）

①口咽膜；②额鼻突；③上颌突；④下颌突；⑤内侧鼻突；⑥外侧鼻突

1. 模型 1　第 4 周胚胎头部模型。腹面观可见胚胎的颜面由 5 个突起组成：头端较大的为额鼻突（浅蓝），两侧为上颌突（中蓝）和下颌突（深蓝）各一对。5 个突起所包围的凹陷为口凹（原始口腔），其底为口咽膜，口咽膜已开始破裂。额鼻突下缘两侧外胚层局部增厚形成一对鼻板。侧面观可见 5 对背腹走向的鳃弓，鳃弓之间的沟为鳃沟。第 1 对鳃弓末端分叉成为上颌突和下颌突。

2. 模型 2　第 5 周胚胎头部模型。此时鼻板中央凹陷形成鼻窝（浅蓝），周边的隆起分别称内侧鼻突（浅红色）和外侧鼻突（白色）。两侧的上颌突向中线生长，尚未愈合。左右下颌突已愈合，将形成下颌与下唇。口咽膜已破，原始口腔与咽相通。侧面观第 2 对鳃弓生长快于第 3 ～ 6 对鳃弓。

3. 模型 3　第 6 周胚胎头部模型。鼻窝加深，形成原始鼻腔。左右内侧鼻突（浅红）向中线靠拢，其下缘部分向下延伸，上颌突（中蓝）与外侧鼻突（白色）之间的沟为鼻泪沟；外侧鼻突外侧的隆起为眼的原基。第 1 对鳃沟周围形成了几个耳丘（耳郭的原基，呈小结节状）。第 2 对鳃弓向尾侧生长，即将覆盖第 3 ～ 6 对鳃弓，二者间的缝隙为颈窦。

4. 模型 4　第 7 周胚胎头部模型。左、右上颌突（中蓝）已分别与同侧外侧鼻突（白色）、内侧鼻突（浅红）愈合形成上颌与上唇的外侧份，与同侧下颌突融合形成面颊；外侧鼻突已形成鼻翼，其与上颌突之间的鼻泪沟已愈合消失，原始鼻腔汇合聚中，但外鼻孔朝向腹侧；两内侧鼻突（浅红）相互融合；眼已基本移至颜面正前方；侧面观可见第 1 对鳃沟已形成外耳道，其周围的耳丘正在融合形成耳郭。第 2 对鳃弓完全覆盖第 3 ～ 6 对鳃弓，颈窦闭合，颈形成。

5. 模型 5　第 8 周胚胎头部模型，颜面已基本形成。左右内侧鼻突（浅红）合并形成鼻尖及鼻梁，下缘已延伸形成包括人中在内的上唇正中部分；额鼻突已发育为前额；眼已移至正前方，眶距变窄，眼睑尚未形成；外鼻孔由朝向腹侧转向尾侧；随着颈部的形成，耳郭由尾侧升向头侧，接近成体位置。颜面基本上已具备人的面部形状。

三、作　　业

【复习思考题】

（1）颜面发生时可能出现的畸形有哪些，其主要成因是什么？

（2）颈是如何形成的？颈发生中可能出现的畸形是什么？

（罗红梅）

第二十三章　消化系统和呼吸系统的发生

人胚发育的第 3 ～ 4 周，随圆柱形胚体的逐渐形成，卵黄囊顶部的内胚层被包入胚体内形成原始消化管，其头段称前肠，尾段称后肠，与卵黄囊相连的中段称中肠。前肠将发育分化为咽、甲状腺、食管、胃、十二指肠上段、肝、胆、胰及喉以下的呼吸系统；中肠将发育分化为十二指肠中段至横结肠右 2/3 的肠管；后肠将发育分化为从横结肠左 1/3 至肛管上段的肠管。

一、实验目的

（1）掌握咽囊的发生和演变及可能出现的畸形。

（2）掌握胃肠的发生和泄殖腔的分隔及其在发生中可能出现的畸形。

（3）了解肝、胆道系统和胰的发生及可能出现的畸形。

（4）了解呼吸系统的发生及可能出现的畸形。

二、实验内容

（一）原始消化管的发生及早期演变

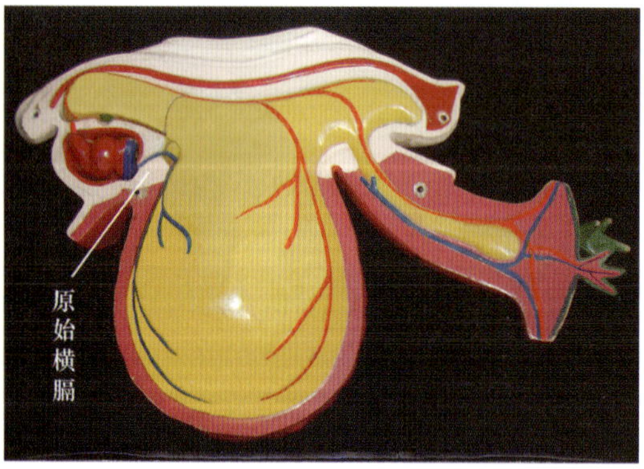

图 2-23-1　模型 15

观察大型人胚模型 15 ～ 17。

1. 模型 15（图 2-23-1）　第 4 周初之人胚模型。取下左侧外胚层及中胚层，由于胚盘发生头褶、尾褶及侧褶，卵黄囊顶部的内胚层已被卷入胚体形成原始消化管，分为前肠、中肠和后肠（黄色），中肠腹侧连于卵黄囊。前肠头端与口凹底的外胚层相贴，为口咽膜。前肠的头端膨大呈扁囊状，称原始咽，原始咽两侧向外膨出成第 1 对咽囊，原始咽底壁长出囊状隆起即甲状腺原基（绿色），前肠末端腹面内胚层增生形成一隆起称肝憩室（黄色），突入原始横膈（粉红色，由间充质组成）中，后肠末端腹侧内胚层与外胚层（粉红色）相贴，共同形成泄殖腔膜，尿囊连于后肠腹面，后肠的尾段膨大，称为泄殖腔。

2. 模型 16（图 2-23-2）　第 4 周末人胚模型。拿掉左侧外胚层及中胚层，找到原始消化管（黄色），分出前肠、中肠及后肠，原始咽呈扁平囊状，口咽膜已破，原始咽与口凹相通，原始咽两侧壁各长出四个袋状隆起，即第 1、第 2、第 3 及第 4 对咽囊，它们的侧壁与鳃沟的外胚层相贴，在原始咽底壁正中线上有甲状腺基（绿色）（图 2-23-3）。原始咽尾端的前肠腹侧壁已发生喉气管憩室，其背侧的前肠将形成食管，食管尾侧的前肠稍膨大将来分化成胃。肝憩室（褐色）突入横膈内，中肠此时甚短，其腹侧借卵黄蒂与卵黄囊相连，泄殖腔腹面与体蒂内的尿囊相通。泄殖腔末端腹侧壁的内胚层与外胚层相贴，构成泄殖腔膜。

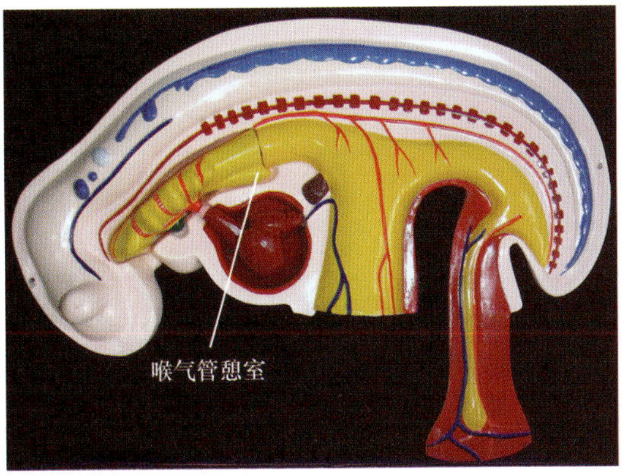

图 2-23-2　模型 16

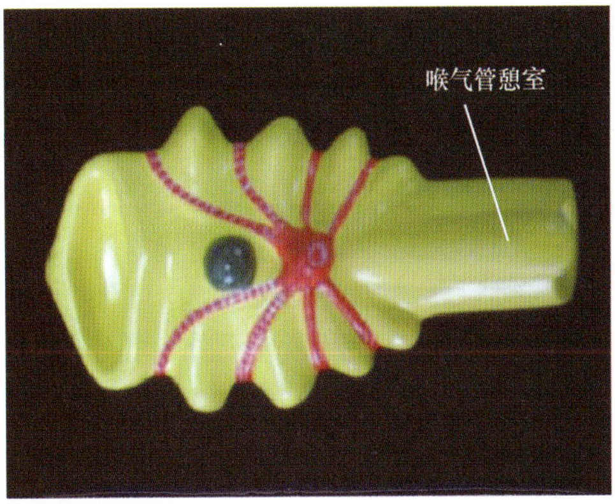

图 2-23-3　16 号模型前肠头端腹面观

3. 模型 17（图 2-23-4）　第 5 周人胚模型。

（1）原始咽的分化（图 2-23-4，图 2-23-5）：取下左侧外胚层及内胚层，可见咽扩大成扁平三角形（黄色），其侧壁有 5 对咽囊，第 1 对咽囊将分化为咽鼓管及中耳鼓室，第 2 对咽囊将形成腭扁桃体的上皮和隐窝，第 3 对咽囊的腹份将分化为胸腺（褐色），随心脏下降进入前纵隔，第 3、第 4 对咽囊的背份将分别分化为下、上甲状旁腺（蓝色），第 5 对咽囊形成后鳃体（绿色）。甲状腺原基（绿色）已分化为左右两叶。

（2）食管、气管及肺的发生（图 2-23-4，图 2-23-5）：喉气管憩室已与其背面的食管分开，其末端分化为左右肺芽并突入胸膜腔中，脏壁中胚层包在它的表面共同形成肺脏。食管已变细长。

（3）胃和十二指肠的发生（图 2-23-4）：胃扩大，背侧壁形成胃大弯；腹侧壁形成胃小弯，十二指肠生长快，弯曲呈马蹄铁型。

（4）肠袢的分化（图 2-23-4）：中肠迅速延长，形成“U”形中肠袢，突入脐带内的胚外体腔中，肠袢顶端连有卵黄蒂，在肠袢尾支上有一囊状膨大，为盲肠突，泄殖腔被尿直肠隔（粉红色）部分分隔，背主动脉的分支——肠系膜上动脉（红色）进入肠袢中。

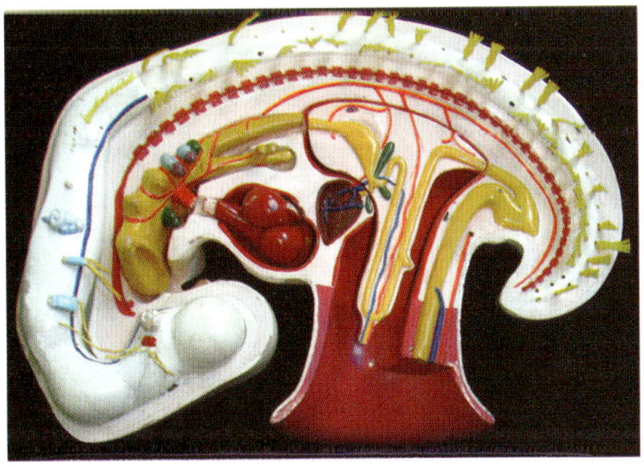
图 2-23-4　模型 17

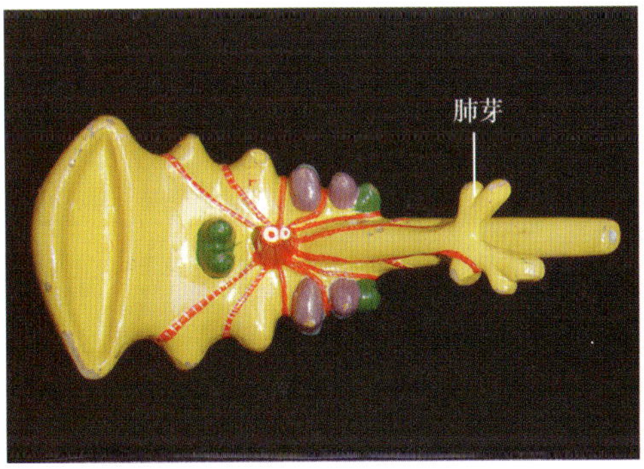

图 2-23-5　模型 17 中的前肠头端腹面观

（5）肝、胰及脾的发生（图 2-23-4）：肝憩室末端分为头、尾两支，头支在横膈中迅速生长，形成肝脏（褐色），并开始由横膈突入腹膜腔，尾支形成胆囊（绿色）和胆囊管，肝憩室的近段分化为胆总管（黄色），前肠末端内胚层增生长出背胰及腹胰（绿色）。在网膜囊的背侧可见脾脏的始基（褐色）。

（6）泄殖腔的分隔（图 2-23-4）：在后肠与尿囊的交界处，间充质向尾侧增生，形成尿直肠隔（粉红色），将泄殖腔分为背、腹两部分，背侧为原始直肠，腹侧为尿生殖窦。

（二）胃肠发生及其转位

观察 5 个胃肠发生模型（从胚胎腹面观察）。

模型 1（图 2-23-6）：此时消化管为一直形管道，胃和肠借背系膜连于腹后壁（绿色底板），胃呈梭形膨大，胃及胃背系膜为肉红色，中肠为蓝色，后肠以红色代表，中肠前端已长出腹胰及背胰（灰色）。以卵黄蒂为界可分出中肠袢的头支和尾支。

模型 2（图 2-23-6）：胃大弯已转至左侧，胃小弯在右侧，中肠袢已转 90°（头支转至右侧，尾支转至左侧）并进入脐腔内，尾支上出现了盲肠突。

模型 3（图 2-23-6）：中肠袢仍在脐腔内，头支长并盘曲，尾支上的盲肠突明显，胃的大网膜上长出了脾脏。

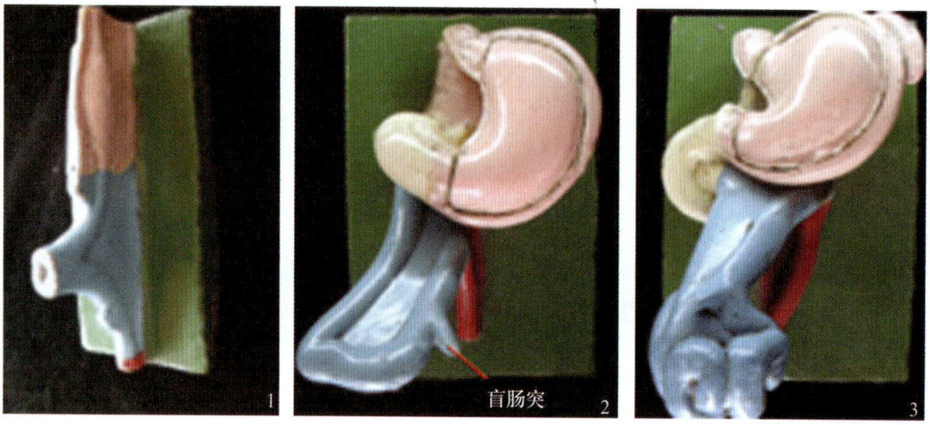

图 2-23-6　胃肠发生模型 1 ～ 3

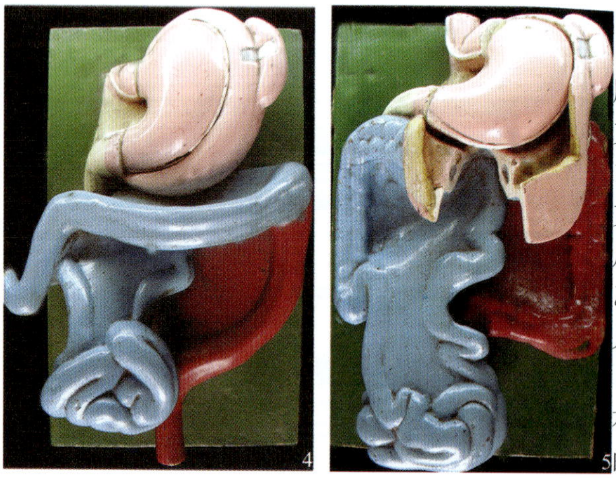

图 2-23-7　胃肠发生模型 4 ～ 5

模型 4（图 2-23-7）：中肠袢已返回腹腔，头支形成了空肠与回肠大部，尾支返回腹腔时，向头侧，再向右侧转了 180°，以致盲肠突位于腹腔右上部，尾支大部分位于小肠之上，即为横结肠，后肠上段移至腹腔左侧，形成降结肠和乙状结肠，此模型的空肠及回肠位置被人为地拉下，不是正常位置。

模型 5（图 2-23-7）：盲肠突下降至右髂窝，升结肠形成。中肠袢尾支形成的器官有部分回肠、盲肠、阑尾、升结肠及横结肠右 2/3，横结肠左 1/3 段来自后肠（红色），本模型中空肠、回肠的位置被人为地拉至直肠的前方，不是正常位置。

（三）中肠和后肠演变模型（图 2-23-8）

模型 1：人胚胎第 6 周，中肠袢突入脐腔，并以肠系膜上动脉为轴心逆时针旋转了 90°，头支转到右侧，尾支转到左侧。

模型 2：人胚胎第 10 周，中肠袢退回腹腔，头支先回，尾支后回。在退回腹腔时肠袢继续逆时针旋转 180°。头支的头端转到左侧，尾支的头端转到右侧。盲肠突位于腹腔右上部。

模型 3：中肠袢头支演化为十二指肠远段、空肠与回肠大部，占据腹腔中部；盲肠突下降至右髂窝，其近段发育为盲肠，远段形成阑尾。中肠袢尾支形成的器官有：少部分回肠、盲肠、阑尾、升结肠及横结肠右 2/3，横结肠左 1/3 段来自后肠。

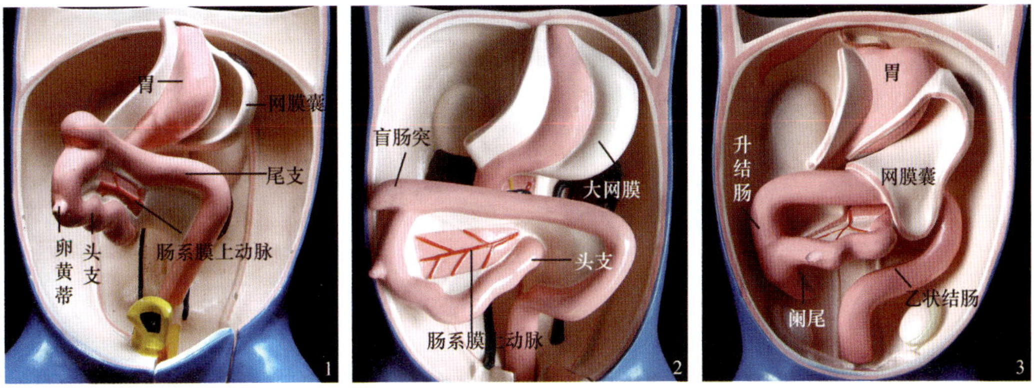

图 2-23-8 中肠和后肠演变模型 1 ～ 3

三、作 业

【复习思考题】

（1）原始消化管演化成哪些器官？在发育过程中常见畸形有哪些？

（2）肝、胆、胰发生的原基是什么？位于何处？其分化如何？

（3）气管食管瘘是如何形成的?

（屈丽华 龙双涟）

第二十四章　泌尿系统和生殖系统的发生

泌尿系统和生殖系统的主要器官都起源于间介中胚层，两者在解剖位置上关系非常密切，胚胎发生过程也密切相关。胚胎第 4 周初，间介中胚层头段形成生肾节，尾段形成生肾索。第 4 周末，生肾索增生为尿生殖嵴，与体节分离，形成中肾嵴和生殖腺嵴一起突向体腔。前肾于第 4 周初形成于生肾节内，第 4 周末退化；中肾于第 4 周末形成于生肾索内，至第 2 月末退化；后肾于第 5 周初开始发生，为永久肾。

一、实验目的

（1）了解前肾和中肾的发生。

（2）掌握后肾的发生及其先天性畸形。

（3）掌握膀胱和尿道的发生。

（4）掌握男性和女性生殖腺的发生。

（5）掌握中肾管和中肾旁管的发生和分化及其可能出现的畸形。

（6）了解外生殖器的形成和分化及可能出现的畸形。

二、实验内容

（一）前、中、后肾发生

1. 前肾的发生　观察模型 15（图 2-24-1）：第 4 周初人胚模型。模型左半中胚层，在体节外侧生肾节（间介中胚层）处，可见 6 对横行小管，叫前肾小管（绿色），前肾小管的内侧端开口于胚内体腔，外侧端（模型为内侧，是错的）弯向尾侧相互连通成前肾管。

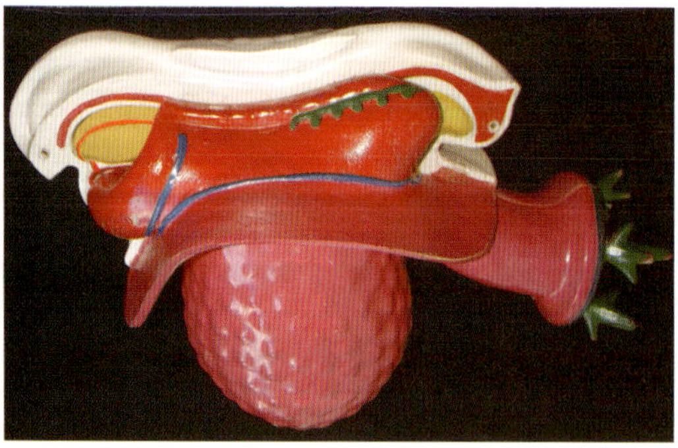

图 2-24-1　15 号模型

2. 中肾的发生　观察模型 16（图 2-24-2）：第 4 周末人胚模型背面观和侧面观。模型左半中胚层，前肾尾侧生肾索内分化出数十对中肾小管（绿色），每条中肾小管外侧端开口于中肾管（由前肾管向尾端延伸而成），中肾管尾侧末端开口于泄殖腔的侧壁。从腹侧观察腹膜腔时，可见中肾嵴隆起（红色）。

3. 后肾发生

（1）观察模型 17（图 2-24-3）：第 5 周人胚模型。模型右半中胚层（图 2-24-3A），从腹侧观察，在腹膜腔的背壁可见一巨大隆起，即中肾嵴，中肾嵴内侧的纵行隆起叫生殖腺嵴。由背面观察左半中胚层（图 2-24-3B），可见有多条横向的中肾小管（绿色），每条中肾小管的内侧端是肾小囊，外侧端开口于中肾管（绿色）。中肾管末端开口于泄殖腔的侧壁。中肾管在进入泄殖腔之前，向其背面头侧长出输尿管芽，生后肾组织（赤褐色）包在输尿管芽的外面（有的模型已脱落，可看胚体尾段模型）。

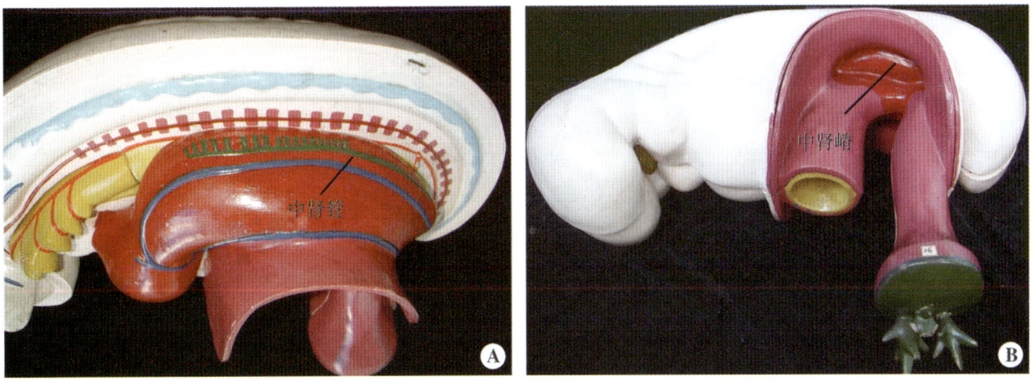

图 2-24-2　16 号模型 背面观（A）和腹面观（B）

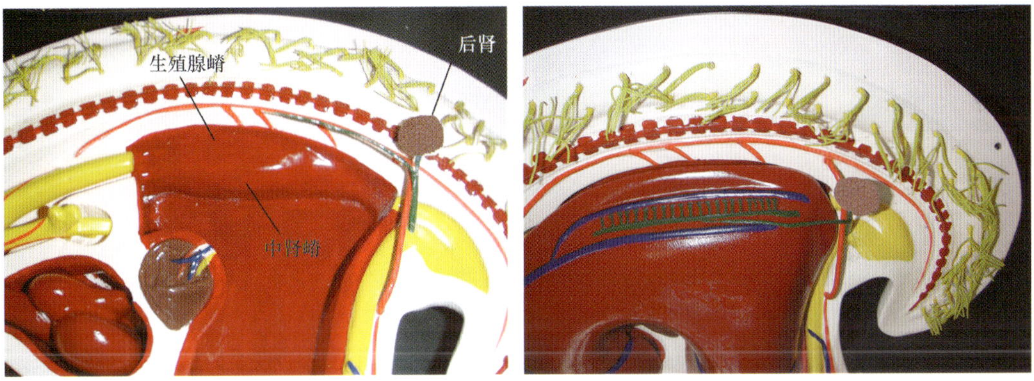

图 2-24-3　17 号模型

（2）观察第 6 周胚胎胚体尾段模型（图 2-24-4）：模型横断面上（图 2-24-4A），由背侧至腹侧依次可见神经管（蓝色）、脊索（红色，实心）、背主动脉（红色）。背主动脉发出的分支，伸入“S”形中肾小管（红色）内侧端的肾小囊内。中肾小管的外侧端与中肾管相通。

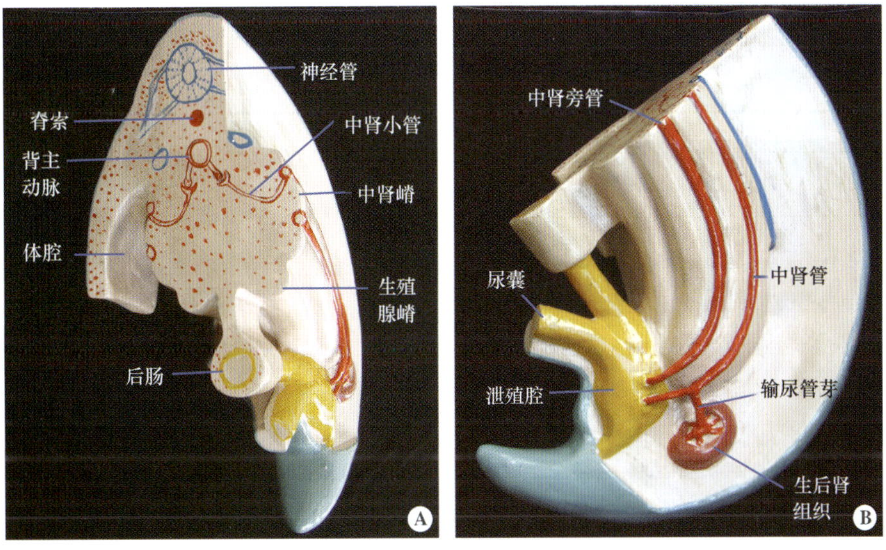

图 2-24-4　6 周胚尾段模型

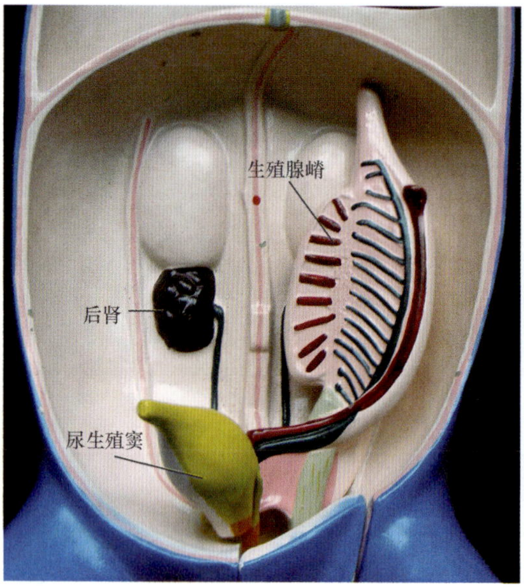

图 2-24-5　8 周人胚腹面观

后肠（黄色）借背系膜悬于胚内体腔中。包在后肠外面的是脏壁中胚层（粉红色）。衬在体表外胚层（蓝色）下面的是体壁中胚层（粉红色），两者之间的腔为体腔。

左侧面（图 2-24-4B）可见后肠末端膨大部分为泄殖腔，其腹面有尿囊（黄色）相连。中肾管下行开口于泄殖腔，中肾管内侧为中肾旁管（红色）。中肾管在接近泄殖腔处发出输尿管芽，为输尿管、肾盂、肾盏和集合管的原基。包裹输尿管芽的红色帽状结构为生后肾组织。

（3）第 8 周胚胎腹面观：可见中肾大部分退化，中肾管及靠近生殖腺嵴的少部分中肾小管（绿色）保留，后肾已从盆腔升入腹腔，肾上方为发育中的肾上腺（图 2-24-5）。

（二）膀胱和尿道的发生

膀胱和尿道来源于尿生殖窦。观察胚体尾段模型：

（1）第 6 周胚胎胚体尾段模型（图 2-24-4）。

（2）第 8 周胚胎胚体尾段模型（图 2-24-6）：此模型能见的结构大致与 6 周胚胎尾段模型相同，但此时泄殖腔已经分隔，为观察重点所在。

后肠与尿囊交界处的间充质增生，形成尿直肠隔（粉红色），将泄殖腔分为背侧的原始直肠，腹侧的尿生殖窦。泄殖腔膜尚未被分隔。中肾管末段已并入尿生殖窦参与膀胱的形成，中肾管和输尿管分别开口于尿生殖窦。

图 2-24-7 为第 8 周胚胎腹面观，发育中的膀胱（黄色）被切开，可见中肾管（绿色）末段并入尿生殖窦处形成膀胱三角。

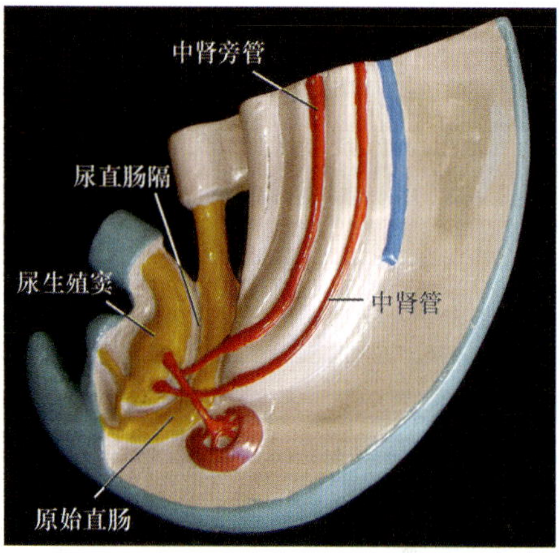

图 2-24-6　8 周胚尾段模型

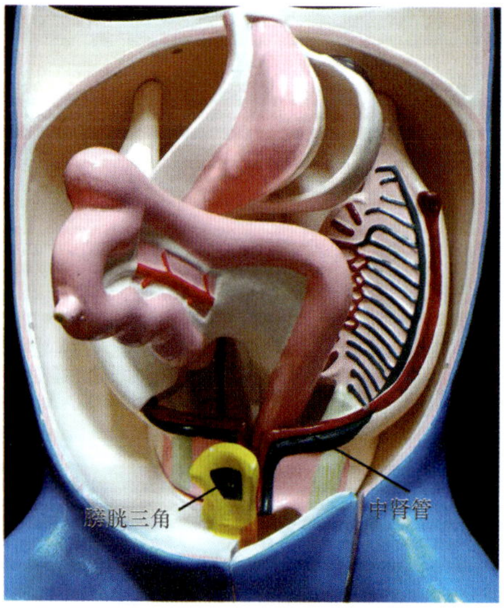

图 2-24-7　8 周人胚腹面观

（3）第 11 周胚胎胚体尾段模型（图 2-24-8）：泄殖腔已完全分隔，泄殖腔膜也被分为背、腹两份。背份为肛膜，已破裂，直肠与外界相通；腹份为尿生殖窦膜。输尿管伸长，后肾上升到腰部。尿生殖窦的上段膨大，形成膀胱。（此外还有哪些结构参与形成膀胱？）

在男性（图 2-24-8A），尿生殖窦的中段形成尿道前列腺部和膜部，下段形成尿道海绵体部。在女性（图 2-24-8B），尿生殖窦的中段形成尿道，下段形成阴道前庭。

（三）生殖系统发生

1. 性别未分化期（胚胎第 6 周，图 2-24-4）　观察 6 周胚胎尾段模型，间介中胚层已向体腔隆起形成尿生殖嵴。尿生殖嵴略可分出外侧的中肾嵴和内侧的生殖腺嵴。中肾管（红色）纵行，其尾端通入泄殖腔。中肾旁管（红色）位于中肾管内侧，是由体腔上皮内陷而形成的纵行小管。

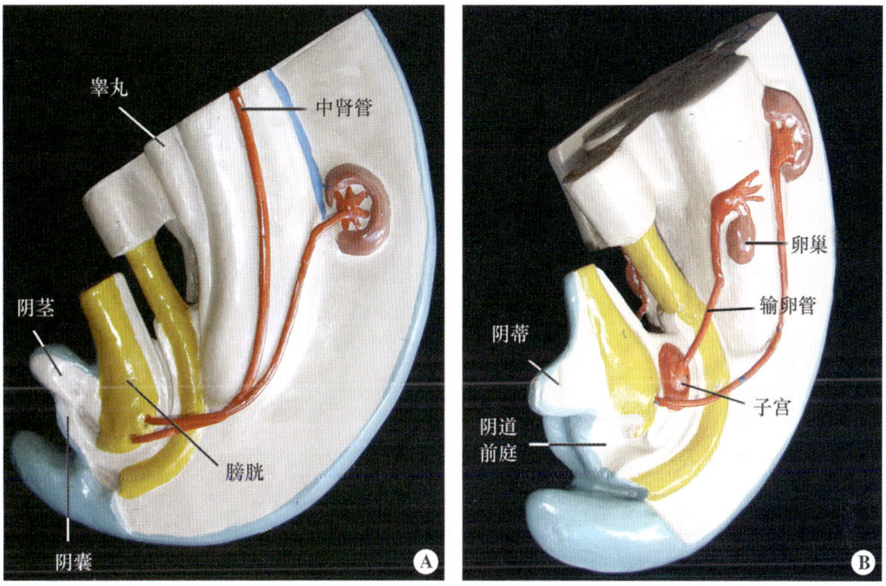

图 2-24-8　11 周胚胎尾段模型，男（A），女（B）

2. 性别未分化期（胚胎第 8 周，图 2-24-6，图 2-24-9）　图 2-24-6 为 8 周胚胎尾段模型，可见中肾管开口于尿生殖窦。中肾旁管中段位于中肾管内侧，下段左右合并，末端突入尿生殖窦背侧壁。外生殖器可分辨生殖结节、尿生殖沟和尿生殖褶。

图 2-24-9 为第 8 周人胚模型，去除前腹壁，可见中肾嵴、生殖腺嵴、中肾管（绿色）和中肾旁管（红色），中肾嵴尾端的条索状结构为引带（乳白色）。切除左侧中肾嵴和生殖腺嵴腹侧，可见生殖腺嵴由初级性索和间充质构成；中肾小管大部分退化，中肾管和少部分中肾小管（绿色）保留；中肾旁管起始部呈喇叭形，上段纵行于中肾管外侧，中段越过中肾管腹面向内弯曲横行，下段并列下行合并，突入尿生殖窦背侧壁，在窦腔面形成一隆起，称窦结节。

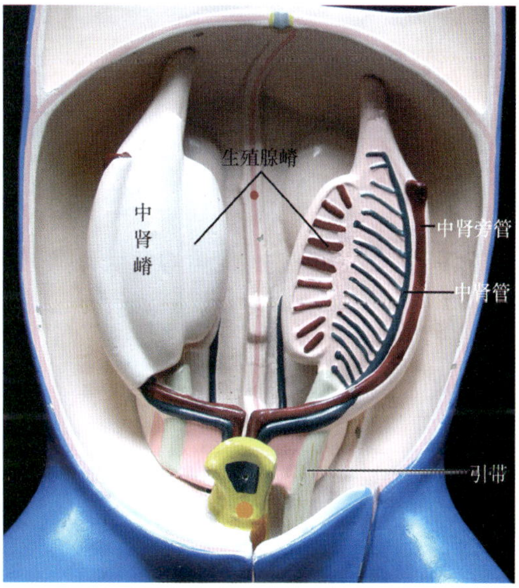

图 2-24-9　8 周人胚模型

3. 已分化为男性（图 2-24-8A，图 2-24-10）　图 2-24-8A 为 11 周人胚胎尾段模型，生殖腺嵴中段已形成睾丸。中肾管保留（想一想中肾管演变成什么结构？），中肾旁管退化。生殖结节进一步生长演变为阴茎，左、右尿生殖褶在腹侧中线融合，形成尿道海绵体，左、右阴唇阴囊隆起向尾端牵拉，于中线愈合形成阴囊。

图 2-24-10 为第 3 月人胚模型，去除前腹壁，显示生殖嵴和生殖管道已向男性方向分化，睾丸已下降至髂窝，停留在腹股沟管内口。

4. 已分化为女性（图 2-24-8B，图 2-24-11）　图 2-24-8 右为 11 周人胚胎尾段模型，卵巢已形成，中肾旁管发育为输卵管、子宫及阴道穹窿，中肾管已退化。生殖结节演变成阴蒂，尿生殖褶演变为小阴唇，阴唇阴囊隆起演变为大阴唇。

图 2-24-11 为第 3 月人胚模型，去除前腹壁，显示生殖嵴和生殖管道已向女性方向分化，卵巢已下降，停留在盆腔。

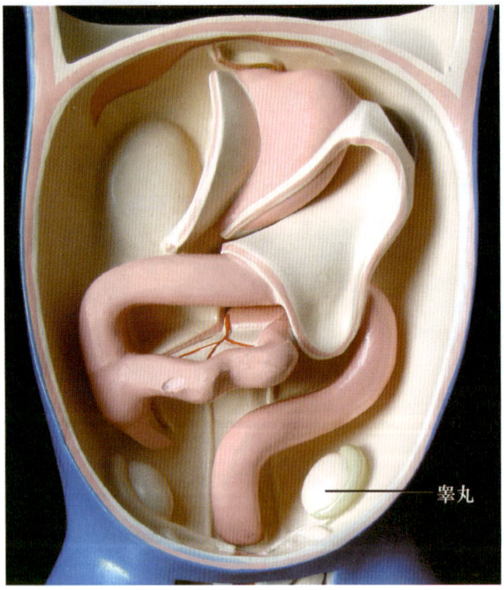

图 2-24-10　3 月人胚模型（已分化为男性）

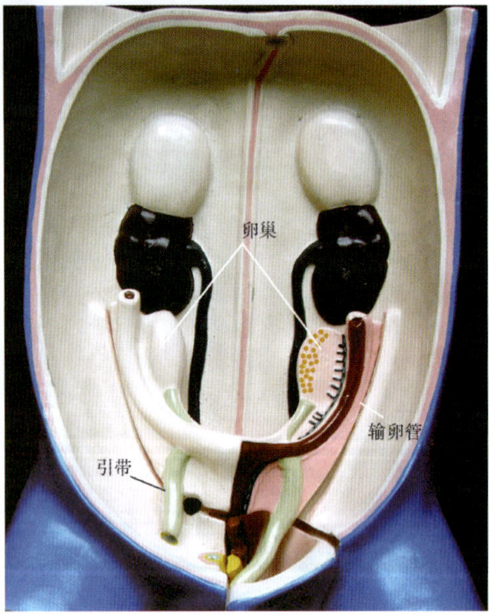

图 2-24-11　3 月人胚模型（已分化为女性）

三、作　　业

【复习思考题】

（1）简述后肾的发生和演变过程。

（2）尿生殖窦的来源和演变如何？

（3）生殖腺和生殖管道的发生和演变如何？

（4）多囊肾、马蹄肾、脐尿瘘的成因是什么？

（屈丽华）

第二十五章　心血管系统的发生

心血管系统是胚胎发生中最早形成并执行功能的系统，早在胚胎第 15 天开始发生，第 18 ～ 20 天左右逐渐形成原始心血管系统，第 3 周末开始血液循环。血液循环建立后，胚胎便可从母体获取营养和氧气，排出代谢产物和二氧化碳，为生长发育提供良好的条件。胚胎首先建立的是一个原始心血管系统，原始心血管系统是对称的，然后经过一系列的改建，演变为成体心血管系统，成体心血管系统是不对称的。

一、实验目的

（1）掌握心脏内部的分隔及常见畸形。
（2）掌握胎儿血液循环途径、特点及生后的变化 。
（3）了解心脏外形的演变。
（4）了解血岛形成及原始心血管系统的建立。

二、实验内容

（一）原始心血管系统的建立

1. 血岛和原始血管的发生　观察大型人胚模型 13 号和 14 号。

（1）模型 13（图 2-25-1）：显示人胚 15 ～ 16 天。取下模型左半，卵黄囊壁的胚外中胚层内出现血岛（红色）（此模型血岛位于卵黄囊内胚层上，有误）。

（2）模型 14（图 2-25-2）：显示人胚 19 天。观察卵黄囊壁上的血岛（红色）。在前肠腹侧、口咽膜前下方是生心区，在内胚层上方，可见左右心管（红色），心管前端的卵黄静脉（红色虚线）及心管尾部的背主动脉（红色虚线）正在形成中。

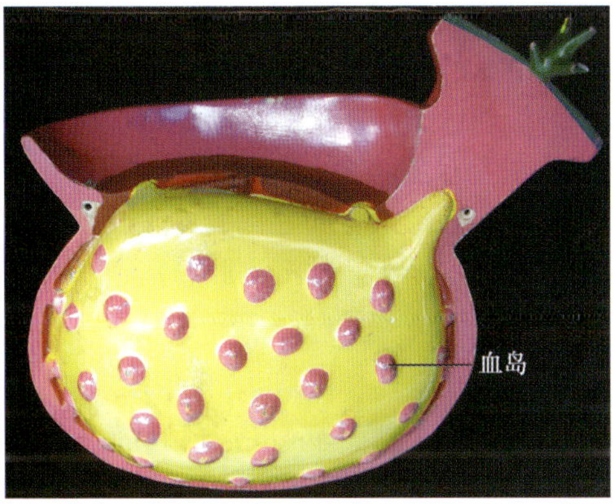

图 2-25-1　13 号模型

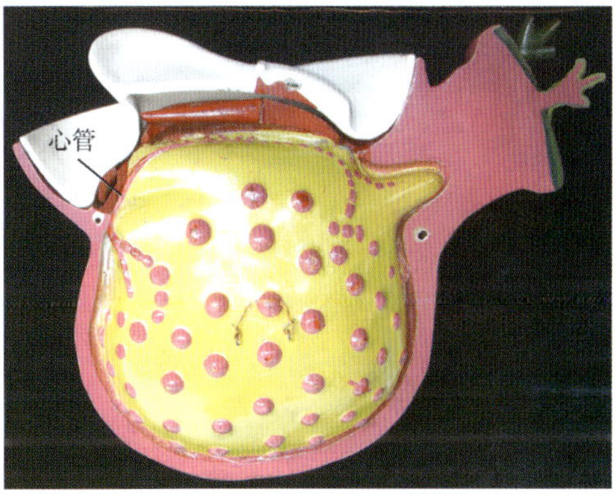

图 2-25-2　14 号模型

2. 原始心血管系统的发生和演变　观察大型人胚模型 14 号～ 17 号。

心管：首先为一对，后合并为一条。头端接腹主动脉。

动脉：腹主动脉融合成动脉囊，经弓动脉与背主动脉相连。背主动脉发出卵黄动脉、脐（尿囊）动脉和节间动脉。

静脉：同侧的前主静脉与后主静脉汇合成总主静脉，与卵黄静脉、脐（尿囊）静脉一起，回流至心脏的静脉窦。

（1）模型 14（前述，图 2-25-2）。

（2）模型 15（图 2-25-3）：第 4 周初之人胚。左右心管已合并为一条，并且弯曲，位于前肠腹面的围心腔（红色）内。第一对弓动脉与前肠背面的背主动脉相连。背主动脉发出分支到卵黄囊和尿囊，分别称为卵黄动脉和尿囊动脉（动脉全部为红色）。卵黄静脉（蓝色）与心脏相连（图 2-25-3A）。尿囊静脉（蓝色）沿着体壁中胚层与羊膜胚外中胚层交界处由尾向头延伸进入原始横膈中（图 2-25-3B）。

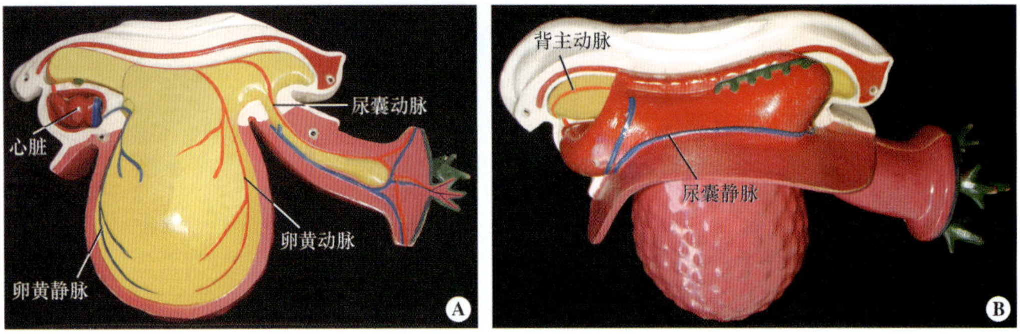

图 2-25-3　15 号模型

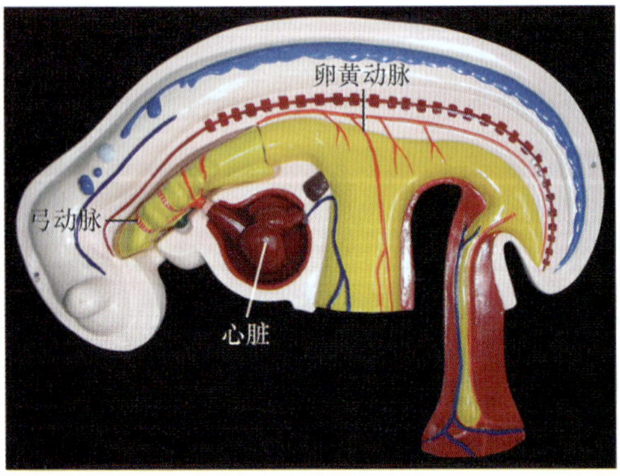

图 2-25-4　16 号模型

（3）模型 16（图 2-25-4）：示第 4 周末之人胚。心脏位于围心腔内，心脏头端借动脉干（红色）与动脉囊（皮色）相连，动脉囊处已长出 4 对弓动脉，在相应鳃弓中走行。并在前肠背侧连于左右背主动脉。背主动脉发出节间动脉、卵黄动脉和尿囊动脉。来自卵黄囊与尿囊的静脉穿过肝憩室进入原始横膈。

（4）模型 17（图 2-25-5）：示第 5 周人胚。在前肠腹侧，可见动脉干与动脉囊相连。动脉囊发出 6 对弓动脉，在相应鳃弓中走行。并在前肠背侧连于左右背主动脉，左、右背主动脉在咽的尾端合并（图 2-25-5B）。原起始于背主动脉的卵黄动脉最后形成分布在前肠的腹腔动脉、分布在中肠的肠系膜上动脉和分布在后肠的肠系膜下动脉，卵黄囊静脉汇入肝憩室中，将发育为门静脉（图 2-25-5A）。

（二）心脏的发生

1. 心脏外形的演变　观察心脏发生模型 1 ～ 4 号（图 2-25-6 ～图 2-25-9）。

心管形成心球、心室、心房和静脉窦四个膨大。静脉窦分左、右两个角。由于心球和心室向腹侧尾端生长，在心球与心室之间形成“U”形的球室袢，继而心房和静脉窦移至心室头端背侧，使心管形成“S”形弯曲。心球继续发育分为三段，即动脉干、心动脉球及原始右心室。

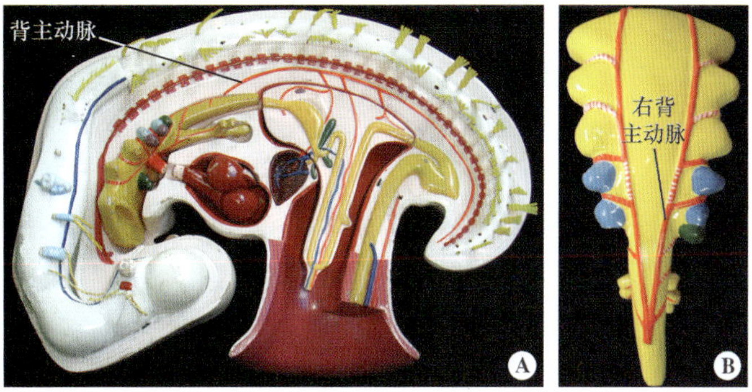

图 2-25-5　17 号模型（A）及原始咽背面观（B）

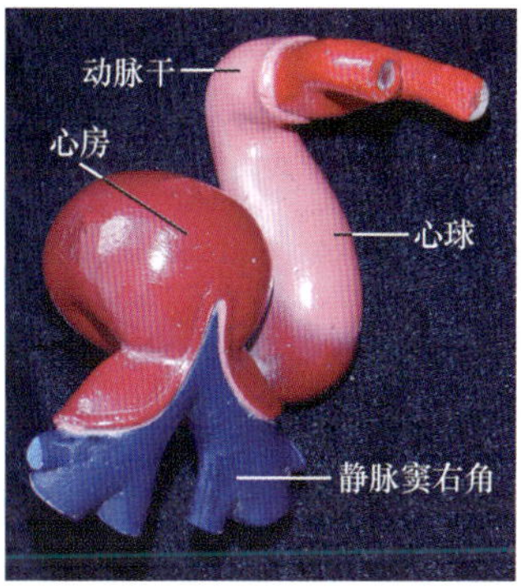

图 2-25-6　1 号模型

心房因腹侧动脉干和背侧食管的限制而向左右扩展，同时，心房和心室之间的狭窄加深，形成房室管。到第 5 周初，心脏初具成体心脏的外观。

（1）1 号模型（图 2-25-6）：胚胎 4 周初，心管弯曲呈“S”形，自上而下为第一弓动脉、动脉囊、动脉干、心球（粉红色）、心室（深红色）、心房（深红色）、静脉窦及其左角和右角（蓝色）。

（2）2 号模型（图 2-25-7）：胚胎 4 周中，心管仍呈“S”形，心球与心室之间的弯曲位于围心腔右侧，此时心房在围心腔左方，位于心室的背面。第二对弓动脉出现。

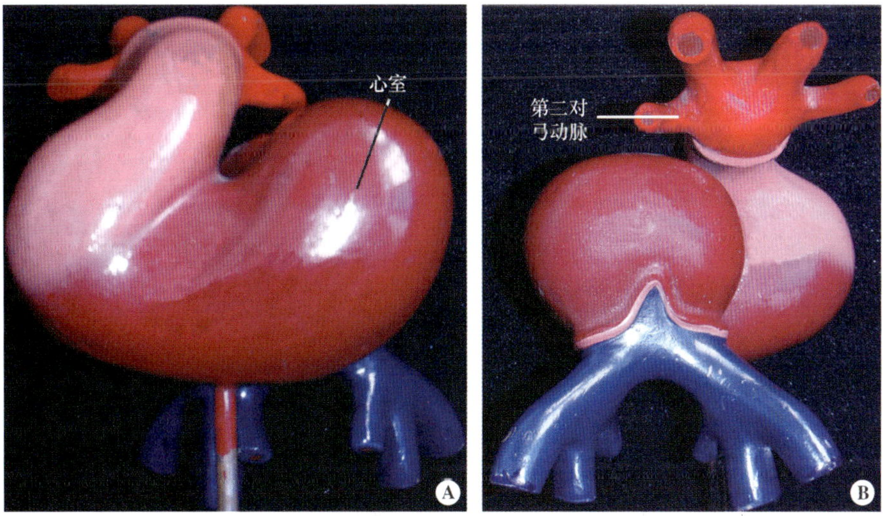

图 2-25-7　2 号模型腹面观（A）、背面观（B）

（3）3 号模型（图 2-25-8）：胚胎 4 周末，腹面观：左右心房明显，位于动脉干的背面。第三对弓动脉出现。背面观：静脉窦右角稍扩大、左角缩小。

（4）4 号模型（图 2-25-9）：胚胎 5 周初，心脏外形进一步演变，接近成体心脏形状。

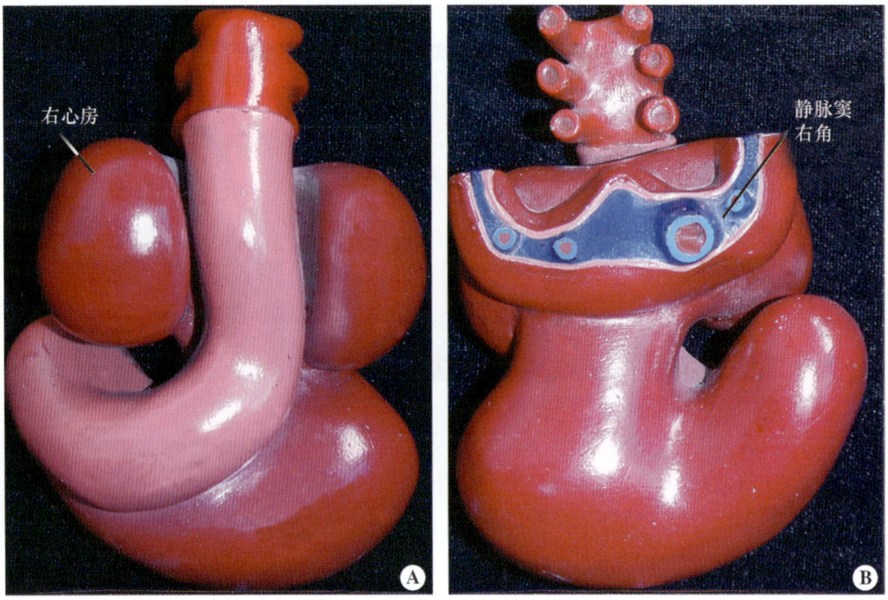

图 2-25-8　3 号模型腹面观（A）、背面观（B）

腹面观（图 2-25-9A）：心球的近侧段已被吸收成为原始右心室，中段为心动脉球，远侧端为动脉干。左、右心房更加扩大。

背面观（图 2-25-9B）：静脉窦右角扩大而左角相对变小，肺静脉（粉红色）根部与左心房相连，此时已发出第一级分支形成左右属支。

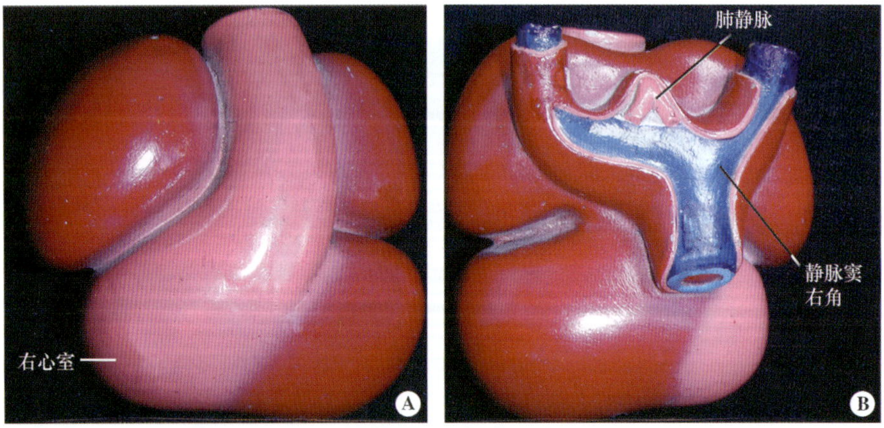

图 2-25-9　4 号模型腹面观（A）、背面观（B）

2. 心脏内部分隔　心脏各部的分隔同时进行，约在第 5 周末完成。包括：

房室管的分隔：房室管心内膜局部增生，形成背、腹心内膜垫，它们相对生长、融合，将房室管分隔为左右房室孔。

原始心房的分隔：原始心房顶部背侧中央首先长出第一房间隔，其与心内膜垫间暂留第一房间孔。随后第一房间孔封闭，其头侧形成第二房间孔。第一房间隔右侧再长出第二房间隔，其上留有卵圆孔，位置低于第二房间孔，两孔相互错开。出生前，回流右心房的血液大部通过卵圆孔经第二房间孔入左心房，出生后卵圆孔关闭，左右心房完全分隔。

原始心室的分隔：室间隔肌部与心内膜垫之间留有室间孔，它后来被来自室间隔肌部凹缘、心内膜垫和球嵴下缘的组织融合封闭。

动脉干和心动脉球的分隔：两个球嵴相对生长，并呈螺旋状走行，形向心室方向延伸，在中线融合形成主动脉肺动脉隔，将动脉干和心球分隔成肺动脉干和升主动脉。

静脉窦的演变和永久性左、右心房的形成：静脉窦左角变小，形成冠状窦和左房斜静脉根部。右角并入右心房成为永久性右心房，原始右心房成为右心耳。肺静脉根部形成永久性左心房，原始左心房成为左心耳。

（1）5 ~ 8 号模型：5 号模型腹面的心球与心室前壁一部分已切去。6 ~ 8 号模型切去了心脏的腹侧面，显露出心房、心室内部结构。

1）5 号模型（图 2-25-10）：发育时间与 3 号模型相同，腹面可见心球近侧段构成的原始右心室，背面和模型 3 相似。心脏内部尚未分隔。

2）6 号模型（图 2-25-11）：胚胎发生 5 周初，房室管背侧壁已长出心内膜垫（红色椭圆形）（切去的房室管腹侧壁上同样长有心内膜垫）。原始心房顶部背侧壁正中长出了第一房间隔（浅蓝色），它与心内膜垫之间有第一房间孔。右心房有静脉窦的开口，其瓣膜以深红色及深蓝色表示。背面观：上、下腔静脉通静脉窦右角，静脉窦左角变小，肺静脉（粉红色）分出左右属支。

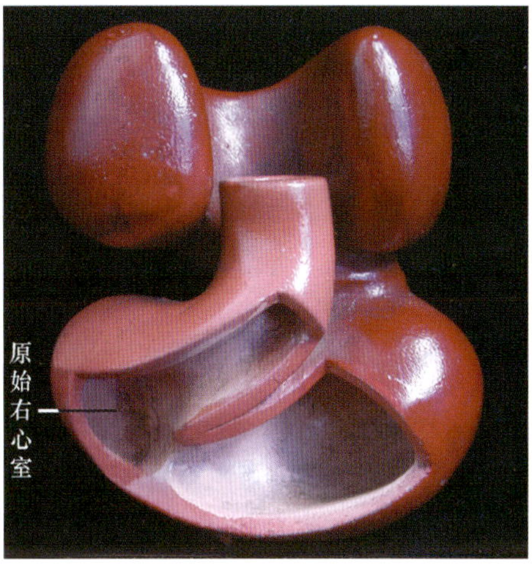

图 2-25-10　5 号模型

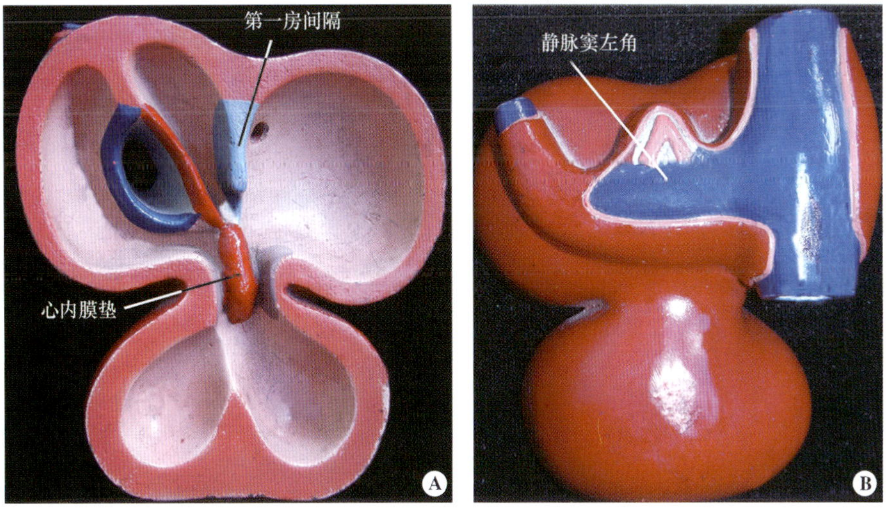

图 2-25-11　6 号模型　腹面观（A）背面观（B）

3）7 号模型（图 2-25-12）：第 5 周末之胚胎心脏，背腹心内膜垫已融合，将房室管分隔为左、右房室孔。第一房间孔已消失，第一房间隔头侧形成第二房间孔。第二房间隔（黄色），较厚，位于第一房间隔右侧，其尾端留有卵圆孔。室间隔肌部已从心室底部长出，其与心内膜垫之间的孔称室间孔。背面观：静脉窦右角连上、下腔静脉，左角变小，左右肺静脉的属支各自再分为两支。

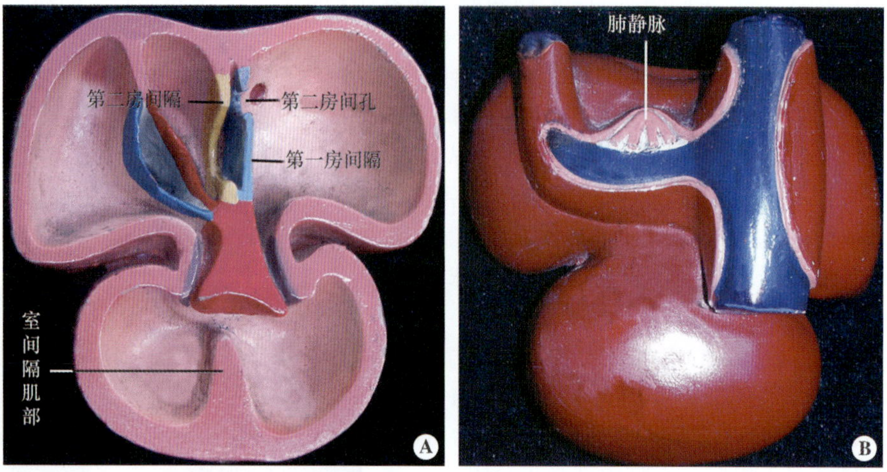

图 2-25-12　7 号模型　腹面观（A）背面观（B）

4）8 号模型（图 2-25-13）：8 周人胚之心脏，第一房间隔与第二房间隔已紧贴，将心房分隔为左、右心房。静脉窦右角已逐渐被吸收成为永久性右心房，原始右心房成为右心耳。肺静脉根部及属支已被吸收成为永久性左心房（暗红色），原始左心房成为左心耳。左右房室瓣已长出。室间隔膜部与肌部融合，室间孔关闭，左、右心室完全分隔。此时心脏为四腔心。背面观：静脉窦右角将成为右心房的一部分，静脉窦左角的一部分已演变成为冠状窦及左房斜静脉的根部。四根肺静脉共同开口于左心房。

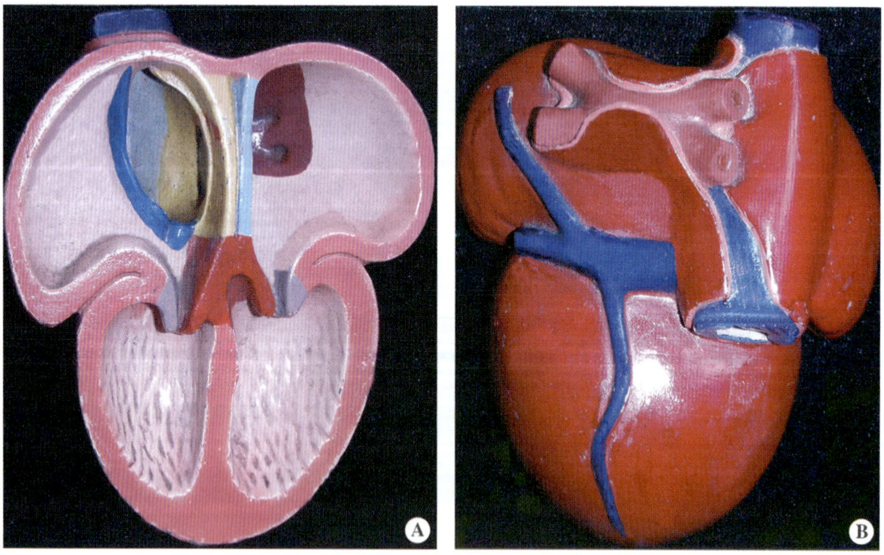

图 2-25-13　8 号模型　腹面观（A）背面观（B）

（2）9 ～ 12 号模型：胚龄在 5 ～ 7 周间，左右心房的侧壁皆已切除，以显示房间隔的生长过程。动脉干、心球以及心室的腹面也被切除，以显示动脉干、心球的分隔及室间隔膜部的形成。在四个模型背面可见静脉窦的演变及肺静脉发育的情况。

1）9 号模型（图 2-25-14）

侧面观（图 2-25-14A）：第一房间隔（浅蓝色）逐渐向心内膜垫方向生长，其下缘与心内膜垫之间留有第一房间孔。

腹面观（图 2-25-14B）：心球及动脉干的内膜局部增厚，形成两条纵向螺旋状走行的动脉干嵴（上段）和球嵴（下段）（蓝色和绿色）。

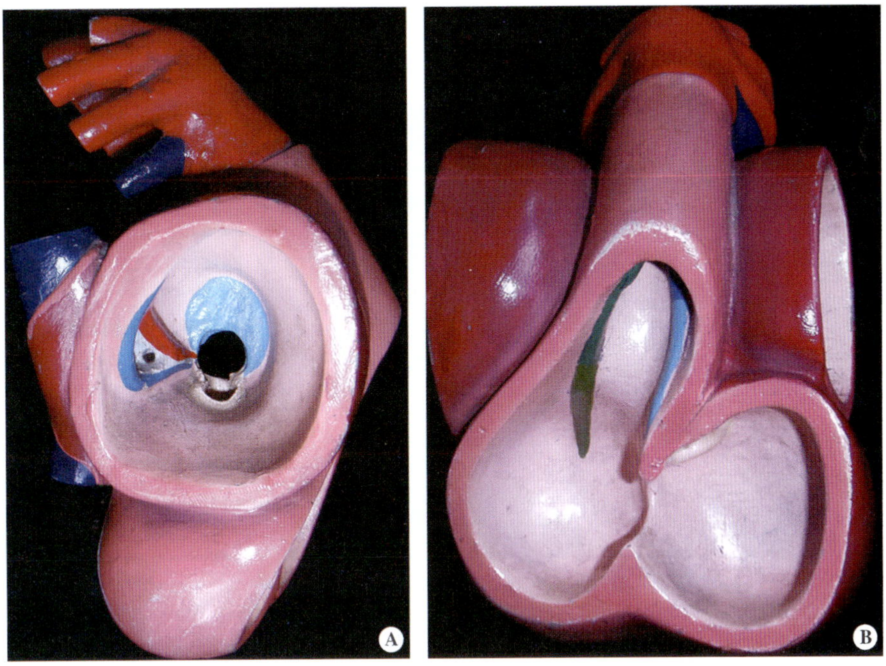

图 2-25-14　9 号模型　侧面观（A）腹面观（B）

2）10 号模型（图 2-25-15）

侧面观（图 2-25-15A）：第一隔上第一孔尚未封闭，其头端出现一些小孔，第二隔（黄色）开始长出。

腹面观（图 2-25-15B）：室间隔上留有室间孔（↑），球嵴相对生长，并呈螺旋状走行，向室间孔方向延伸，房室管处可见心内膜垫（红色）。

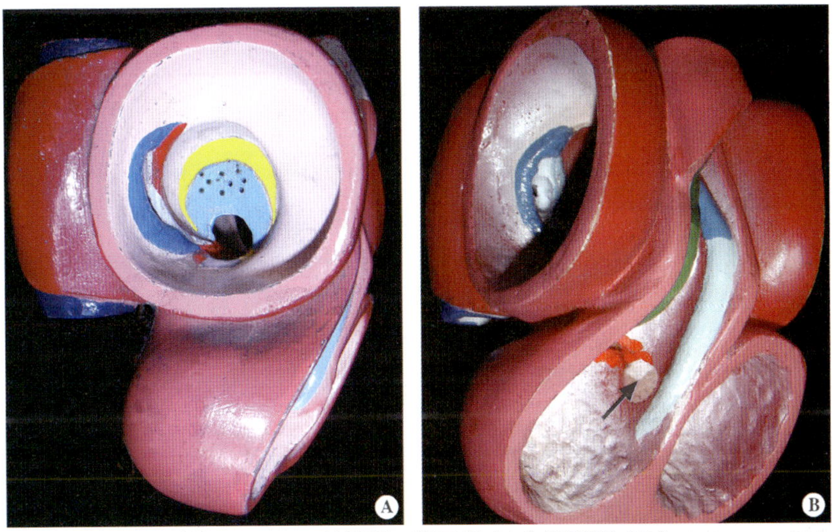

图 2-25-15　10 号模型　侧面观（A）腹面观（B）

3）11 号模型（图 2-25-16）

侧面观（图 2-25-16A）：第一隔（浅蓝色）头侧出现第二孔，第二隔（黄色）继续生长，留有卵圆孔。

腹面观（图 2-25-16B）：两嵴已在管中央融合，形成螺旋状主动脉肺动脉隔，将心动脉球与动脉干分隔为相互缠绕的升主动脉及肺动脉干。

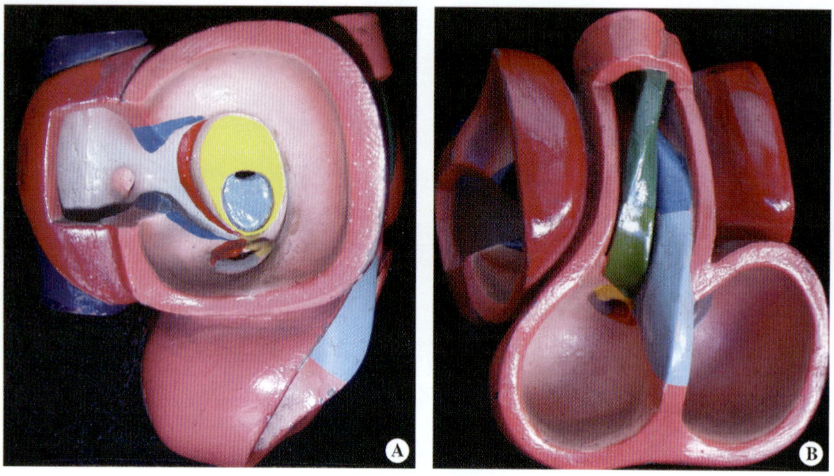

图 2-25-16　11 号模型　侧面观（A）腹面观（B）

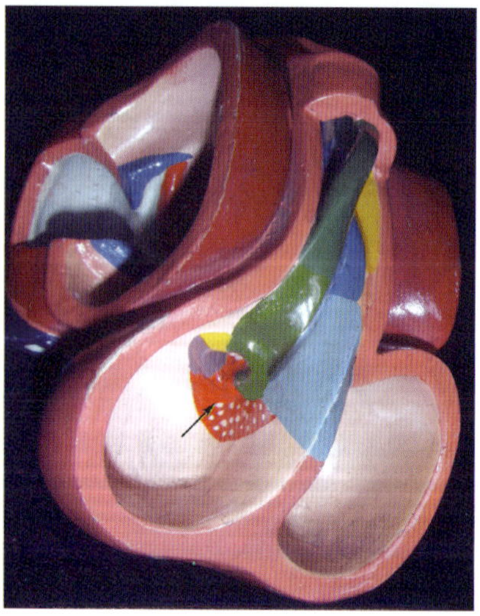

图 2-25-17　12 号模型右侧面观

4）12 号模型（图 2-25-17）：侧面观与 11 号模型相似。

心室的侧面观：心内膜垫长出的薄膜（红色）、两球嵴长出的薄膜（绿色和蓝色）和室间隔肌部长出薄膜（红色带白点）逐渐相互融合形成室间隔膜部（↑），将两心室完全隔开。

3. 心脏先天性畸形

（1）房间隔缺损 1（图 2-25-18A）：在房间隔上卵圆孔部位有一大孔，由于第二房间孔形成时第一房间隔被过度吸收，导致卵圆孔瓣（第一房间隔）太小，不能完全遮盖卵圆孔所致。

（2）房间隔缺损 2（图 2-25-18B）：由于第一房间隔下缘未与心内膜垫融合，第一房间孔未闭合所致。

（3）室间隔缺损（图 2-25-19A）：常见于室间隔膜部，表现为室间隔膜部有一孔，使左、右心室相通。（想一想，这种畸形的形成原因是什么？）

（4）法洛四联症（图 2-25-19B）：心脏有四处畸形，①肺动脉（深蓝色）狭窄；②室间隔膜部缺损；③粗大的主动脉（红色）骑跨在室间隔缺损处；④右心室肥大。（这种畸形的原因是什么？）

（5）动脉导管未闭（图 2-25-19C）：在肺动脉近心段（蓝色）与主动脉弓（红色）之间，留有一血管（白色↑），即未闭的动脉导管。

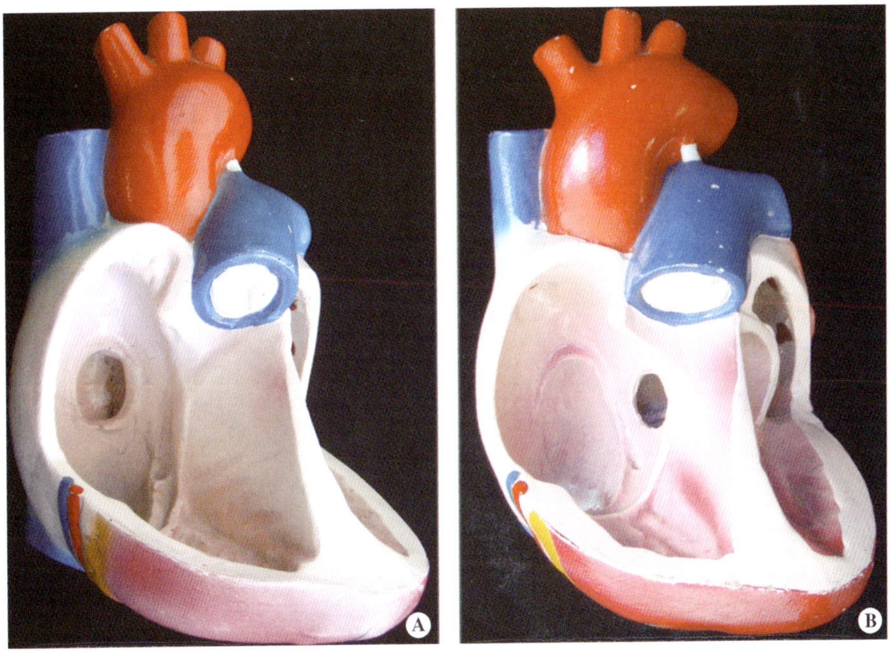

图 2-25-18　房间隔缺损 1（A）和房间隔缺 2（B）

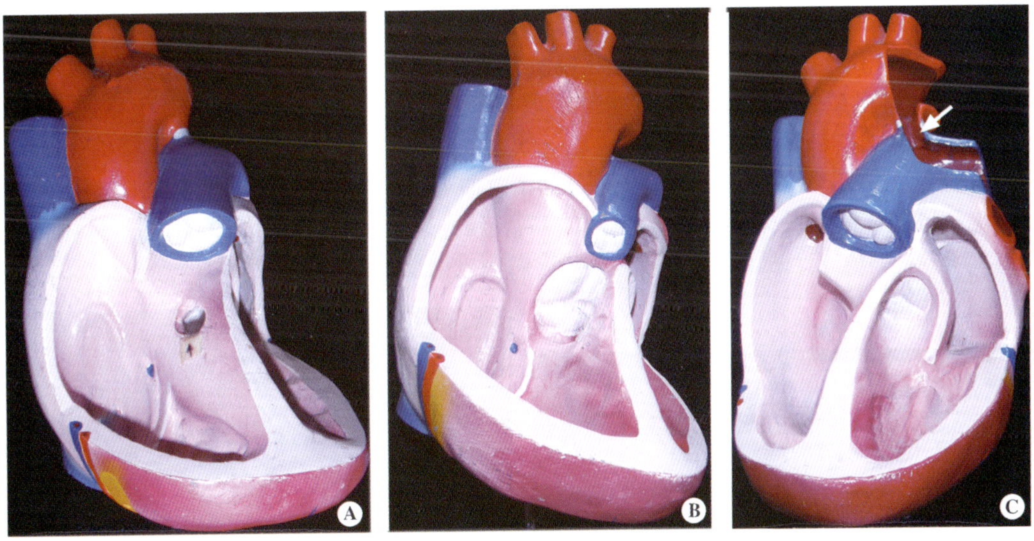

图 2-25-19　室间隔缺损（A），法洛四联症（B），动脉导管未闭（C）

三、作　　业

【复习思考题】

（1）简述心脏内部分隔及常见畸形。

（2）简述胎儿血液循环的途径、特点及出生后的改变。

（屈丽华）

第二十六章　神经系统、眼和耳的发生

神经系统起源于神经外胚层，由神经管和神经嵴分化而来。神经管演变为脑、脊髓、神经垂体、松果体和视网膜等，神经嵴分化为神经节、周围神经和肾上腺髓质等。本章主要观察神经管早期发育、脑和脊髓早期发生，以及眼和耳发育原基形成。

一、实验目的

（1）掌握神经管的发生和演变。
（2）了解脑和脊髓早期发育特征。
（3）了解眼和耳早期发育特征。

二、实验内容

（一）神经管的发生

观察大型人胚模型 14 号、15 号、16 号和 17 号。

1. 模型 14（图 2-26-1）　第 19 天人胚模型背面观，外胚层（蓝色）尾端可见原条和原沟；其头端中部细胞在脊索诱导下增生增厚形成神经板，神经板头宽尾窄，其中轴凹陷为神经沟，沟两侧边缘隆起形成神经褶。

2. 模型 15（图 2-26-2）　第 22 天人胚模型背面观，神经沟在胚体中部愈合形成神经管，在头端和尾端各留有一孔分别称前神经孔和后神经孔，前、后神经孔分别在第 25 天和第 27 天左右闭合，形成完全封闭的神经管。神经管两侧可见数对体节隆起。

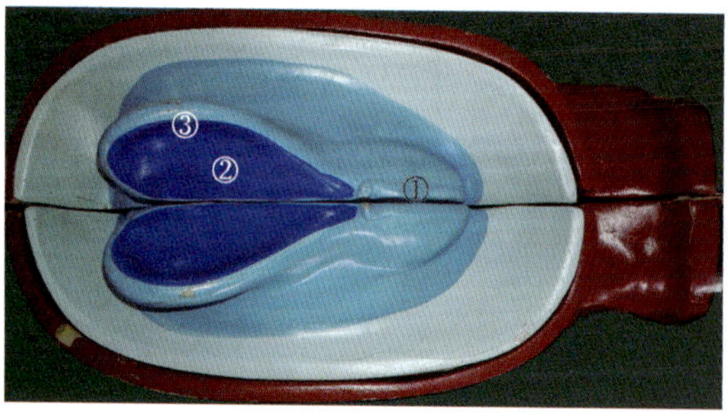

图 2-26-1　模型 14（背面观）
①原条；②神经板；③神经褶

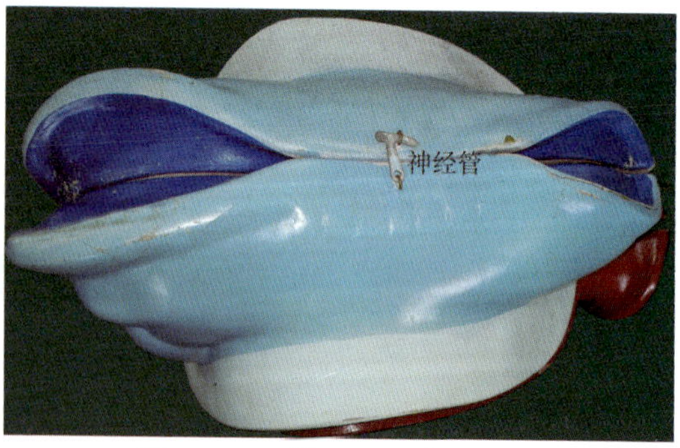

图 2-26-2　模型 15（背面观）

（二）神经管的演变

1. 脑和脊髓的发育

（1）模型 16（图 2-26-3）：第 27 天人胚模型，神经沟全长闭合形成神经管，被体表外胚层包于体内，前、后神经孔消失。取下左侧外胚层及中胚层，胚体背部正中的蓝色管道为神经管。神经管前段发育为脑，后端发育为脊髓。可见神经管头端形成 3 个泡状结构，由头至尾分别为前、中、菱脑泡，前脑泡侧壁向外侧突出生长形成视泡。菱脑泡尾侧的神经管发育为脊髓，其侧面的浅蓝色结节状结构为发育中的脊神经节。

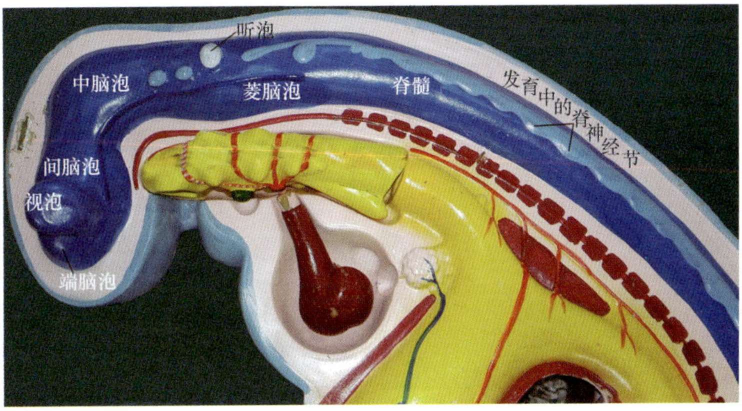

图 2-26-3　模型 16

（2）模型 17（图 2-26-4）：第 5 周人胚模型，取下左侧外胚层及中胚层，可见胚体头侧的前脑泡的头端向两侧膨大形成端脑，以后演变为大脑半球，前脑泡的尾侧形成间脑；中脑泡演变为中脑；菱脑泡演变为头侧的后脑和尾侧的末脑，后脑将发育为脑桥和小脑，末脑发育为延髓。端脑向腹侧突出形成端脑曲，中脑突向背侧形成中脑曲（头曲），菱脑泡腹侧壁突向腹侧形成脑桥曲，末脑和脊髓交界处突向背侧，形成颈曲。脊髓两侧为脊神经节，由背侧的后根和腹侧的前根与之相连。打开脑泡左半，可见神经管管腔，将发育为不同部位的脑室，端脑部位将发育为侧脑室，间脑部位发育为第三脑室，中脑部位发育为中脑导水管，菱脑部位发育为第四脑室，神经管脊髓部分发育为脊髓的中央管。

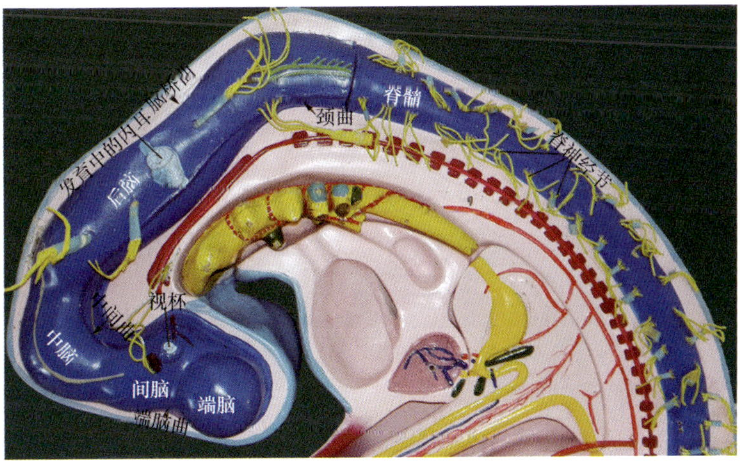

图 2-26-4　模型 17 侧面观

2. 眼和耳的早期发育

（1）眼的早期发生：胚胎第 4 周，神经管前端闭合形成前脑。前脑泡侧壁向外侧突出生长形成视泡，视泡左右各一，为眼发育的原基（图 2-26-3，图 2-26-5）。视泡远端膨大，贴近表面外胚层，进而内陷形成双层杯状结构，称视杯，视杯近段变细，称视柄，与间脑相连（图 2-26-6）。视网膜由视杯内、外两层共同分化而成，外层分化为色素上皮层，内层增厚分化为视网膜的其余几层。与此同时，视泡诱导表面外胚层增厚形成晶状体板，随后晶状体板陷入视杯，并与表面外胚层脱离形成晶状体泡，是晶状体发育的原基（图 2-26-6）。眼的各部分就是由视杯、视柄、晶状体泡和它们周围的间充质分化形成的。晶状体泡诱导其表面外胚层分化为角膜上皮，角膜上皮后的间充质分化为角膜其余各层（图 2-26-7）。

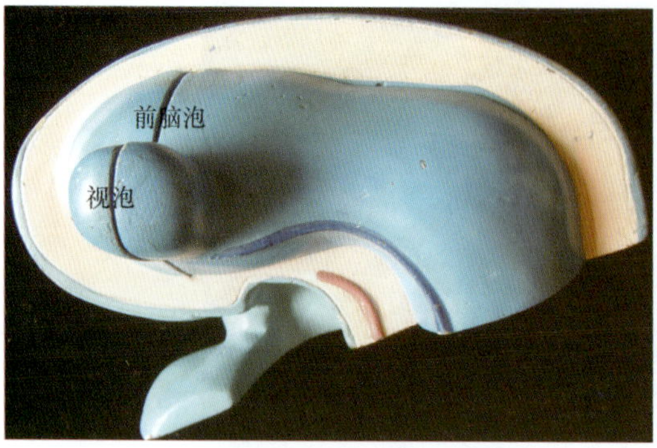

图 2-26-5　视泡

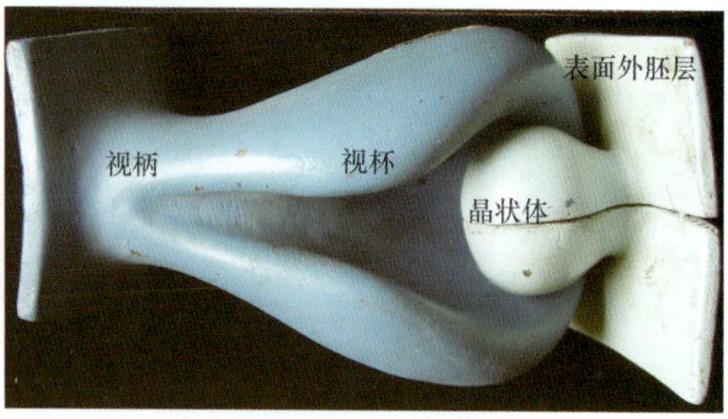

图 2-26-6　视杯、晶状体模型

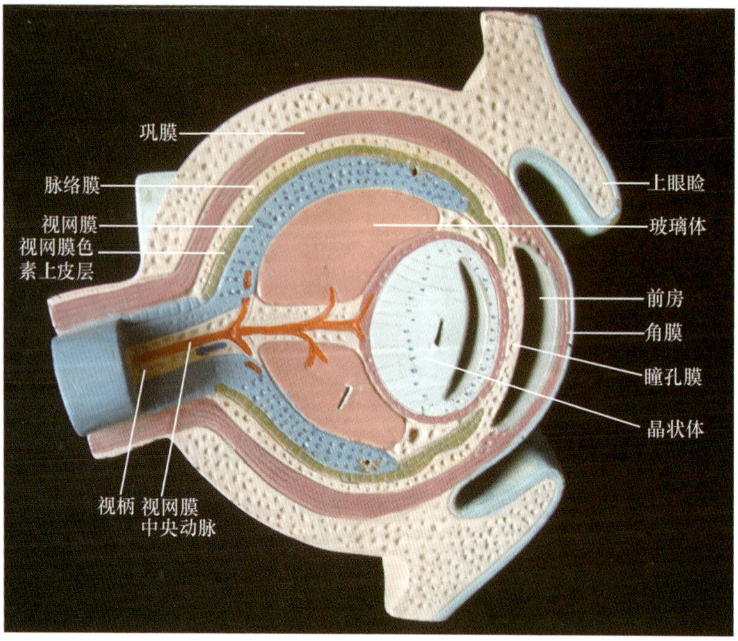

图 2-26-7　眼球与眼睑发生模型

（2）耳的早期发生：人胚发生第 4 周初，菱脑泡两侧的表面外胚层增厚形成听板，继之向深部间充质内陷，形成听窝，最后听窝闭合并与表面外胚层分离，形成听泡（16 号模型，图 2-26-3），为内耳膜迷路的原基。人胚 5 周模型（大型人胚模型 17 号，图 2-26-4）显示听泡向背腹方向延伸增大，将发育为内耳膜迷路的上皮。

（三）主要畸形

神经管缺陷（图 2-26-8）：由于神经管闭合不全而出现的先天畸形，主要表现为脑、脊髓、颅骨和脊柱异常。

1. 无脑儿（图 2-26-8A）　脑组织很少，并有颅骨缺失。腹面观头部仅由颌面组成，背面观无脑，颈以上缺失。

2. 脑膜脑膨出（图 2-26-8B）　胎儿头部有软性膨出物，颅骨缺失。

3. 脊膜脊髓膨出（图 2-26-8C）　在脊柱处有软性膨出物，表面覆盖有膜样组织，可出现在脊柱任何一段。

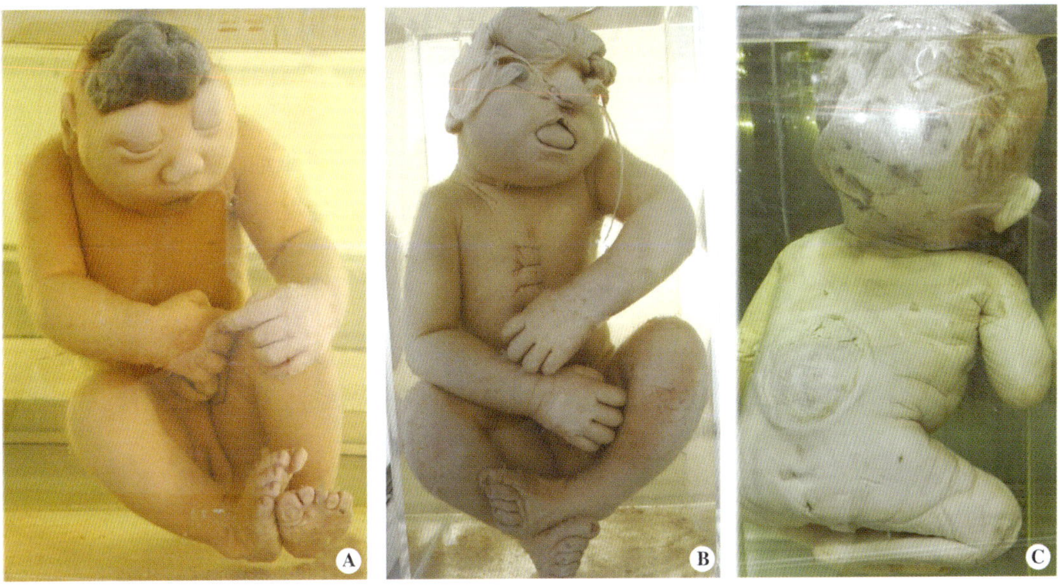

图 2-26-8　神经管缺陷标本

A. 无脑儿；B. 脑膜脑膨出；C. 脊膜脊髓膨出

三、作　　业

【复习思考题】

（1）神经管演化成那些结构？在发育过程中常见畸形有哪些？

（2）简述眼、耳的发生。

（李美香）

第三篇　综合创新性实验

第一章　快速疏松结缔组织铺片的制作

疏松结缔组织又称蜂窝组织，其特点是细胞种类多，主要有成纤维细胞、巨噬细胞、浆细胞、肥大细胞、脂肪细胞等，通过以下方法，可以快速制片并能显示几种主要的结缔组织细胞。

【实验目的】

（1）掌握制作铺片的基本方法和技术。

（2）掌握细胞染色的基本方法和过程。

（3）掌握疏松结缔组织主要组成成分。

【实验器材】　健康成年大鼠，体重 200 ～ 250g。普通光学显微镜，手术器械，分离针，载玻片，吸管、棉花、手套等。

【实验原理】　巨噬细胞具有吞噬功能，活体注射台盼蓝后，定时取材即可观察到吞噬了台盼蓝颗粒的巨噬细胞在组织器官中的分布。

【实验步骤】　活体注射新配制的 1% 台盼蓝生理盐水共 5 次，隔日 1 次，第 1 次 0.5ml，第 2 次 1ml，第 3 次 1.5ml，第 4 次 2ml，第 5 次 2ml，注射 3 ～ 4h 后取材，过量异戊巴比妥钠皮下注射麻醉致死动物。在腹股沟处取少量皮下组织，用分离针分离平铺于玻片上，越薄越好。待干后固定于 10% 甲醛溶液内 15 ～ 30min，用自来水洗后，滴加 2 ～ 4 滴亚甲蓝染液（0.3% 亚甲蓝：0.3g 亚甲蓝加水至 100 ml）染色 1min，用滤纸片吸去多余的染液，即可将样本放在显微镜下观察。

【实验结果】　光镜下可见胶原纤维束粗细不一，纵横交错，蓝色；混杂在胶原纤维之间有单条直行、细丝状的弹性纤维。在纤维之间有许多形态不一的细胞，其中成纤维细胞（fibroblast）核椭圆，胞质不清，细胞数量多；巨噬细胞（macrophage）轮廓清楚，形态多样，轮圆形或不规则形，胞质中可见大量粗大的被吞噬的台盼蓝颗粒。肥大细胞（mast cell）细胞三五成群，圆形或卵圆形，胞质中充满大量的颗粒，核形态不清。

（李朝红）

第二章　显示脂肪的染色法

脂肪是一种能量储存物，以油滴状的微粒存在于多种细胞质内。根据其性质可分为中性脂肪、脂肪酸、胆固醇、髓磷脂及其他类脂质。它不溶于水而易溶于乙醇、二甲苯、乙醚、氯仿等脂溶剂中，故脂肪标本需用不含乙醇或不能溶解脂肪的固定液固定，其制片一般也只能用冷冻切片或明胶切片，不能用石蜡切片或火棉胶切片。脂肪的染色一般用 10% 甲醛液固定，最常用的染料有苏丹III、苏丹Ⅳ、苏丹黑及油红 O 等。脂肪被染色，实际上是染料被脂肪溶解吸附而呈现染料的颜色。经研究认为组织中脂质在液态或半液态时，对苏丹染料着色效果最好。根据这一原理，适当提高温度（37 ～ 60℃）对提高组织切片染色效果是有好处的。

【实验目的】

（1）掌握显示脂类物质的方法及结果分析。

（2）了解不同显示脂类物质方法的操作步骤。

【实验器材】 人的体皮，冷冻切片机、恒温水浴箱、染色缸、量筒、试剂瓶、10% 甲醛液、核固红显色剂、苏丹Ⅲ、苏丹Ⅳ、苏丹黑 B、油红 O、明胶、甘油、乙醇、丙酮、苯酚、异丙醇、锇酸、铬酸、双蒸水、苏木素染液等。

【实验方法】

1. 苏丹Ⅲ（Sudan Ⅲ）染色法

（1）试剂配制

1）固定液：10% 甲醛。

2）苏丹Ⅲ染液配法：将 0.15g 苏丹Ⅲ溶解于 100ml 70% 乙醇或纯丙酮和 70% 乙醇混合液中（各 50ml），临用时过滤，所得滤液即为饱和浓度。

注：浸染时，容器必须盖好，否则乙醇或丙酮挥发，染料沉淀。

3）甘油明胶配制：

明胶	40g
蒸馏水	210ml
甘油	250ml
苯酚结晶	5ml

先将明胶浸入蒸馏水中 2h 或更长时间，然后加甘油和苯酚，加热 15min，摇搅直至混合液均匀为止。

（2）染色步骤

1）冷冻切片后用漂浮法附贴于载玻片上（载玻片上可涂少量甘油蛋白）。

2）切片浸入 70% 乙醇 30 ～ 60s。

3）切片浸入苏丹Ⅲ染液中 5 ～ 10min 或更长时间，置于 56℃温箱中。

4）在 70% 乙醇中洗涤 5 ～ 10s。

5）入蒸馏水洗。

6）浸染于 Harris 苏木素 或明矾苏木素中淡染 5min。

7）自来水洗，必要时用 0.5% 盐酸和 50% 乙醇混合液（盐酸乙醇）分色数秒。

8）充分水洗，胞核呈蓝色后，经蒸馏水洗 1min。

9）用滤纸将切片周围的水分小心擦掉。

10）用甘油明胶封片。

2. 苏丹Ⅳ（Sudan Ⅳ）染色法 苏丹Ⅳ又名猩红，是苏丹Ⅲ的衍生物，作为脂肪染剂，经各地实验证明，其结果优于苏丹Ⅲ。

（1）试剂配制

苏丹Ⅳ	0.5g
70% 乙醇	25ml
丙酮	25ml

配制方法：先将乙醇与丙酮混合，后加入苏丹Ⅳ，充分摇匀，过滤后密封保存。

（2）染色步骤：与苏丹Ⅲ染色法完全相同，略。

3. 苏丹黑 B 染色法

（1）试剂的配制

1）固定液：10% 甲醛。

2）苏丹黑 B 染色液。

苏丹黑 B（sudan blank B）	0.2 ～ 0.5g
70% 乙醇	100ml

往三角烧杯中装入 70% 乙醇，再加入苏丹黑，在水浴中边加热边搅拌，直至沸腾达 2 ～ 3min，取出待冷却后过滤，溶液保存于小磨砂瓶中。

（2）染色步骤

1）冷冻切片用漂浮法附贴于载玻片上（载玻片上可涂少量甘油蛋白）。

2）切片浸入 70% 乙醇 30 ～ 60s。

3）切片浸入苏丹黑 B 染液中 5 ～ 30min 或更长时间，对于粗大脂滴 5min 即可。

4）入 70% 乙醇中洗涤，速洗 5 ～ 10s。

5）入蒸馏水洗。

6）切片入 0.1% 核固红染细胞核 10min。

7）自来水洗 10min。

8）用滤纸将切片周围的水分小心擦掉。

9）用甘油明胶封片。

4. 油红 O 染色法 油红 O 作为脂肪染色剂，其染色步骤简便，染色结果肯定，对于显示微小的脂滴比苏丹Ⅲ和苏丹Ⅳ效果更好。

（1）试剂配制

原液

油红 O	0.5g
异丙醇（含量 98%）	100ml

此为油红饱和液，可长期保存备用

稀释液

油红 O 原液	20ml
蒸馏水	20ml

过滤后应用

（2）染色步骤

1）冷冻切片用漂浮法附贴于载玻片上（载玻片上可涂少量甘油蛋白）。

2）切片经 50% 异丙醇 30 ～ 60s。

3）切片入油红 O 稀释液染 5 ～ 15min，避光、密封。

4）蒸馏水速洗。

5）60% 乙醇镜下分化至间质清晰。

6）切片入 Marry 苏木素 5min。

7）自来水洗（必要时可行盐酸乙醇分色）。

8）甘油或甘油明胶封片。

（3）注意事项

1）油红 O 染色时应避免试剂挥发过多，否则易形成背景沉淀。

2）60% 乙醇分化时，应于镜下控制至脂肪组织呈鲜红色，间质无色时为度。

【实验结果】　实验结果见表 3-2-1 。

表 3-2-1　脂肪染色

染色方法	染色结果		
	脂类物质	细胞核	其他
苏丹Ⅲ（Sudan Ⅲ）染色法	橙红色或鲜红色	蓝色	
苏丹Ⅳ（Sudan Ⅳ）染色法	猩红色（比苏丹Ⅲ更为清晰）	蓝色	
苏丹黑 B 染色法	黑色	红色	
油红 O 染色法	鲜红色	蓝色	间质无色

【注意事项】　做脂肪染色的组织切片不能切得太薄，过薄的切片脂肪含量少，影响对中性脂肪的显示；染液配制后应静置过滤，否则杂质多，影响染色效果；染色过程中要防止染液发生沉淀，切片在浸入染液时染缸应密封，避免染液挥发，产生沉淀，沉积在组织切片上；切片染色后，不需脱水、透明，直接用甘油明胶或阿拉伯糖胶封片。

（罗红梅）

第三章　白细胞分类计数

白细胞分类计数是临床最常用的血液检查方法。目前，临床上白细胞分类计数有“仪器法”与“手工分类法”，仪器法多用全自动五分类血细胞分析仪进行，省事、快捷，手工分类法要制片、染色、比较费时、人为主观因素大。但通过大量的比较研究证明，嗜酸粒细胞分类计数仪器法优于手工镜检法，当单核细胞、中性粒细胞、淋巴细胞比例在正常范围内时，可以采用仪器分类结果报告，但当单核细胞大于正常范围时，无论其他结果如何，均应进行人工镜检复查。由于血液中各种细胞的多形态、多变化性，仪器识别能力有限，因此不能完全取代显微镜人工检查方法，另外，不是所有的基层医疗单位都具备使用昂贵的“全自动血细胞分类计数仪”的条件，因而手工分类法依然是临床上不可缺少的手段，医学生必须掌握。

【实验目的】

（1）熟悉血涂片的制作，了解 wright 染色方法。

（2）掌握 5 种白细胞的形态特点，并能在镜下区分。

（3）熟悉用手工方法对白细胞进行分类计数，完成白细胞分类报告。

【实验器材】　采血针、消毒棉签、消毒用碘酒、乙醇、载玻片、蜡笔、瑞氏染液、磷酸缓冲液（pH 6.8 ～ 7.0）、显微镜、香柏油、擦镜纸、镜头清洗液等 。

【实验步骤】

1. 采血、涂片　采血部位为手指或耳垂，制成厚薄适宜的血涂片，待血涂片干后，在血膜的两端用蜡笔划线，准备染色。

2. 染色　加配制好的瑞氏染液 3 ～ 5 滴，盖满血膜，静置 30s 后加磷酸缓冲液 5 ～ 10 滴，轻轻摇动玻片或轻轻吹气使染液与缓冲液混合，染色 5 ～ 10min 后，用水冲去染液，待干后镜检。

3. 显微镜观察

（1）低倍镜观察：观察血涂片的染色、白细胞数量和分布情况。

（2）高倍或油镜观察计数：从片头到片尾随机计数 100 ～ 200 个白细胞，按其形态特征进行分类计数，求出各种白细胞所占比值。

白细胞在血片中分布不是很均匀，淋巴细胞在血涂片头体部较多，血涂片尾部和两侧以中性粒细胞和单核细胞较多，特别大的细胞常在血涂片尾部。

4. 不同人工分类计数法介绍

（1）完全记录法：用“正”号表示，依次记录下各种白细胞。缺点：不能随时反应已数细胞总数。

（2）半记录法：默记分类细胞总数，将除中性粒细胞以外的白细胞划出或用手揿计数器计出。

（3）分类计数器计数法：依次记录下 100 个白细胞就自动停止，读取数值。

【实验结果与讨论】　正常人的各类白细胞都占有一定的比值，白细胞分类计数意义在测定外周血液中各种白细胞的相对比值，以观察患者外周血中各种白细胞的数量、形态和质量的变化。其检查结果以帮助医生对疾病做出诊断或治疗后的疗效观察。

【注意事项】

（1）血涂片必须干透方能染色，以免染色过程中血细胞脱落或溶解。

（2）染色后要直接用流水冲洗染液，不能先倒掉染液再冲洗，以防染料沉着在血涂片上。冲洗时间不能过长，以防细胞褪色。

（3）染色过淡可以复染，复染时应先加缓冲液，后加染液。染色过深可以用水冲洗或用甲醇褪色。

（唐显庆）

第四章　胰岛中 3 种主要内分泌细胞的鉴别

胰岛为胰腺的内分泌部，在普通的 HE 染色片上是一些染色较浅的球形细胞团。胰岛主要有 A、B、D 三种细胞，HE 染色不易区别，目前主要用免疫组织化学方法进行鉴别。

【实验目的】

（1）了解石蜡切片制作过程。

（2）掌握免疫组织化学方法的原理和操作步骤。

【实验原理】　疫组织化学技术是根据抗原与抗体特异性结合的原理，检测组织中的肽或蛋白质的技术，用标记的抗体与组织中的抗原结合，通过在显微镜下观察标记物而获知该肽或蛋白质在组织中的分布与含量。常用标记物有荧光素（荧光显微镜观察）、辣根过氧化物酶（光镜或电镜观察）（图 3-4-1）。胰岛的 A 细胞分泌胰高血糖素，B 细胞分泌胰岛素，D 细胞分泌生长抑素，先将三种激素作为抗原分别免疫动物制成相应的抗体，然后将三种抗体用标记物标记，将标记好的抗体分别与胰腺组织切片反应，经过显色后即能鉴别这三种激素分泌细胞。

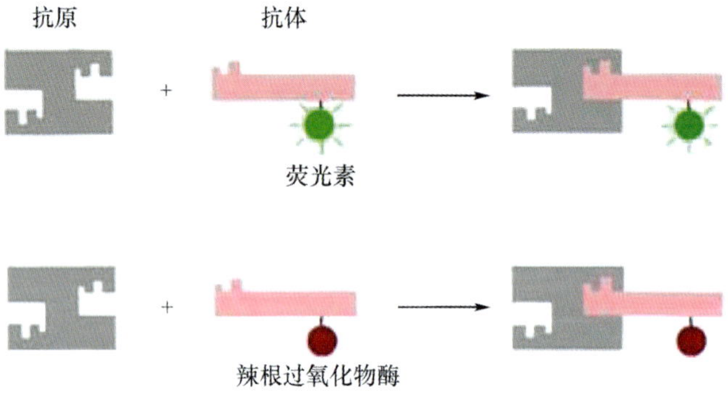

图 3-4-1　免疫组织化学技术原理示意图

【实验器材】　豚鼠的胰腺，烤箱、37° 恒温水浴箱、湿盒、计时器、移液器（1ml，100μl、10μl）和吸头、染色缸、量筒、试剂瓶、乙醇、二甲苯、4% 多聚甲醛液、Ehrlich 苏木精、PBS、抗胰高血糖素抗体、抗胰岛素抗体、抗生长抑素抗体、SP 试剂盒、DAB 显色剂、双蒸水、载玻片、中性树胶等。

【实验步骤】

1. 石蜡切片的制作

（1）取材和固定：处死动物，打开腹腔，取出胰腺，修剪成大小为 0.5cm×0.5cm×0.2cm 左右的组织块，用 4% 多聚甲醛液固定 24h。

（2）洗涤和脱水：流水冲洗 24h 后，将组织块投入乙醇溶液，由低浓度（70%）开始，逐渐移至纯乙醇，以脱去组织中的水分。

（3）透明：用二甲苯将组织块中的乙醇置换出来，便于包埋时石蜡浸入。

（4）包埋：把组织块包埋在石蜡中制成蜡块。

（5）切片：用切片机将包有组织的蜡块切成 6μm 厚的薄片。

（6）贴片：将切成的薄蜡片贴在用多聚赖氨酸处理的载玻片上，60℃烘烤 1h 备用。

2. SP 法免疫组化染色（streptavidin-perosidase）　即链霉菌抗生物素蛋白 - 过氧化物酶连结法。

（1）脱蜡和水化：依次将切片放入二甲苯Ⅰ→二甲苯Ⅱ→100% 乙醇Ⅰ→100% 乙醇Ⅱ→95% 乙醇→90% 乙醇→80% 乙醇→70% 乙醇→蒸馏水中。

（2）将切片置新鲜配制的 3%H_2O_2 液中 10min，灭活内源性过氧化物酶，蒸馏水洗 3min×3 次。

（3）滴加正常动物（和二抗同一来源）血清封闭液，室温 20min 后甩去封闭液。

（4）分别滴加适当稀释的一抗（抗胰高血糖素抗体、抗胰岛素抗体和抗生长抑素抗体），37℃ 1～2h，PBS 洗涤 5min×3 次。阴性对照用 PBS 代替一抗。

（5）滴加生物素标记二抗，37℃　30min 后，PBS 洗涤 5min×3 次。

（6）滴加辣根过氧化物酶标记的链霉亲和素（可以和各种生物素标记抗体结合），37℃ 30min 后，PBS 洗涤 5min×4 次。

（7）滴加 DAB 显色剂室温下显色，镜下控制反应时间，适时终止显色反应。细胞中出现棕黄色着色即为阳性反应。

（8）蒸馏水洗涤后苏木素轻度复染，乙醇梯度脱水，二甲苯透明，中性树胶封片。光学显微镜观察。

【实验结果】　胰岛中与抗胰高血糖素反应呈阳性的细胞即为 A 细胞，与抗胰岛素反应呈阳性的细胞即为 B 细胞，与抗生长抑素反应呈阳性的细胞即为 D 细胞。

（屈丽华）

第五章　PAS 染色法显示肝糖原

肝细胞是一种可执行多种生物化学功能的细胞，合成并储存糖原是其功能之一。PAS 染色又称过碘酸雪夫染色，可显示糖原和其他多糖物质。

【实验目的】

（1）了解组织化学技术。

（2）掌握 PAS 染色法的原理和操作步骤，并对细胞的组化研究方法有进一步的认识。

【实验原理】　过碘酸是一种氧化剂，它能氧化糖类及有关物质中的 1，2- 乙二醇基，使之变为二醛，醛与无色的品红硫酸复合物（即希夫试剂）结合，形成紫红色的反应产物。PAS 染色可显示糖原、软骨、基膜等物质，在肾小球肾炎时 PAS 染色可显示基膜和系膜区的改变。

【实验器材】　猪的肝脏、恒温箱、染色缸、量筒、试剂瓶、乙醇、二甲苯、Carnoy 液、亚硫酸、Schiff 试剂、Ehrlich 苏木精、蒸馏水、中性树胶等。

【实验步骤】

（1）切片按常规脱蜡水洗，再用蒸馏水洗涤。

（2）0.5% ～ 1% 过碘酸水溶液氧化 5 ～ 10min。

（3）蒸馏水充分洗涤，至少 3 次。

（4）Schiff 试剂染 10 ～ 30min。

（5）倾去染液后，直接用亚硫酸冲洗液处理切片 3 次，每次 2min，以达到分化。

（6）自来水冲洗 5 ～ 10min，使之显现出红色。然后蒸馏水洗 1 次。

（7）苏木精染核，自来水充分洗涤。

（8）95% 乙醇及无水乙醇脱水、二甲苯透明、中性树胶封固。

【实验结果】　实验结果为肝细胞核呈浅蓝色，肝细胞内染成紫红色的颗粒为糖原（图 3-5-1）。

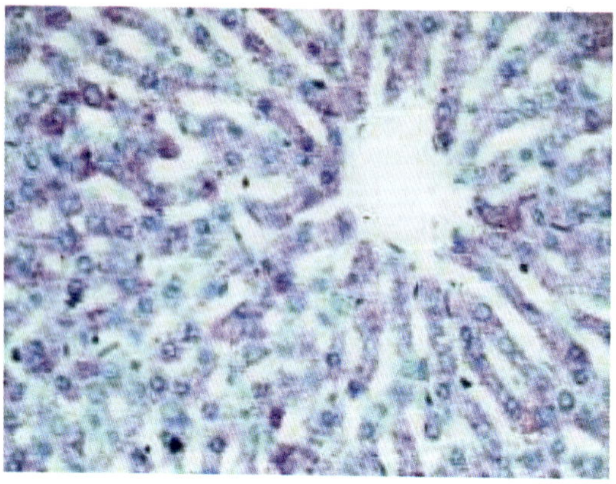

图 3-5-1　肝糖原（PAS 法染色 高倍）

（张晓红）

第六章　生精细胞凋亡的检测

研究结果表明，生精过程中实际产生的精子数量比理论上预测的精子数量少了25%～75%，其主要原因是精子的退化变性，研究证实这种退变是一种程序性的细胞死亡即凋亡（apoptosis）。目前检测细胞凋亡的方法有很多，这里主要介绍脱氧核糖核苷酸末端转移酶介导的缺口末端标记法（terminal-deoxynucleotidyl transferase mediated nick end labeling，TUNEL）。

TUNEL法实际上是分子生物学与形态学相结合的研究方法，对完整的单个凋亡细胞核或凋亡小体进行原位染色，能准确地反应细胞凋亡最典型的生物化学和形态特征，可用于石蜡包埋组织切片、冰冻组织切片、培养的细胞和从组织中分离的细胞的凋亡检测。由于该方法可检测出极少量的凋亡细胞，灵敏度远比一般的组织化学和生物化学等测定法要高，因而在细胞凋亡的研究中被广泛采用。

【实验目的】

（1）了解冷冻切片制作过程。

（2）掌握TUNEL法的原理和操作步骤。

【实验原理】 细胞凋亡的主要生化特征是其染色质DNA在核小体单位之间的连接处断裂，形成DNA大片段，产生一系列的3′-OH端，在脱氧核糖核苷酸末端转移酶（TdT）的作用下，已标记了荧光素、地高辛或生物素的脱氧核糖核苷酸可被连接到断裂DNA游离的3′-OH上，经显色后，可检测出凋亡的细胞，这类方法一般称为脱氧核糖核苷酸末端转移酶介导的缺口末端标记法（TUNEL）。由于正常的或正在增殖的细胞几乎没有DNA的断裂，因而没有3′-OH形成，很少能够被染色。

地高辛标记的脱氧核糖核苷酸（digoxigenin-dUTP）在TdT酶的作用下，可以掺入到凋亡细胞双链或单链DNA的3′ OH端，与dATP形成异多聚体，并可与连接了报告酶（过氧化物酶或碱性磷酸酶）的抗地高辛抗体结合。在适合酶底物存在下，可产生很强的颜色反应，特异准确的定位出正在凋亡的细胞，因而可在普通光学显微镜下进行观察。

【实验器材】 SD大鼠的睾丸，冰冻切片机、恒温水浴箱、烤箱、染色缸、量筒、试剂瓶、4%多聚甲醛液、PBS、TUNEL试剂盒、核快红显色剂、双蒸水、水溶性封片剂等。

【实验步骤】

1. 试剂配制

（1）磷酸缓冲液PBS（0.01M，pH7.4）：

KCl	0.2g
KH_2PO_4	0.2g
NaCl	8.0g
$Na_2HPO_4 \cdot 12H_2O$	1.934g

（2）含2%H_2O_2的PBS缓冲液（pH7.4）：H_2O_2 2.0ml；PBS缓冲液98.0ml。

2. 冷冻切片制作

（1）取材：新鲜SD大鼠睾丸取出后迅速置于−25℃的冷冻切片机内，滴上包埋剂固定在组织支承器上，速放于冷冻台上，冷冻。

（2）切片：调好欲切的厚度，一般在 5 ～ 10μm。将切片贴在载玻片上。

（3）冷冻组织切片预处理：将冰冻组织切片置 10% 中性甲醛中，于室温固定 10min 后，去除多余液体。用 PBS 洗 5min×2 次。置乙醇：乙酸（2 ： 1）的溶液中，于 -20℃处理 5min，去除多余液体。用 PBS 洗 5min× 2 次。

（4）将冷冻切片置 2%H_2O_2 的 PBS 缓冲液中，于室温反应 5min。

（5）用 PBS 洗 5min×2 次，用滤纸小心吸去组织周围的多余液体。

（6）立即在切片上加 TUNEL 反应液，于湿盒中 37℃孵育 1h（TUNEL 反应液按说明书配置，每片 50μl）。

（7）PBS 洗 5min×3 次，擦干组织周围水分。

（8）在切片上滴加 50μl 过氧化物酶标记的抗地高辛抗体，于湿盒中 37℃孵育 30min。

（9）PBS 洗 5min×4 次，擦干组织周围水分。

（10）在切片上滴加 NCIP/NBT 显色液，室温显色 10 ～ 30min，光镜下观察，适时终止。

（11）PBS 洗 3 min×3 次。

（12）用核快红于室温复染 3 ～ 5min，光镜下观察，适时终止，自来水冲洗。

（13）水溶性封片剂封片，60℃烘干。

（14）在光学显微镜下观察并记录实验结果，胞核着紫蓝色者为阳性结果。

【实验结果】 生精上皮中胞核着紫蓝色者为凋亡的生精细胞，核着红色的为正常的生精细胞。从图中可以看出在生理情况下存在一定数量的生精细胞凋亡（图 3-6-1）。

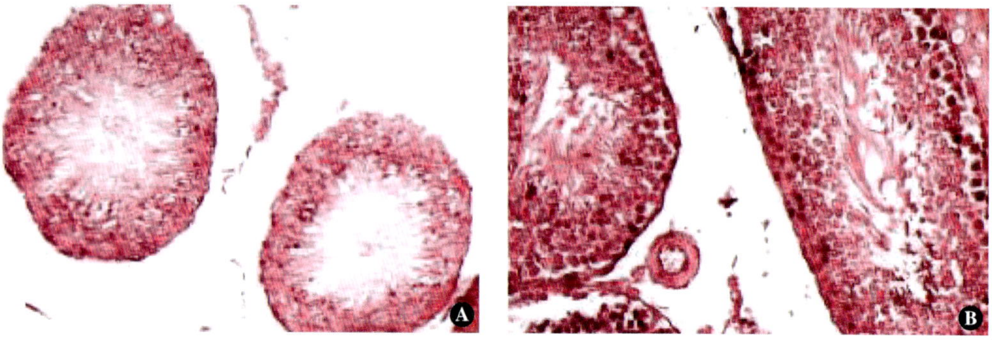

图 3-6-1 TUNEL 法检测生精细胞凋亡

A. 阴性对照；B. TUNEL 法染色

【注意事项】 一定要设立阳性和阴性对照。阳性组织的对照可使用 DNase Ⅰ部分降解的标本，阳性细胞对照可使用地塞米松（1μM）处理 3 ～ 4h 的大、小鼠胸腺细胞或人外周血淋巴细胞。阴性对照不加 TdT 酶，其余步骤与实验组相同。

（李美香）

第七章　鼠胚胎标本的制作

小鼠出生后 2 ～ 3 个月即达成熟，妊娠时间较短，仅 19 ～ 21 天，小鼠胚胎的胎龄容易掌握。每胎产仔 8 ～ 10 只，属于高产实验动物，故在短期内可获得较多的实验材料。因此许多实验室用妊娠小白鼠作为实验材料，进行发育生物学、胚胎致畸及各种药物筛选等研究。

【实验目的】

（1）学会饲养、繁殖小鼠。

（2）学习捉拿、麻醉小鼠的基本方法。

（3）学会获取不同时间段的小鼠胚胎标本。

（4）熟悉小鼠胚胎的取材和固定方法。

（5）了解小鼠胚胎的包埋和切片方法。

【实验动物】　性成熟小鼠。

【实验器材】　动物饲养笼、动物饲料、恒温水浴箱、培养皿、手术器械、体视解剖显微镜、PBS、甲醛、生理盐水、水合氯醛、各种浓度乙醇、Ehrlich 苏木精染液、0.5% 伊红乙醇溶液、中性树胶、载玻片、盖玻片、免疫组化试剂等。

【实验步骤】

1. 小鼠动情期的观察及胎龄的确定　取成熟小鼠，体重 26 ～ 34g，体毛洁白光滑，紧贴皮肤，腹部丰满，行动活跃者为佳。

（1）动情期：外阴部暗红，充血肿胀，阴道口开放，阴道黏膜干燥，阴道分泌物涂片可见大量无核角化上皮细胞，即确定为动情期，此时即可将雄性与雌性小鼠以 1 ∶ 2 或 1 ∶ 1，每日下午 4 ～ 6 时开始同笼交配，次日早晨 8 时检查阴栓或阴道涂片，确定是否受精。

（2）阴栓观察法：出现阴栓即可认为是妊娠第 1 天，亦即胚龄的第 0 天，阴栓是雄雌性小鼠交配后精液与阴道分泌物凝结而成，一般在交配后数分钟即能出现。最初白色而柔软，随后逐渐变硬转呈黄色，能维持十余小时。

（3）精子涂片法：在雌鼠阴道内滴 1 ～ 2 滴生理盐水，然后挤压在载玻片上进行涂片，直接在显微镜下观察，或者固定后进行 HE 染色，观察到有精子存在者即为已交配，定为妊娠 1 天，查出小鼠受孕后应进行雄雌分笼喂养。

2. 取材

（1）用水合氯醛尾静脉注射麻醉孕鼠。

（2）剖开腹腔，暴露含有胚胎的串珠状的“V”形子宫（图 3-7-1，图 3-7-2）；拉出子宫，剪断子宫颈，将含鼠胚的珠粒逐个剪下，放入盛有 PBS 的培养皿中，将子宫壁肌肉撕开露出里面的绒球状的胚囊，将其与子宫壁分离。

（3）体视解剖显微镜下用尖头镊子拨脱羊膜，剪断脐带，分离出胚胎，放入冰浴的 DEPC 水配制的 0.1M PBS 中备用。

3. 固定　制作一般切片可用 Bouin’s 液固定。

Bouin’s 固定液配制：

饱和苦味酸	75ml
40% 甲醛	25ml

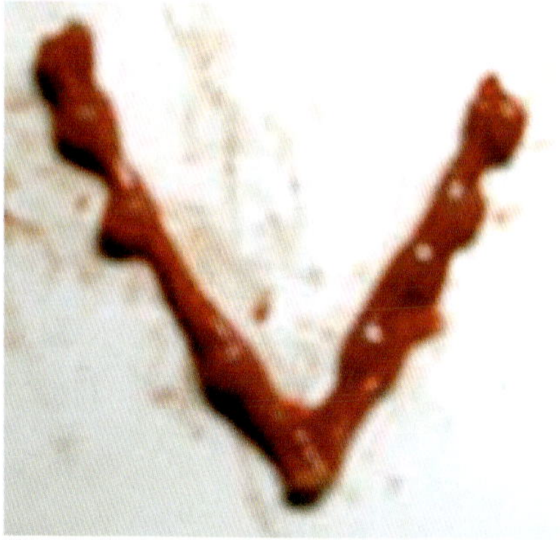

图 3-7-1　妊娠 10 天小鼠子宫

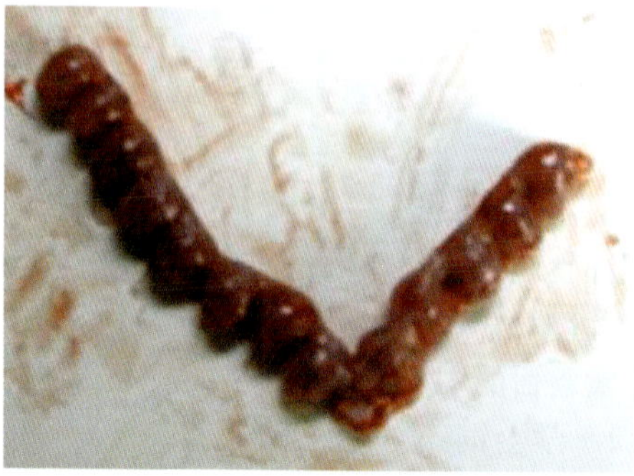

图 3-7-2　妊娠 14 天小鼠子宫

冰乙酸　　　　5ml

饱和苦味酸液的制备：在蒸馏水中加苦味酸粉末，直到不再溶解。

4. 脱水、透明、包埋与切片　胚胎组织极易收缩，脱水应从低浓度乙醇开始，一般从30% 乙醇或 50% 乙醇开始，至 95% 乙醇时就可转入水杨酸甲酯（冬青油）或香柏油与乙醇的等量混合液，再进入纯冬青油或香柏油透明，然后以甲苯（在二甲苯中易脆）漂洗，入低熔点石蜡包埋，常规切片或连续切片，切片须按观察胚胎发育要求的方位进行。连续切片，厚度以 10 ～ 20μm 较适于观察胚鼠在母体内发育的连续过程及不同器官在不同时期的形态变化特征。切片后的处理及染色等按常规处理。

部分标本进行整胚固定，整胚免疫组化或特殊染色。

【实验观察与讨论】　小鼠发情周期约为 5 天，学会用观察阴栓和阴道涂片方法判断小鼠合笼后是否受孕。取胚前先做好实验准备工作，熟悉雌鼠生殖器官结构与取胚步骤。

卵裂开始在输卵管内进行，并由输卵管上端移向子宫，约在 80h 进入子宫。根据这些情况即可了解受精卵在发育各阶段所处的小鼠生殖管道的时间与部位，按需要取材。一般情况下，1 ～ 3 天胚龄的标本取自输卵管，4 ～ 5 天胚龄者取自输卵管和子宫，6 天以上者全从子宫取出。为稳妥起见，取材及固定时应注意：1 ～ 5 天的胚胎连同输卵管和子宫同时固定，6 ～ 9 天的胚胎连同子宫一起固定，固定时间为 12h；10 ～ 12 天的胚胎先同子宫一起固定 20 ～ 30min 后，取出胚胎再进行固定；16 ～ 20 天的胚胎可直接从子宫中剥离取出进行固定，同时在腹部剪开一个小口，让固定液进入胚胎体内，以保证整胚得到充分固定；10 ～ 20 天的胚胎固定时间为1 ～ 2 天。

（屈丽华）

第八章　骨髓基质干细胞的分离和培养

组织工程的关键是选择适宜的种子细胞，目前种子细胞的来源有多种，主要有骨髓。骨髓基质干细胞（bone marrow stromal stem cells，BMSCs）是一类具有分化潜能的成体干细胞，在特定条件下还可横向分化为成骨细胞、软骨细胞、脂肪细胞、肝细胞、神经细胞、心肌细胞、血管内皮细胞等多种类型的细胞。BMSCs 取材方便，易于体外扩增，可进行自体移植而不存在组织配型和免疫排斥的问题，被认为是组织工程中最佳的种子细胞。

【实验目的】

（1）掌握骨髓的组织结构和骨髓基质干细胞分离技术。

（2）熟悉体外组织细胞培养方法。

（3）了解骨髓基质干细胞生物学形态特征及应用价值，为进一步开展骨髓基质干细胞的研究打基础。

【实验动物】 成年 Wistar 大鼠，雌雄不限，体重 140 ～ 170 g。

【实验器材】 胎牛血清，低糖 DMEM，淋巴细胞分离液（密度为 1.077g/ml）。二氧化碳恒温培养箱，超净工作台，恒温水浴箱，倒置相差显微镜，普通光学显微镜，体视显微镜，离心机，培养皿，培养瓶。手术器械、吸管、离心管、手套等。

【实验步骤】

1. 骨髓基质干细胞的分离　健康成年 Wistar 大鼠，麻醉后处死，75% 乙醇浸泡 15min，在超净工作台内无菌条件下取股骨和胫骨，在体视显微镜下除去骨表面附着的肌肉和骨膜，D-Hank' s 液清洗干净。用剪刀将两端干骺端切除，显露骨髓腔。用含 15%FBS 的低糖 DMEM 培养液冲洗骨髓腔，以冲出骨髓。用 5 号针头的注射器反复冲打骨髓，制成单细胞悬液。将骨髓细胞悬液沿管壁缓慢注入预先加有等体积淋巴细胞分离液的离心管中，2000r/ min 离心 25min。小心吸取界面层细胞，用 DMEM 洗 2 次。加入基础培养液（为含 15% 胎牛血清的低糖 DMEM），血细胞计数板计数，调整细胞浓度。

2. 骨髓基质干细胞的原代培养　将上述所得细胞悬液按 1×（10^6 ～ 10^7）个 /ml 密度接种于塑料培养皿，置 37℃、5%CO_2、饱和湿度条件下培养，于培养后的 48 h 和 96h 更换培养液，并用低糖 DMEM 冲洗 3 次，以去除未贴壁的造血细胞，以后每 3 天换液一次，进一步去除未贴壁的细胞。

3. 骨髓基质干细胞观察　每天用倒置相差显微镜观察细胞的生长情况并拍照记录。

【实验结果】 大鼠骨髓基质干细胞生长情况及形态学特点：原代培养 8h 骨髓基质干细胞开始贴壁生长，其他杂质细胞悬浮于培养基中；3 天后贴壁细胞逐渐变为梭形并且增大，少数细胞呈现多角形，高倍镜下可见细胞质丰富，细胞较大，呈椭圆形，轮廓清晰，核内可见核仁存在；1 周后大部分细胞贴壁延伸，体积变大，数目增多，多呈长梭形或三角形；至 8 ～ 12 天贴壁细胞融合为单层，可用胰酶消化后传代、鉴定以作为后续研究用。

【思考题】

（1）骨髓基质干细胞的生物学特征有哪些？

（2）如何获得足够的骨髓基质干细胞作为组织工程学的种子细胞？

（3）细胞培养的基本过程有哪些？细胞培养时注意哪些问题？

（4）就你所知，骨髓基质干细胞的可能性应用包括哪些方面？

（李朝红）

第九章　精液常规检查

精液能集中反映男性生育功能的基本状况。精液检查是不育检查中非常重要和不可或缺的项目，是泌尿外科、男科、生殖科简便普及的实验室检查方法之一。也是妇科经常参考使用的重要参数之一。

【实验目的】 掌握精液常规检查的内容及其检查原理、方法和临床意义。

【实验原理】

（1）用肉眼观察纪录精液量、颜色、透明度、酸碱度、黏稠度和液化时间。

（2）用显微镜观察精子活动力、活动率和形态，并进行精子计数。

【实验器材】

显微镜、血细胞计数板、刻度离心管（10 ml）、胶头滴管、小试管（2.5ml）、精密 pH 试纸、玻璃棒、载玻片、37° 恒温水浴箱、计时器、清洁干燥广口带盖小瓶、移液器（1ml，100μl）和吸头，精子稀释液、生理盐水、瑞氏染色液、精液标本（人或大鼠）。备用解剖剪、解剖镊、眼科剪、眼科镊和 1 ml 注射器。

【实验步骤】

1. 纪录精液量、颜色、透明度、黏稠度和液化时间

（1）取新鲜精液，肉眼观察颜色与透明度。

（2）记录液化时间：精液刚排出体外时呈凝胶状态，经过 10 ～ 30min 会变成液体状态，这一过程称为液化。将全部精液置于 37° 恒温箱内，15min 后，不时地观察精液的流动性。当精液由原来的胶冻状转为流动的液体时，停止计时，此过程所需的时间即为精液的液化时间。

（3）测定酸碱度：从温箱中取出精液，用精密 pH 试纸测试精液的酸碱度。

（4）测定精液量：用刻度试管测量全部液化精液的量。

2. 精子活动率和活力检查

（1）精子活动率：取新鲜精液标本与 0.9% 生理盐水混匀后，在 37 ～ 38℃温玻片上用高倍镜观察 100 个精子，计数活动精子与不活动精子的比例，计算活动精子的百分率。

（2）精子活力检查：在观察活动率的同时，观察精子活动的强度，将精子活动力分为 A、B、C、D 四个级别。

A 级：快速直线运动，很快超越一个视野。

B 级：缓慢或呆滞的前向运动，游动方向不定，呈直线或非直线运动。

C 级：非前向运动，原地打转或抖动。

D 级：完全不活动。

3. 精子计数

（1）取精子稀释液 0.38ml，液化精液 20μl 于试管内混合摇匀。

（2）将擦洗干净的血细胞计数板放于实验台上，盖上盖玻片。

（3）取 1 滴稀释好的精子悬液滴于计数板盖玻片的边缘使精液自动渗进计数池内，静置 1 ～ 2min，待精子下沉后，以精子头部作为基准在 400 倍的镜下进行计数。计数每小格内的精子，只数格内及压在左线和上线者。

4. 精子形态观察 取液化精液 1 滴于载玻片上做成涂片，自然干燥后，行瑞氏染色。油镜下计数 100 ～ 200 个精子，观察有无异常精子，计数异常精子的百分比。正常人类精子形似蝌蚪状，长 50 ～ 60μm，尾长占 90%，头部正面观呈椭圆形，侧面观呈梨形（图 3-9-1）。大鼠精子头部正面观呈镰刀状（图 3-9-2）。

异常精子可有：头部过大、过小、尖细、外缘不齐、双头等；尾部呈双尾，短尾或缺尾。

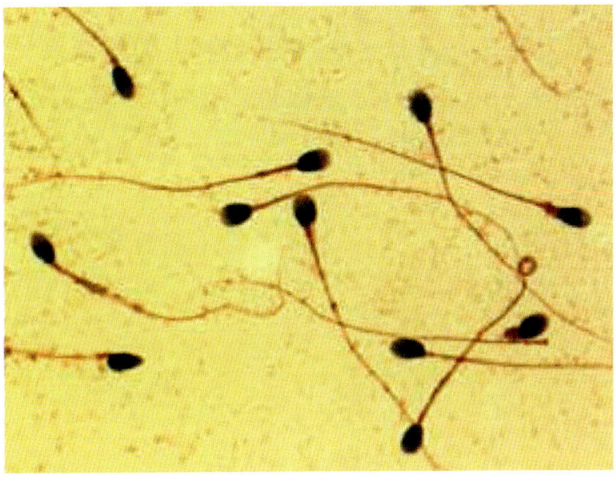

图 3-9-1　人类精子油镜观

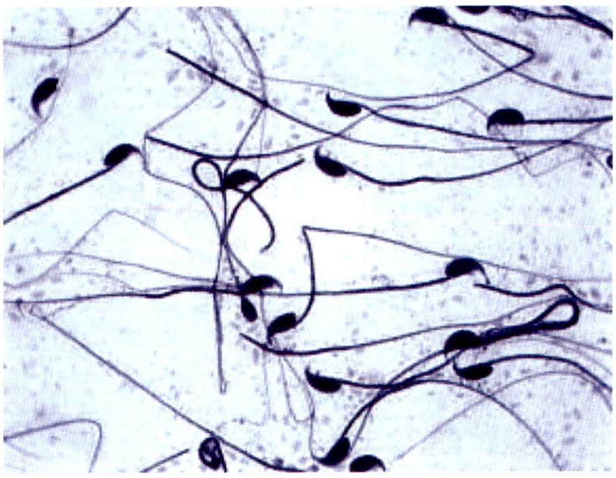

图 3-9-2　大鼠精子油镜观

【结果判断与分析】

1. 一般性状检查

（1）量：正常成年男性一次排精 2 ～ 5ml。

（2）颜色和透明度：正常刚射出的精液呈乳白色或灰白色，液化后呈半透明乳白色，久未排精者可呈淡黄色。鲜红色或暗红色的血精见于生殖系统炎症、结核和肿瘤，黄色脓样精液，见于精囊炎或前列腺炎。

（3）黏稠度和液化：正常新鲜的精液排出后数秒呈黏稠胶冻状，在精液中纤溶酶的作用下 10 ～ 30min 后开始液化。如果精液 1h 后不液化，可能是由于炎症破坏纤溶酶所致，如前列腺炎，精液不液化可以抑制精子活动力而影响受孕。

（4）酸碱度：pH。正常精液呈弱碱性 pH 7.2 ～ 8.0，pH ＜ 7 或＞ 8 都能影响精子的活动和代谢，不利于受孕。

2. 显微镜检查

（1）精子存活率：排精后 60min 内，正常精子存活率应为 80% ～ 90%，至少大于 60%，精子存活率降低是导致不育的重要原因。

（2）精子活动力：排精后 60min 内，A 级≥ 25%，A 级 +B 级≥ 50%。一般 B 级以上的精子，才有可能使卵子受精。精子活动力低，可导致男性不育。主要见于精索静脉曲张、泌尿生殖系统非特异性感染等所致。

（3）精子计数：正常成人精子计数为（20 ～ 130）×10^6 个 /ml，相当于一次排出的精子总数为（40 ～ 600）×10^6 个。当精子计数值＜ 20×10^6 个 /ml 或一次排精总数＜ 40×10^6 个为精子减少。精液直接涂片或离心沉淀后均未查到精子为无精症。见于先天性睾丸发育不全、畸形或后天睾丸损伤和萎缩（如睾丸结核、炎症、淋病等）、输精管阻塞或是先天性输精管及精囊缺陷，是导致少精或无精的重要原因，也是导致不育的重要原因。检查有无精子也是评估输精管结扎术效果的方法。结扎 6 周后，连续检查无精子，说明手术成功，如果结扎 2 个月后，精液中仍有精子，说明手术不成功。

（4）精子形态：正常精液中，异常形态精子应少于 10% ～ 15%，如果精液中异常形态精子数 >20%，将会导致不育，可能是由于精索静脉曲张、血液中有毒代谢产物、铅污染等或应用大剂量放射线及使用细胞毒性药物导致的精子形态异常。

【注意事项】

（1）收集所有全部精液，并立即送检。

（2）观察液化时间时注意保温（接近正常体温）。

（3）出现一次异常结果，应隔一周后复查，反复查 2 ～ 3 次才能得出比较正确的结果。

（4）如低倍镜、高倍镜检查均无精子，应将精液离心沉淀后再涂片检查，如两次均无精子，报告“无精子”。

（屈丽华）

附录 I 《组织学与胚胎学》实验教学大纲
Experiment Teaching Outline of Histology and Embryology

课程编号：131103002

课程类别：非独立开设实验课程

学时：44 学时（总学时 88 实验学时 44）

学分：5.5

适用对象：临床医学等专业

先修课程：细胞生物学，人体解剖学

一、课程的性质与任务

组织学与胚胎学是高等医学教育中一门重要的基础课程，它包括组织学和胚胎学两部分。组织学是研究机体微细结构及其相关功能的科学，其研究基于 4 个水平：细胞、组织、器官和系统。胚胎学主要是研究从受精卵发育为新生个体的过程及其机制的科学，研究内容包括生殖细胞发生、受精、胚胎发育、胚胎与母体关系，同时关注由于各种因素致胚胎发育紊乱所致的先天畸形。

本课程的主要任务是通过组织学和胚胎学理论课和实验课的教学，要求学生能辨认不同细胞、组织和器官的光镜和电镜结构，使学生获得相应的基本理论、基本知识和基本技能，掌握正常人体各器官的微细结构和功能的关系，熟悉人体胚胎发生过程，理解临床所出现的常见畸形，为后期生理学、生物化学、免疫学、病理学及其各种临床医学课程的学习打下基础。

二、教学的目的与要求

实验课是完成本课程教学的重要环节。其目的是使学生掌握显微镜的使用方法，掌握人体细胞、组织和器官的微细结构，了解这些结构与功能的关系，加深对基本知识的理解，对人体胚胎的早期发生和主要器官的发生有较系统的认识；从而为学习其他医学基础课和临床课奠定必要的形态学基础，并在学习中培养学生理论联系实际、分析问题和解决问题的能力。

实验教学的基本要求：

（1）掌握人体组织、细胞的微细结构及其与功能的关系，做到能够独立在显微镜下辨认正常人体器官、组织和细胞。

（2）在学习本课程过程中，引导学生把所学新知识与以前的知识相互联系，融会贯通，把理论课所学内容和实验课相互联系，从而加深对人体结构的理解。

（3）实践教学环节：教师在实验教学过程中，主要以培养学生独立观察切片标本和电镜照片为目的，通过课程结束前放映幻灯片来验证学生观察的正确性。使学生在学习中体验获得知识的快乐和提高动手能力的成就感。采用自制多媒体课件幻灯讲解、独立观察切片标本、配合绘图和动手能力训练、教师辅导和教学录像放映，实现把理论知识通过实践教学转变成完整的知识体系。

在执行大纲过程中，教研室及教师可根据实际情况对课程内容、章节顺序、教学时数和实习内容及安排作适当调整。

三、考核方式及办法

闭卷笔试：实验课成绩占本门课程总成绩的 30%，其中平时成绩占 10 分（实验报告、网络作业、回答问题、考勤等），切片标本考试占 20 分。实验考试的重点是组织学部分。

四、实验项目名称与学时分配

实验项目安排一览表

序号	实验项目名称	学时分配	必开或选开	实验类型	分组人数
1	组织学绪论	1	必开	综合性	25/4
2	上皮组织	2	必开	验证性	25/4
3	结缔组织	2	必开	验证性	25/4
4	血液	2	必开	综合性	25/4
5	软骨组织和骨组织	2	必开	验证性	25/4
6	肌组织	2	必开	验证性	25/4
7	神经组织	3	必开	验证性	25/4
8	眼和耳	2	必开	验证性	25/4
9	循环系统	2	必开	验证性	25/4
10	皮肤	1	必开	验证性	25/4
11	免疫系统	3	必开	验证性	25/4
12	内分泌系统	2	必开	验证性	25/4
13	消化管	3	必开	验证性	25/4
14	消化腺	2	必开	验证性	25/4
15	呼吸系统	2	必开	验证性	25/4
16	泌尿系统	2	必开	验证性	25/4
17	男性生殖系统	1	必开	验证性	25/4
18	女性生殖系统	3	必开	验证性	25/4
19	人体胚胎学总论	3.5	必开	综合性	25/4
20	颜面发生	0.5	必开	综合性	25/4
21	消化系统和呼吸系统的发生	1	必开	综合性	25/4
22	泌尿系统和生殖系统的发生	1	必开	综合性	25/4
23	心血管系统的发生	1	必开	综合性	25/4
	合计	44			

五、实验项目的具体内容

实验一　组织学绪论

1. 本次实验的目的和要求

（1）熟练掌握普通光学显微镜与互动数码光学显微镜的使用和保护。

（2）了解石蜡切片和 HE 染色法的基本过程。掌握 HE 染色结果。

2. 实验内容

（1）学习实验室规则。

（2）观看《组织学技术》录像，讲解 HE 染色结果。

（3）复习光学显微镜的构造、使用及使用注意事项。

（4）光镜标本观察：毛发玻片，肝细胞。

3. 需用的仪器、试剂或材料等 切片标本、显微镜、多媒体设备、师生互动系统、电视机。

4. 实践步骤或环节

（1）交代实习目的要求和实验室规则。

（2）交代本次实习内容和目的要求。

（3）交代观察组织切片时的注意事项。

（4）指导学生练习光学显微镜的使用。

（5）交代毛发玻片观察要点。

（6）讲解 HE 染色结果。

（7）交代观察肝细胞要点。

（8）学生自看切片，巡回指导。

（9）课后小结。

1）提问由学生回答或由老师自己解答。

2）根据课堂实习情况，解答在切片观察过程中普遍存在的问题。

5. 教学方式 学生在教师的指导下借助显微镜、图片自行观察。

6. 考核要求

（1）要求学生独立寻找切片标本上的目标结构。

（2）回答问题。

7. 实践教学报告要求 无。

实验二 上皮组织

1. 本次实验的目的和要求

（1）掌握各种上皮组织的分布和结构特点，并能在镜下识别。

（2）掌握各类被覆上皮的结构特征并加以区别。

（3）熟悉上皮细胞游离面、基底面、侧面的特殊结构和功能。

2. 实验内容

（1）自看切片：单层柱状上皮、假复层纤毛上皮、复层扁平上皮、变移上皮。

（2）示教内容：单层扁平上皮正面观、单层扁平上皮切面观、单层立方上皮。

（3）电镜照片：连接复合体、微绒毛、纤毛、基膜、半桥粒和质膜内褶。

（4）教学模型：紧密连接、缝隙连接、桥粒、黏合带。

3. 需用的仪器、试剂或材料等 切片标本、电镜图照、显微镜、多媒体设备、师生互动系统、电视机、多媒体课件、幻灯片、模型。

4. 实践步骤或环节

（1）课前交代

1）利用多媒体课件交代本次实习的内容及目的要求。

2）交代每张切片观察的注意事项。

3）讲解绘图目的、要求和方法，并在黑板上绘图示范。

（2）学生自看切片，巡回指导，解答学生观察切片中的各种具体问题。

（3）幻灯片讲解。

（4）课后小结：归纳小结本章节的重点、难点，根据带教过程中发现的问题集中解答。

5. 教学方式 学生在教师的指导下借助显微镜、图片、模型自己观察。

6. 考核要求

（1）要求学生独立寻找切片标本上的目标结构。

（2）回答问题。

（3）绘图。

7. 实践教学报告要求 绘单层柱状上皮（高倍）。

实验三 结缔组织

1. 本次实验的目的和要求

（1）掌握疏松结缔组织的形态结构特点，并能在镜下识别。

（2）了解致密结缔组织、脂肪组织和网状组织的结构特点，并能在镜下识别。

2. 实验内容

（1）自看切片：疏松结缔组织铺片、疏松结缔组织切片、致密结缔组织和脂肪组织。

（2）示教内容：浆细胞、肥大细胞、网状组织。

（3）电镜照片：成纤维细胞、浆细胞、肥大细胞、巨噬细胞、胶原纤维、弹性纤维。

3. 需用的仪器、试剂或材料等 切片标本、电镜图片、显微镜、多媒体设备、师生互动系统、电视机、多媒体课件、幻灯片。

4. 实践步骤或环节

（1）课前交代

1）利用多媒体课件交代本次实习的内容及目的要求。

2）讲解疏松结缔组织铺片的制作方法及其观察方法。

3）交代疏松结缔组织铺片和切片的区别。

4）讲解绘图目的、要求和方法，并在黑板上绘图示范。

（2）学生自看切片，巡回指导。

（3）幻灯片讲解。

（4）课后小结：归纳小结本章节的重点、难点，根据带教过程中发现的问题集中解答。

5. 教学方式 学生在教师的指导下借助显微镜、图片自己观察。

6. 考核要求

（1）要求学生独立寻找切片标本上的目标结构。

（2）回答问题。

（3）绘图。

7. 实践教学报告要求 绘疏松结缔组织切片（高倍）。

实验四 血 液

1. 本次实验的目的和要求

（1）掌握各种血细胞的形态结构特点，并能在镜下识别。

（2）学会使用油镜。

（3）了解血涂片的制作方法。

（4）掌握白细胞分类计数方法。

2. 实验内容

（1）学习油镜的使用方法。

（2）人血涂片：观察各种血细胞的形态结构。

（3）示教：嗜酸粒细胞，嗜碱粒细胞。

（4）电镜照片：各种血细胞及血小板的超微结构。

3. 需用的仪器、试剂或材料等 血涂片标本、电镜图片、显微镜、多媒体设备、师生互动系统、电视机、多媒体课件、幻灯片。

4. 实践步骤或环节

（1）利用多媒体课件学习血液理论知识。

（2）提问简要复习血液各种细胞的种类、特点和分辨依据。

（3）交代实习的内容与目的要求。

（4）介绍油镜的使用。

（5）讲解各种血细胞的绘制方法，并在黑板上绘图示范。

（6）学生自看切片，巡回指导。

（7）幻灯片讲解。

（8）小结：简述白细胞百分数偏离正常值的可能原因及意义。

5. 教学方式 学生在教师的指导下借助显微镜、图片自己观察。

6. 考核要求 指定几位同学在黑板上写出自己计数的各种白细胞的百分数。

7. 实践教学报告要求 绘血液各种有形成分（油镜观）。

实验五 软骨和骨

1. 本次实验的目的和要求

（1）掌握透明软骨的结构特点，了解弹性软骨和纤维软骨的结构，并能在镜下识别。

（2）掌握骨组织的一般结构以及长骨骨干骨板排列的特点，并能在镜下识别。

2. 实验内容

（1）学生自看切片：透明软骨（气管）、纤维软骨（人椎间盘）、骨切片（长骨脱钙切片）。

（2）示教内容：弹性软骨（耳郭）、成骨细胞、破骨细胞。

（3）电镜照片：成骨细胞、骨细胞、软骨细胞、破骨细胞。

（4）教学模型：长骨骨干模型。

3. 需用的仪器、试剂或材料等 切片标本、电镜照片、显微镜、多媒体设备、师生互动系统、电视机、多媒体课件、幻灯片、模型。

4. 实践步骤或环节

（1）课前交代

1）利用多媒体课件交代本次实习的内容和目的要求。

2）交代观察透明软骨、纤维软骨、弹性软骨的结构及其对比区别。

3）交代观察骨切片中三种骨板的排列特点。

4）交代骨单位的绘制方法，并在黑板上绘图示范。

（2）学生自看切片，巡回指导。

（3）幻灯片讲解。

（4）课后小结：归纳小结本章节的重点、难点，根据带教过程中发现的问题集中解答。

5. 教学方式 学生在教师的指导下借助显微镜、图片、模型自己观察。

6. 考核要求

（1）要求学生独立寻找切片标本上的目标结构。

（2）回答问题。

7. 实践教学报告要求 骨单位图（填出图中结构名称）。

实验六 肌 组 织

1. 本次实验的目的和要求

（1）掌握三种肌组织的结构特点。

（2）在切片中辨认三种肌组织的纵、横断面。

2. 实验内容

（1）自看切片：骨骼肌（HE）、骨骼肌（铁苏木素）、心肌、平滑肌、心肌闰盘。

（2）电镜照片：骨骼肌纤维、心肌纤维、闰盘、肌浆网。

（3）教学模型：骨骼肌、心肌闰盘。

3. 需用的仪器、试剂或材料等 切片标本、电镜图片、显微镜，多媒体设备，师生互动系统、电视机、多媒体课件、幻灯片、教学模型。

4. 实践步骤或环节

（1）课前交代

1）利用多媒体课件交代本次实习的内容和目的要求。

2）交代本次自看片和示教片的观察部位、染色与结构特征。

（2）学生自看切片，巡回指导。

（3）幻灯片小结。

（4）课后小结：归纳小结本章节的重点、难点，根据带教过程中发现的问题集中解答。

5. 教学方式 学生在教师的指导下借助显微镜、图片、模型自己观察。

6. 考核要求

（1）请同学列表比较骨骼肌与心肌在光镜下的区别。

（2）提问并解答平滑肌纵切面与致密结缔组织的区别。

7. 实践教学报告要求

肌原纤维电镜模式图（填出图中结构名称）。

实验七 神经组织

1. 本次实验的目的和要求

（1）掌握神经元胞体的结构特点，并能在镜下识别。

（2）掌握有髓神经纤维纵、横断面的结构特点，并能在镜下识别。了解神经束的镜下特点。

（3）掌握突触的超微结构特点和分类，了解各种神经胶质细胞的形态和结构。

2. 实验内容

（1）自看切片：多级神经元、假单极神经元、有髓神经纤维、环层小体和触觉小体、神经原纤维。

（2）示教内容：突触、运动终板、星形胶质细胞。

（3）电镜照片：神经细胞，突触，有髓神经纤维，无髓神经纤维。

（4）教学模型：有髓神经纤维模型、突触模型。

3. 需用的仪器、试剂或材料等 切片标本、电镜图片、显微镜、多媒体设备、师生互动系统、电视机、多媒体课件、幻灯片、模型。

4. 实践步骤或环节

（1）课前交代：利用多媒体课件交代本次实习的内容和目的要求。

（2）学生自看切片，巡回指导。

（3）幻灯片小结。

（4）课后小结：归纳小结本章节的重点、难点，根据带教过程中发现的问题集中解答。

5. 教学方式 学生在教师的指导下借助显微镜、图片、模型自己观察。

6. 考核要求

（1）要求学生讲解有髓神经纤维模型。

（2）回答问题。

1）神经元的结构特点。

2）神经与神经纤维的结构是怎样的？

7. 实践教学报告要求 按要求填出突触图中各部分结构的名称。

实验八 循环系统

1. 本次实验的目的和要求

（1）掌握大、中、小动脉的结构特点及小动、静脉在结构上的差别，并能在镜下识别。

（2）掌握心脏壁的结构特点，辨认普肯耶纤维，并能在镜下识别。

（3）掌握毛细血管结构。

2. 实验内容

（1）自看切片：大动脉、中动脉和中静脉、小动脉和小静脉、心脏。

（2）示教内容：青蛙肠系膜血液循环。

（3）电镜照片：连续毛细血管、有孔毛细血管、血窦。

3. 需用的仪器、试剂或材料等 切片标本、电镜图片、显微镜、多媒体设备、师生互动系统、电视机、多媒体课件、幻灯片、活青蛙。

4. 实践步骤或环节

（1）课前交代

1）利用多媒体课件交代本次实习的内容和目的要求。

2）介绍器官内小动、静脉和毛细血管的寻找与分辨。

3）讲解小动、静脉的绘制方法，并在黑板上绘图示范。

（2）学生自看切片，巡回指导。

（3）幻灯片小结。

（4）课后小结：归纳小结本章节的重点、难点，根据带教过程中发现的问题集中解答。

5. 教学方式 学生在教师的指导下借助显微镜、图片自己观察。

6. 考核要求

（1）由同学在黑板上列出伴行动、静脉的区别。

（2）绘图。

7. 实践教学报告要求 绘小动脉和小静脉（高倍观）。

实验九 免疫系统

1. 本次实验的目的和要求

（1）掌握淋巴结、胸腺和脾的组织结构，并能在镜下识别。

（2）了解扁桃体的结构特点，并能在镜下识别。

2. 实验内容

（1）自看切片：淋巴结、脾脏、胸腺、扁桃体。

（2）示教内容：毛细血管后微静脉、网状纤维。

（3）电镜照片：淋巴细胞、脾血窦、淋巴窦。

（4）教学模型：淋巴结皮质模型、脾血窦模型。

3. 需用的仪器、试剂或材料等 切片标本、电镜图片、显微镜、多媒体设备、师生互动系统、电视机、多媒体课件、幻灯片、教学模型。

4. 实践步骤或环节

（1）课前交代：利用多媒体课件交代本次实习内容和目的要求。

（2）学生自看切片，巡回指导。

（3）幻灯片讲解。

（4）课后小结：归纳小结本章节的重点、难点，根据带教过程中发现的问题集中解答。

5. 教学方式 学生在教师的指导下借助显微镜、图片、模型自己观察。

6. 考核要求

（1）要求学生独立寻找切片标本上的目标结构。

（2）要求学生讲解淋巴结皮质模型、脾血窦模型。

（3）绘图。

7. 实践教学报告要求 绘部分淋巴结髓质（高倍观）。

实验十　消　化　管

1. 本次实验的目的和要求

（1）掌握消化管壁的共同结构及各层的组织成分。

（2）掌握消化管各段黏膜的特点，掌握食管、胃、肠、阑尾的结构特点和功能，并能在镜下识别。

（3）了解胃、肠内分泌细胞的分布、主要类型和功能。

2. 实验内容

（1）学生自看切片：食管、胃、小肠、结肠、阑尾。

（2）示教内容：食管—胃交界、直肠—肛门交界、潘氏细胞、内分泌细胞、肌间神经丛。

（3）电镜照片：主细胞、壁细胞、小肠上皮、消化管内分泌细胞。

3. 需用的仪器、试剂或材料等 切片标本、电镜图片、显微镜、多媒体设备、师生互动系统、电视机、多媒体课件、幻灯片。

4. 实践步骤或环节

（1）课前交代：利用多媒体课件交代本次实习的内容和目的要求。

（2）学生自看切片，巡回指导。

（3）幻灯片讲解。

（4）课后小结：归纳小结本章节的重点、难点，根据带教过程中发现的问题集中解答。

5. 教学方式 学生在教师的指导下借助显微镜、图片自己观察。

6. 考核要求

（1）要求学生独立寻找切片标本上的目标结构。

（2）回答问题。

7. 实践教学报告要求 列表比较消化管各段管壁的结构特点。

实验十一　消　化　腺

1. 本次实验的目的和要求

（1）掌握肝脏和胰的组织结构，并能在镜下识别。

（2）掌握浆液腺、黏液腺和混合腺泡的结构特点，并能在镜下识别。

（3）熟悉腮腺的结构特点，并能在镜下识别。

2. 实验内容

（1）学生自看切片：肝脏、胰腺、腮腺。

（2）示教内容：胆小管、肝糖原、肝血管注射。

（3）电镜照片：胰岛细胞、肝细胞、肝血窦、胆小管、窦周隙、肝巨噬细胞、贮脂细胞。

（4）教学模型：肝小叶及门管区模型。

3. 需用的仪器、试剂或材料等 切片标本、电镜图片、显微镜、多媒体设备、师生互动系统、电视机、多媒体课件、幻灯片、教学模型。

4. 实践步骤或环节

（1）利用多媒体课件交代本次实习内容和目的要求。

（2）学生自看切片，巡回指导。

（3）幻灯片讲解。

（4）课后小结：归纳小结本章节的重点、难点，根据带教过程中发现的问题集中解答。

5. 教学方式 学生在教师的指导下借助显微镜、图片、模型自己观察。

6. 考核要求

（1）要求学生回答问题

1）肝小叶内包括哪些结构?

2）肝血循环途径和特点是什么?

（2）要求学生讲解肝小叶模型。

7. 实践教学报告要求 肝小叶及门管图片（填出图中各部分结构的名称）。

实验十二 呼吸系统、泌尿系统

1. 本次实验的目的和要求

（1）掌握气管与肺的组织结构，并能在镜下识别。

（2）掌握肾脏、输尿管与膀胱的组织结构，并能在镜下识别。

2. 实验内容

（1）学生自看切片：气管、肺、肾脏、膀胱、输尿管。

（2）示教内容：纤毛摆动、致密斑。

（3）电镜照片：呼吸上皮、肺泡与肺泡隔、气血屏障、肾小体、血管球、足细胞、滤过屏障、近端小管、远端小管。

（4）教学模型：肾小体毛细血管与足细胞，近端小管上皮细胞。

3. 需用的仪器、试剂或材料等 切片标本、电镜图片、显微镜、多媒体设备、师生互动系统、电视机、多媒体课件、幻灯片、模型。

4. 实践步骤或环节

（1）利用多媒体课件交代本次实习内容和目的要求。

（2）学生自看切片，巡回指导。

（3）幻灯片讲解。

（4）课后小结：归纳小结本章节的重点、难点，根据带教过程中发现的问题集中解答。

5. 教学方式 学生在教师的指导下借助显微镜、图片、模型自己观察。

6. 考核要求

（1）要求学生讲解近曲小管上皮模型、肾小体毛细血管与足细胞模型。

（2）回答问题。

7. 实践教学报告要求 按要求填出肾皮质图中各种结构的名称。

实验十三　内分泌系统

1. 本次实验的目的和要求

（1）掌握甲状腺、甲状旁腺和肾上腺的组织结构，并能在镜下识别。

（2）掌握脑垂体的位置及结构特点，并能在镜下识别。

（3）掌握内分泌腺结构上的共同特点。

2. 实验内容

（1）学生自看切片：甲状腺及甲状旁腺、肾上腺、脑垂体。

（2）示教内容：滤泡旁细胞、赫林体。

（3）电镜照片：甲状腺、肾上腺、垂体远侧部各种激素分泌细胞的结构。

3. 需用的仪器、试剂或材料等　切片标本、电镜图片、显微镜、多媒体设备、师生互动系统、电视机、多媒体课件、幻灯片。

4. 实践步骤或环节

（1）课前交代

1）利用多媒体课件交代本次实习的内容和目的要求。

2）简要交代各器官的组织结构及其切面。

（2）学生自看切片，巡回指导。

（3）幻灯片讲解。

（4）课后小结：归纳小结本章节的重点、难点，根据带教过程中发现的问题集中解答。

5. 教学方式　学生在教师的指导下借助显微镜、图片自己观察。

6. 考核要求

（1）要求学生独立寻找切片标本上的目标结构。

（2）要求学生回答问题。

7. 实践教学报告要求　按要求填出肾上腺模式图中各部分结构的名称。

实验十四　皮肤、眼和耳

1. 本次实验的目的和要求

（1）掌握皮肤的基本结构及表皮的角化进程，并能在镜下识别头皮和指皮。

（2）掌握眼球壁各层及屈光装置的结构并能在镜下识别。

（3）掌握壶腹嵴、位觉斑和螺旋器的结构并能在镜下识别。

（4）了解皮脂腺、汗腺、眼睑、内耳迷路的结构并能在镜下识别。

2. 实验内容

（1）学生自看切片：头皮、指皮、眼球、眼睑、耳蜗。

（2）示教内容：位觉斑、壶腹嵴、视神经乳头。

（3）电镜照片：角质形成细胞、黑素细胞、郎格汉斯细胞、视杆细胞、视锥细胞、螺旋器。

（4）教学模型：眼球、内耳、皮肤模型。

3. 需用的仪器、试剂或材料等　切片标本、电镜图片、显微镜、多媒体设备、师生互动系统、电视机、多媒体课件、幻灯片、教学模型。

4. 实践步骤或环节

（1）课前交代

1）利用多媒体课件交代本次实习的内容和目的要求。

2）对照模型简要复习皮肤结构、眼球的结构、内耳特别是耳蜗的结构。

（2）学生自看切片，巡回指导。

（3）幻灯片讲解。

（4）课后小结：归纳小结本章节的重点、难点，根据带教过程中发现的问题集中解答。

5. 教学方式 学生在教师的指导下借助显微镜、图片、模型自己观察。

6. 考核要求

（1）要求学生讲解眼球、内耳、皮肤模型。

（2）要求学生回答问题

1）内耳的组织结构及声波传导途径如何。

2）眼球内的光线传导通路及视网膜上的视觉形成通路怎样。

7. 实践教学报告要求 按要求填出膜蜗管图中各部分结构的名称。

实验十五 男性生殖系统

1. 本次实验的目的和要求

（1）掌握睾丸的组织结构，并能在光镜下识别。

（2）熟悉附睾的结构特点，并能在光镜下识别。

（3）熟悉输精管的组织结构，并能在光镜下识别。

（4）了解前列腺的组织结构。

2. 实验内容

（1）学生自看切片：睾丸与附睾、输精管。

（2）示教内容：前列腺，精子涂片、睾丸网、输出小管。

（3）电镜照片：支持细胞，睾丸间质细胞。

3. 需用的仪器、试剂或材料等 切片标本、电镜图片、显微镜、多媒体设备、师生互动系统、电视机、多媒体课件、幻灯片。

4. 实践步骤或环节

（1）课前交代：利用多媒体课件交代本次实习内容和目的要求。

（2）学生自看切片，巡回指导。

（3）幻灯片讲解。

（4）课后小结：根据学生观察切片的具体情况，小结存在的问题，解释共同的疑难问题。

5. 教学方式 学生在教师的指导下借助显微镜、图片自己观察。

6. 考核要求

（1）要求学生独立寻找切片标本上的间质细胞。

（2）回答问题：附睾管与睾丸输出小管的结构差异。

实验十六 女性生殖系统

1. 本次实验的目的和要求

（1）掌握卵巢的一般结构及生长卵泡的形态结构，并能在镜下识别。

（2）掌握黄体的结构特点，并能在镜下识别。

（3）掌握子宫内膜增生期和分泌期的结构特点，并能在镜下识别。

（4）熟悉乳腺静止期与活动期的结构特点，并能在镜下识别。

（5）熟悉输卵管的结构特点，并能在镜下识别。

（6）了解子宫颈的组织结构。

2. 实验内容

（1）学生自看切片：卵巢、子宫增生期和分泌期、乳腺静止期和活动期、输卵管。

（2）示教内容：黄体、白体。

（3）电镜照片：卵细胞、透明带及放射冠、子宫腺上皮。

3. 需用的仪器、试剂或材料等 切片标本、电镜图片、显微镜、多媒体设备、师生互动系统、电视机、多媒体课件、幻灯片。

4. 实践步骤或环节

（1）课前交代：利用多媒体课件交代本次实习内容和目的要求。

（2）学生自看切片，巡回指导。

（3）幻灯片讲解。

（4）课后小结：根据学生观察切片的具体情况，小结存在的问题，解释共同的疑难问题。

5. 教学方式 学生在教师的指导下借助显微镜、图片自己观察。

6. 考核要求

（1）要求学生独立寻找切片标本上的各级卵泡。

（2）回答问题。

7. 实践教学报告要求 按要求填出次级卵泡图中各部分结构的名称。

实验十七 胚胎学总论

1. 本次实验的目的和要求

（1）掌握胚泡的形成和结构。

（2）掌握胚盘的形成和演变。

（3）掌握三胚层的形成和初步分化。

（4）掌握胎盘的形成和结构。

（5）了解胎膜的形成。

（6）熟悉胚胎模型的观察方法。

2. 实验内容

（1）教学模型：人胚早期发育模型 1 ～ 15 号（示卵裂、卵泡形成、植入、胚层形成及早期分化）；三胚层胚盘模型；胎膜模型；胎儿在子宫内的位置模型；胚泡植入模型。

（2）大体标本：不同胎龄的胚胎标本、胎儿与胎膜标本、葡萄胎、联胎、无脑儿等畸形胚胎标本、包衣标本（脐带、胎盘、非胎盘部分）。

（3）光镜切片标本（示教）：鸡胚原条时期整装片及切片；体节时期切片；胎盘的切片。

（4）电视录像：早期人胚的发育。

3. 需用的仪器、试剂或材料等 切片标本、师生互动系统、电视机、幻灯片、模型、胚胎尸体实物标本、电视录像带。

4. 实践步骤或环节

（1）课前交代

1）交代实验内容。

2）交代观察胚胎模型时不要离开桌面，注意保护，防止打碎，使用完后要拼装好并按顺序摆放。

3）交代模型上蓝、红、黄分别代表外、中、内三个胚层及其所演变的结构。

（2）学生自看模型，巡回指导。

（3）课后小结：借助模型按周小结前 4 周胚胎的发生过程，归纳本章节的重点、难点，根据带教过程中发现的问题集中解答。

5. 教学方式 学生在教师的指导下借助图片自己观察模型。

6. 考核要求 要求学生回答问题：

（1）试述胚泡结构，在模型上指出。

（2）盘状胚怎样演变成圆柱胚？

（3）试述胚盘的形成和结构。

7. 实践教学报告要求

（1）按要求填出第 4 周胚胎横断面图中各部分结构的名称。

（2）按要求填出胎膜与蜕膜模式图中各部分结构的名称。

实验十八 颜面和四肢的发生

1. 本次实验的目的和要求

（1）了解鳃弓的发生和颜面形成。

（2）掌握颜面常见先天性畸形及其形成原因。

（3）了解口腔及鼻腔的分隔。

2. 实验内容 观察模型：鳃弓的形态、颜面形成模型 1 ～ 5 号。

3. 需用的仪器、试剂或材料等 教学模型。

4. 实践步骤或环节

（1）课前交代。

（2）学生自看模型，巡回指导。

（3）课后小结：通过模型归纳小结本章节的重点、难点，根据带教过程中发现的问题集中解答。

5. 教学方式 学生在教师的指导下借助图片自己观察模型。

6. 考核要求

（1）要求学生独立讲解一个模型。

（2）回答问题。

7. 实践教学报告要求 按要求填出胚胎颜面发生图中各部分结构的名称。

实验十九 消化系统和呼吸系统的发生

1. 本次实验的目的和要求

（1）掌握咽囊的发生和演变，以及原始消化管最终分化的器官。

（2）掌握泄殖腔的分隔。

（3）掌握胃、肠等的先天性畸形的成因。

（4）了解肝、胆、胰、气管和肺的发生。

2. 实验内容

（1）观察早期胚胎发生模型 15 ～ 17 号。

（2）胃、肠发生模型 1 ～ 5 号。

3. 需用的仪器、试剂或材料等 教学模型。

4. 实践步骤或环节

（1）课前交代。

（2）学生自看模型，巡回指导。

（3）课后小结：通过模型归纳小结本章节的重点、难点，根据带教过程中发现的问题集中解答。

5. 教学方式 学生在教师的指导下借助图片自己观察模型。

6. 考核要求

（1）要求学生独立讲解一个模型。

（2）回答问题。

7. 实践教学报告要求 按要求填出第 4 周胚胎原始消化管图中各部分结构的名称。

实验二十　泌尿系统和生殖系统的发生

1. 本次实验的目的和要求

（1）掌握后肾的发生及其先天性畸形，膀胱和尿道的发生，泌尿生殖系统常见畸形。

（2）了解男性和女性生殖腺的发生。了解中肾管和中肾旁管的发生和分化以及外生殖器的发生。

（3）了解前肾和中肾的发生。

（4）掌握泄殖腔的分隔。

2. 实验内容

（1）观察早期胚胎发生模型 14 ～ 17 号。

（2）观察胚体尾段模型（示泌尿生殖发生和泄殖腔的分隔）。

3. 需用的仪器、试剂或材料等　教学模型。

4. 实践步骤或环节

（1）课前交代。

（2）学生自看模型，巡回指导。

（3）课后小结：通过模型归纳小结本章节的重点、难点，根据带教过程中发现的问题集中解答。

5. 教学方式　学生在教师的指导下借助图片自己观察模型。

6. 考核要求

（1）要求学生独立讲解一个模型。

（2）回答问题。

7. 实践教学报告要求　按要求填出胚体尾段模式图中各部分结构的名称。

实验二十一　心血管系统的发生

1. 本次实验的目的和要求

（1）掌握心脏的发生和常见畸形；胎儿血循环的特点及生后改变。了解胎儿血循环的途径；血岛形成至原始心血管系统建立的简要过程。

（2）了解心脏外形的演变，掌握心脏内部分隔及心脏发生过程中常见的畸形

2. 实验内容

（1）观察早期胚胎发生模型 13 ～ 17 号。

（2）观察心脏外形演变及心脏内部的分隔模型。

（3）观察先天性心脏畸形模型。

3. 需用的仪器、试剂或材料等　教学模型。

4. 实践步骤或环节

（1）课前交代。

（2）学生自看模型，巡回指导。

（3）课后小结：通过模型归纳小结本章节的重点、难点，根据带教过程中发现的问题集中解答。

5. 教学方式　学生在教师的指导下借助图片自己观察模型。

6. 考核要求

（1）要求学生独立讲解一个模型。

（2）回答问题。

7. 实践教学报告要求　按要求填出胚胎心脏内部分隔模式图中各部分结构的名称。

六、实践教学中应注意的问题

1. 组织管理的要求

（1）按照教学大纲规定组织各环节教学的实施，涵盖要求的知识点，突出重点。

（2）因内容制宜，根据具体情况，将不同章节进行组合，以 3 ～ 4 学时为一个教学单元。

（3）每人一台显微镜，每人一套教学切片标本，每组人数应控制在 25 人以内。

2. 对教师的要求

（1）要为人师表，教书育人，认真对待教学。认真备课，结合课程特点，积极应用现代化教学设备，提高课堂教学质量。

（2）按照教学大纲规定组织各环节教学的实施，涵盖要求的知识点，突出重点。

（3）教学组织规划严密、规范，各教学环节安排得当，各章节教学要求明确，并按规划执行；

（4）采取不同的教学方式，因材施教，应用启发式、讨论式教学方法，把知识传授、能力培养和素质养成融为一体。

（5）认真批改作业，在下一堂课上给学生指出作业上的共同不足。

（6）实验中应勤巡回走动，耐心指导，不要长时间离开实验室。

（7）课后小结要根据学生实验的具体情况，针对共同存在的问题，引导和启发学生思考，解答共同的疑难问题，以达到最佳的教学效果。

3. 对学生的要求

（1）实验前须做好一切准备工作，预习当次内容，带好必需的用具（包括理论及实验教材、实验报告本、红篮铅笔、普通铅笔、尺子及橡皮），以便在需要时参考或绘图。

（2）穿戴整洁，必须穿白大衣进实验室，不准穿拖鞋、背心进实验室，严禁携带食物进入实验中心。

（3）实验时严格按编定的实验室和座位就坐，听从带教老师的安排。

（4）不得迟到早退，未经许可不得中途离开。上课认真，能按时完成老师布置的各项作业。

（5）保持室内安静，不准高声谈笑和无故走动，不准做与本堂课无关的事情；不准吸烟和乱画黑板，不准随地吐痰，不准在实验室使用通讯工具。

（6）观察模型时要轻拿轻放，不要将模型拿着离开桌（台）面以免掉下打碎，观察完后要拼装好，放回规定位置。

（7）爱护国家财产，不许私自拆装显微镜上的零件，损坏切片或模型等公共财产时，要及时报告老师，并按规定酌情赔偿。

（8）实验结束后要收拾好实验用的一切物品，由班干部安排值日生打扫卫生，关好门窗水电后，方能离开实验室。

4. 对教学基地、实验室和实验员的要求 实验室的要求：采光通风良好，宽敞明亮；水电通畅、安全。

对实验员的要求：

（1）耐心细致，认真负责，提前做好预实验。

（2）提前调试好仪器设备，摆放好模型，准备好切片标本。

（3）课前 15 ～ 20min 达到实验室。

七、教材及主要参考书

1. 选用教材 李美香，屈丽华 .2017. 显微形态学实验（组织学与胚胎学分册）. 第 2 版 . 北京：科学出版社

2. 主要参考书

成令忠 . 2003. 现代组织学 . 上海：上海科技文献出版社
成令忠 . 2000. 织学彩色图鉴 . 北京：人民卫生出版社
成令忠 . 2000. 组织学 . 北京：人民卫生出版社
高英茂 . 2006. 组织学与胚胎学（双语版）. 北京：科学出版社
高英茂 . 2004. 组织学与胚胎学 . 北京：人民卫生出版社
屈丽华，罗红梅 . 2010. 显微形态学 - 组织学与胚胎学分册 . 北京：科学出版社
唐军民 . 2003. 组织学与胚胎学彩色图谱 . 北京：北京大学医学出版社
邹仲之，李继承 . 2013. 组织学与胚胎学 . 第 8 版 . 北京：人民卫生出版社
邹仲之 . 2008. 组织学与胚胎学 . 第 7 版 . 北京：人民卫生出版社
Larry R. Cochard. 奈特人体胚胎学彩色图谱 . 2004. 高英茂 主译 . 北京：人民卫生出版社
Sylvia S. madder. 2001. Human Biology. 7th ed. 北京：人民卫生出版

八、教改说明及其他

无。

附录Ⅱ 《组织学与胚胎学》课程考试大纲

Course Exam Outline of Histology and Embryology

课程编号：131103002

总学时数：88学时（其中理论教学44学时，实验教学44学时）

学分：5.5学分

一、考试对象

修完本课程所规定的各专业学生。

二、考试目的

本课程考试目的是全面考查学生对本课程的基本概念和主要知识点学习、理解和掌握的情况。考查学生通过本课程的学习，是否能识别人体各种细胞、组织和主要器官的结构，了解其结构与功能的关系，较系统地认识人体胚胎的早期发生和主要器官的发生及演变，考核学生对基本概念的理解与掌握、基本理论知识的熟练程度和分析解决问题的能力。以促进学生复习、巩固所学知识，为后续课程的学习打下坚实的基础。

三、考试要求

《组织胚胎学》是一门实践性很强的基础医学课程，课程考试旨在考查学生对基本概念的理解和掌握、基本理论知识的熟练、分析解决问题的能力。要求学生掌握本课程的基本概念、基本理论、基础知识，注重结构与功能、局部与整体、平面与立体、动态与静态的关系。培养学生的动手能力与严谨的科学思维方式。

《组织学与胚胎学A》课程的考试范围以南华大学临床医学专业5年制《组织学与胚胎学A》课程的教学大纲所规定的教学内容进行命题。考试的主要内容包括基本组织、器官系统和人体胚胎学三大部分的内容。

考试水平分为：认识、记忆、理解、掌握、应用、分析、综合几个层次。其基本涵义如下：

（1）认识、记忆：指对各器官、组织微细结构及机体发生过程中的基本知识和概念的识别和记忆。正确的回忆、再认、再现所学的知识。要求同学能按题目要求复述学过的知识。在记忆水平上考核学生的学习结果。

（2）理解：在识记基础上，正确领会《组织学与胚胎学》的基本知识、概念以及与其他相关学科知识的内在联系。要求学生能从实质上领会组织胚胎学所学知识的含义。

（3）掌握、应用：在理解的基础上，掌握机体各器官、组织、细胞的微细结构；不同器官、组织、细胞微细结构的特征比较；人体发生过程与规律等胚胎学基础知识。并能运用所学的知识和方法解决一些临床上或实践中出现的简单问题。

（4）分析、比较、综合运用：综合运用所学的《组织学与胚胎学》课程的基础知识去分析、总结、比较不同器官、组织间的微细结构特点及内在联系，并能应用所学的知识去解决实践中的一些稍微复杂的问题。要求同学们在掌握组织胚胎学的基础知识和各系统、器官、组织的微细结构与功能的基础上，有较强的综合运用能力。

四、考试内容与要求

第一章　组织学绪论　0.5 ~ 1 分值

1. 考试内容

（1）组织学的研究内容。

（2）光镜及电镜的最大分辨率。

（3）HE 染色法的原理及结果，嗜酸性、嗜碱性和中性的含义。

2. 考试要求

识记掌握：组织学与胚胎学的研究内容，嗜酸性、嗜碱性、中性的含义。PAS 法所显示的物质。

理解分析：组织学与胚胎学常用的研究技术。

综合应用：组织切片标本制作的基本原理。显微镜的结构及其使用法。

第二章　上皮组织　4 分值

1. 考试内容

（1）上皮组织的分布、结构特点、功能和分类。

（2）被覆上皮的分类原则。

（3）各种上皮的形态、结构、功能和分布。

（4）腺上皮与腺体的概念。

2. 考试要求

重点掌握：上皮组织的一般特点，被覆上皮的分类原则，各种被覆上皮的结构和功能，内皮和间皮的意义，微绒毛和纤毛的光镜及超微结构和功能，上皮基膜的光镜及超微结构和功能，半桥粒和质膜内褶的超微结构和功能。

一般掌握：被覆上皮的分类及主要分布，紧密连接、中间连接、桥粒和缝隙连接的分布、超微结构和功能，连接复合体的概念，外分泌腺和内分泌腺的一般特点。

理解分析：上皮细胞侧面连接的超微结构及功能关系。腺上皮和感觉上皮的概念。

综合应用：上皮组织的分布与结构特点。

掌握英文：microvilli，cilia，tight junction，intermediate junction，desmosome，gap junction，basement membrane，junctional complex.

第三章　结缔组织　5 分值

1. 考试内容

（1）结缔组织的特点、分类、来源及分类。

（2）疏松结缔组织的分布和功能

1）细胞：成纤维细胞、巨噬细胞、浆细胞、肥大细胞的光镜结构、电镜结构及其功能。脂肪细胞和未分化的间充质细胞。

2）细胞外基质：胶原纤维、网状纤维和弹性纤维的光镜结构、超微结构、理化特性和染色特点，基质的特性和功能。

2. 考试要求

重点掌握：疏松结缔组织中成纤维细胞、巨噬细胞、浆细胞、肥大细胞的光镜结构、电镜结构及其功能，胶原纤维、网状纤维和弹性纤维的光镜结构、超微结构、理化特性和染色特点。两种脂肪组织的结构特点和功能。

一般掌握：结缔组织的特点、分类、来源，未分化间充质细胞的概念，脂肪细胞的结构及功能；致密结缔组织、网状组织的结构特点及分布。

理解分析：纤维和基质的形成过程。纤维细胞的光镜结构及超微结构，巨噬细胞的吞噬作用、抗原提呈作用及分泌功能。组织液的形成。

综合应用：疏松结缔组织铺片的制作。各种结缔组织细胞的电镜图像观察。从形态结构上说明疏松结缔组织的功能。

掌握英文：fibroblast，macrophage，plasma cell，mast cell.

第四章 血液 3分值

1. 考试内容

（1）血液的组成及作用。各成分的分类及正常值。

（2）红细胞的大小、形态结构特点及功能。网织红细胞的特点及正常值和意义。

（3）白细胞的分类。各类白细胞的大小、形态结构及超微结构特点和功能。血小板的大小、形态结构及功能。

2. 考试要求

重点掌握：血液的组成及作用；红细胞的形态结构、正常值及功能；网织红细胞的形态特点和意义；各类白细胞的结构特点、正常值和功能；血小板的结构特点、正常值及功能。

一般掌握：造血干细胞的生物学意义、特性、形态结构和分布。白细胞的分类。

理解分析：

（1）造血干细胞和造血祖细胞的特性。

（2）各种血细胞和血小板发育过程及其形态变化的一般规律。

综合应用：血涂片的制作及油镜的使用。

掌握英文：erythrocyte，leukocyte，neutrophil，eosinophil，basophil，monocyte，lymphocyte.

第五章 软骨与骨 3～4分值

1. 考试内容

（1）软骨：软骨与软骨组织的概念，软骨组织的构成，软骨细胞的光镜结构和超微结构特点。软骨的基质和纤维。软骨膜的结构和功能。软骨的生长方式。透明软骨、弹性软骨及纤维软骨的分布、结构特点和功能。

（2）骨：骨基质的构造和化学成分。骨的细胞（骨祖细胞、骨细胞、成骨细胞及破骨细胞）的光镜及电镜结构和功能。

（3）长骨的结构：骨松质与骨密质、环骨板、间骨板和骨单位的结构；骨膜的结构与功能。

2. 考试要求

重点掌握：软骨组织的构成，透明软骨、弹性软骨及纤维软骨的分布、结构特点和功能，软骨细胞的光镜结构和超微结构特点。软骨的基质和纤维。骨的细胞（骨细胞、成骨细胞、原骨细胞及破骨细胞）的光镜及电镜结构和功能。长骨的结构：骨松质与骨密质、环骨板、间骨板和骨单位的结构，骨基质的组成。

一般掌握：软骨与软骨组织的概念，软骨的生长方式；骨和骨组织的概念，骨膜的结构与功能。

理解分析：骨的形成及骨的改建。成骨细胞及破骨细胞在血钙调节中的作用。

掌握英文：isogenous group，osten.

第六章　肌组织　3～4分值

1. 考试内容

（1）骨骼肌：光镜结构（肌膜、核、肌浆、肌原纤维）及电镜结构（肌原纤维的粗肌丝和细肌丝及其化学分子构成，横小管和肌质网）。

（2）心肌：心肌与骨骼肌的光镜结构与超微结构的主要不同点，闰盘的超微结构和功能；

（3）平滑肌：光镜结构。

2. 考试要求

重点掌握：骨骼肌纤维的光镜结构（肌膜、核、肌浆、肌原纤维）。骨骼肌的超微结构（肌原纤维中粗肌丝和细肌丝的分布及其分子结构，横小管和肌质网）。心肌纤维的光镜结构和超微结构特点。闰盘的超微结构和功能。平滑肌纤维的光镜。

一般掌握：肌组织的分类。骨骼肌细胞收缩的分子机制。

理解分析：肌卫星细胞与骨骼肌的再生；骨骼肌收缩的肌丝滑动学说。平滑肌的超微结构。

综合应用：光镜下区分3种肌组织。通过肌丝滑动学说掌握骨骼肌的超微结构。

掌握英文：skeletal muscle，sarcomere，cardiac muscle，intercalated disk，smooth muscle.

第七章　神经组织　5～6分值

1. 考试内容

（1）神经组织的基本结构。

（2）神经细胞：胞体、树突、轴突的光镜结构与超微结构。神经细胞按形态和功能分类。轴突内双向运输的结构基础。

（3）神经细胞间的连接：突触的分类，化学性突触的光镜结构和超微结构。

（4）神经胶质细胞：中枢神经系统的神经胶质细胞（星形胶质细胞、少突胶质细胞、小胶质细胞和室管膜细胞）的形态结构与功能特点。周围神经系统的神经胶质细胞（神经膜细胞、卫星细胞）的形态、结构与功能特点。

（5）神经纤维：分类；有髓神经纤维的光镜结构，神经膜与髓销的形成及其超微结构。

（6）神经末梢：神经末梢的分类。感觉神经末梢（环层小体、触觉小体、肌梭、游离神经末梢）的结构与功能。运动神经末梢（运动终板及内脏运动神经末梢）。

2. 考试要求

重点掌握：神经元胞体、树突、轴突的光镜结构与超微结构。突触的组成和功能意义，化学性突触的光镜结构和超微结构，中枢神经系统的神经胶质细胞（星形胶质细胞、少突胶质细胞、小胶质细胞和室管膜细胞）的形态结构与功能特点。周围神经系统的神经胶质细胞（神经膜细胞、卫星细胞）的形态、结构与功能特点，有髓神经纤维的光镜结构，神经膜与髓销的形成及其超微结构，神经末梢的分类。感觉神经末梢（环层小体、触觉小体、肌梭、游离神经末梢）的分布与功能。运动神经末梢（运动终板）超微结构及功能。

一般掌握：神经组织的基本结构，神经细胞按形态和功能分类，神经的结构，突触的分类，无髓神经纤维的结构，神经纤维的传导功能。

理解分析：

（1）神经膜与髓鞘的形成及其超微结构，无髓神经纤维的光镜结构与超微结构。

（2）运动终板处神经冲动传导的原理。

综合应用：镜下区分多极神经元与假单极神经元，树突和轴突。

掌握英文：neuron，Nissl body，synapse，moter end plate.

第八章 眼和耳 6分值

（一）考试内容

1. 眼球

（1）眼球壁

1）纤维膜：角膜的结构与生理特性。巩膜的结构。角膜缘的概念，巩膜静脉窦与小梁网的结构及其在房水循环中的作用。

2）血管膜：脉络膜、睫状体的结构。睫状肌的分布与功能。睫状体上皮的结构及其与房水形成的关系。虹膜的结构，瞳孔开大肌与瞳孔括约肌的结构和功能。

3）视网膜：色素上皮的光镜结构、超微结构与功能。视杆细胞与视锥细胞的光镜结构、超微结构与功能。节细胞、水平细胞、无长突细胞与网间细胞的结构和功能。放射状胶质细胞的结构与功能。视网膜的分层。视盘和黄斑的结构与功能。

（2）眼球内容物：眼房和房水。房水循环途径。晶状体、睫状小带的结构和功能。玻璃体的结构。

2. 眼睑 眼睑的分层和结构。睑缘腺与睑板腺的位置、结构和功能。

3. 耳 内耳骨迷路和膜迷路的组成和组织结构。球囊斑、椭圆囊斑、壶腹嵴的位置、结构和功能。膜蜗管壁各部的结构。螺旋器的结构和功能。

2. 考试要求

重点掌握：角膜的结构与生理特性。视网膜：色素上皮的光镜结构、超微结构与功能。视杆细胞与视锥细胞的光镜结构、超微结构与功能。节细胞、水平细胞、无长突细胞与网间细胞的结构和功能。放射状胶质细胞的结构与功能。视网膜的分层。视盘和黄斑的结构与功能。房水循环途径。晶状体、睫状小带的结构和功能。球囊斑、椭圆囊斑、壶腹嵴的位置、结构和功能。膜蜗管壁各部的结构。螺旋器的结构和功能。

一般掌握：角膜缘的概念，巩膜的结构，巩膜静脉窦与小梁网的结构及其在房水循环中的作用，脉络膜、睫状体的结构，睫状肌的分布与功能，睫状体上皮的结构及其与房水形成的关系，虹膜的结构，瞳孔开大肌与瞳孔括约肌的结构和功能，玻璃体的结构；眼睑的分层和结构。睑缘腺与睑板腺的位置、结构和功能。内耳骨迷路和膜迷路的组成和组织结构。

理解分析：巩膜静脉窦与小梁网在房水循环中的作用、视神经的构造。眼球内的光线传导通路及视网膜上的视觉形成通路、声波传导途径。

综合应用：镜下区分眼球壁及眼睑的各层结构。

掌握英文：cornea，retina，rod cell，cone cell.

第九章 循环系统 4分值

1. 考试内容

（1）循环系统的组成及功能。

（2）心脏：心脏壁的组织结构和功能；心房肌、心房特殊颗粒及其内分泌功能；心瓣膜的结构和功能；心脏传导系统的组成、分布和功能，起搏细胞、移行细胞和浦肯野纤维的光镜结构、分布及其作用。

（3）动脉：大动脉、中动脉、小动脉和微动脉的结构特点和功能。

（4）毛细血管：毛细血管的分布、一般结构；连续毛细血管、有孔毛细血管和血窦的超微结构特点。

（5）静脉：静脉的一般结构特点；大静脉、中静脉、小静脉和微静脉的结构特点；静脉瓣的结构和功能。

（6）微循环：微循环的概念，组成微循环的各段血管的结构特点和功能。

2. 考试要求

重点掌握：心脏壁的组织结构和功能；血管壁的一般结构，大动脉、中动脉、小动脉和微动脉的结构特点及其与功能的关系。毛细血管的分布、一般结构及分类；连续毛细血管、有孔毛细血管和血窦的超微结构特点；静脉的结构特点。

一般掌握：循环系统的组成及功能。心房肌、心房特殊颗粒及其内分泌功能；心瓣膜的结构和功能；心脏传导系统的组成、分布和功能，起搏细胞、移行细胞和浦肯野纤维的光镜结构、分布及其作用。静脉瓣的结构和功能。微循环的概念，组成微循环的各段血管的结构特点和功能。毛细淋巴管的一般组织结构和功能。

理解分析：动脉内膜增厚的组织学变化，血管壁的营养；微循环的组成和功能。

综合应用：心脏的收缩是节律性的，而血液的流动确实连续性的，结合动脉管壁的结构特点，分析血液保持流动的连续性及血压形成的机制。

掌握英文：continuous capillary，fenestrated capillary，sinusoid.

第十章　皮肤　2～3分值

1. 考试内容

（1）皮肤的组成及功能：表皮的分层，基底层、棘层、颗粒层、透明层和角质层的光镜和超微结构。黑素细胞的光镜结构和超微结构。真皮的分层：乳头层、网织层的结构特点。

（2）皮肤附属器的结构和功能：毛发的组成，毛干、毛根、毛囊、毛球和毛乳头的结构。立毛肌的位置、功能。皮脂腺的位置、结构和分泌方式。外泌汗腺的分泌部及导管的结构、肌上皮细胞的位置、功能。顶泌汗腺的分布、结构特点。

2. 考试要求

重点掌握：表皮的分层，基底层、棘层、颗粒层、透明层和角质层的光镜和超微结构。黑素细胞的光镜结构和超微结构。真皮的分层，乳头层、网织层的结构特点，毛发的组成，毛干、毛根、毛囊、毛球和毛乳头的结构。皮脂腺的位置、结构和分泌方式。

一般掌握：立毛肌的位置、功能。外泌汗腺的分泌部及导管的结构、功能，顶泌汗腺的分布、结构特点。

理解分析：毛发的生长和替换。皮脂腺的结构与分泌方式。郎格汉斯细胞、梅克尔细胞的结构与功能。

综合应用：镜下区分有毛皮肤和无毛皮肤，从结构上说明皮肤的保护作用。

掌握英文：epidermis，dermis.

第十一章　免疫系统　5分值

1. 考试内容

（1）免疫系统组成及功能。

（2）免疫细胞：T淋巴细胞的来源、亚群类型及功能；B淋巴细胞的来源及功能；NK细胞的特点及功能；单核吞噬细胞系统的组成、细胞结构及功能。

（3）免疫组织：弥散淋巴组织的结构和功能；淋巴小结的结构：生发中心和小结帽的结构及功能。

（4）免疫器官：中枢淋巴器官和外周淋巴器官的区别；胸腺的一般结构：皮质及髓质。胸腺细胞的来源及分布；胸腺上皮细胞的光镜及电镜结构和功能；胸腺小体、胸腺的血液循环及血-胸腺屏障的结构和功能。胸腺的功能及年龄变化。

（5）淋巴结的一般结构；皮质和髓质。淋巴小结、副皮质区、淋巴窦及淋巴索的结构及功能；淋巴细胞再循环的途径及生理意义；淋巴结的淋巴通路及淋巴结的功能。

（6）脾的一般结构：白髓：淋巴小结、动脉周围淋巴鞘的结构及边缘区的结构和功能；红髓：脾索的结构及脾血窦的光镜、电镜结构；脾的功能。

（7）扁桃体：扁桃体的淋巴组织和上皮的结构特点及功能。

2. 考试要求

重点掌握：免疫系统组成及功能。T淋巴细胞、B淋巴细胞的来源、分布及功能；单核吞噬细胞系统的定义、细胞组成及功能。弥散淋巴组织和淋巴小结的结构和功能。胸腺细胞的来源；胸腺上皮细胞的功能；胸腺小体、血-胸腺屏障的组成和功能；胸腺的功能。淋巴结的一般结构；皮质和髓质。淋巴小结、副皮质区、淋巴窦及淋巴索的结构及功能；淋巴结的功能。脾的一般结构：白髓，淋巴小结、动脉周围淋巴鞘的结构及边缘区的结构和功能；红髓，脾索的结构及脾血窦的光镜、电镜结构；脾的功能。

一般掌握：NK细胞的特点及功能；中枢淋巴器官和外周淋巴器官的区别；淋巴细胞再循环的途径及生理意义；淋巴结的淋巴通路。扁桃体的淋巴组织和上皮的结构特点及功能。

理解分析：

（1）淋巴组织的组成类型、结构及功能。

（2）淋巴结内的淋巴通路和血液循环。

（3）淋巴细胞再循环。

综合应用：区分胸腺、淋巴结、脾、扁桃体的光镜结构及功能。单核吞噬细胞系统的概念、组成及功能。

掌握英文：mononuclear phagocyte system，blood-thymus barrier.

第十二章 内分泌系统 5分值

1. 考试内容

（1）内分泌系统的组成。内分泌腺的基本结构特点。含氮类激素和类固醇激素两种细胞的光镜及超微结构。靶器官、靶细胞和受体的概念。

（2）甲状腺的一般结构，滤泡上皮的超微结构和激素的合成及分泌，滤泡旁细胞的结构和功能。

（3）甲状旁腺的一般结构，主细胞和嗜酸粒细胞的结构及功能。

（4）肾上腺的一般结构：皮质和髓质，皮质球状带、束状带和网状带的结构及功能。肾上腺髓质的结构及功能。肾上腺血管分布，皮质与髓质的功能关系。

（5）垂体的一般结构及分部，腺垂体远侧部的细胞类型、超微结构及功能、结节部和中间部的一般结构，神经垂体的结构、功能及与下丘脑的关系。神经内分泌的概念。垂体门脉系统，丘脑下部与腺垂体的关系。

2. 考试要求

重点掌握：内分泌腺的结构特点。甲状腺的一般结构，滤泡上皮的超微结构和激素的合成及分泌，滤泡旁细胞的结构和功能。甲状旁腺的一般结构，主细胞的结构及功能。肾上腺的一般结构：皮质和髓质，皮质球状带、束状带和网状带的结构及功能。肾上腺髓质的结构及功能。垂体的一般结构及分部，腺垂体远侧部的细胞类型、超微结构及功能。神经垂体的结构、功能及与下丘脑的关系。垂体门脉系统，丘脑下部与腺垂体的关系。

一般掌握：内分泌系统的组成。含氮类激素和类固醇激素两种细胞的光镜及超微结构。靶器官、靶细胞和受体的概念。肾上腺血管分布，皮质与髓质的功能关系。弥散神经内分泌系统的概念和组成。

理解分析：滤泡上皮细胞合成与分泌甲状腺素的过程。

综合应用：光镜下区分甲状腺，甲状旁腺，肾上腺，脑垂体。垂体门脉系统，丘脑下部与脑垂体的关系。

掌握英文：Herring body，hypophyseal portal system.

第十三章 消化管 6分值

1. 考试内容

（1）消化管的基本结构。黏膜、黏膜下层、肌层及外膜的结构及功能。

（2）食管黏膜的结构特点。食管腺与食管其他各层的结构特点。

（3）胃壁各层的结构特点。胃小凹的结构。胃黏膜的结构。胃黏膜屏障的结构及功能。胃底腺的主细胞、壁细胞、颈黏液细胞的结构特点和功能。

（4）小肠黏膜的结构特点。绒毛的结构和功能。小肠吸收细胞的结构和功能。杯状细胞的结构、分布及功能。小肠腺的结构，潘氏细胞的结构与功能。小肠其他各层的结构特点。十二指肠、空肠和回肠的结构特点。

（5）结肠和阑尾的结构特点及功能。

（6）消化管内分泌细胞的分布、结构及功能。

（7）消化管的淋巴组织及功能。

2. 考试要求

重点掌握：消化管的基本结构，黏膜、黏膜下层、肌层及外膜的结构及功能。食管黏膜的结构特点。胃黏膜的结构，胃底腺的主细胞、壁细胞、颈黏液细胞的结构特点和功能。小肠黏膜的结构特点，肠绒毛的结构和功能。小肠吸收细胞的结构和功能小肠腺的结构和功能。结肠及阑尾的结构特点及功能。

一般掌握：食管腺与食管其他各层的结构特点。胃黏膜屏障的结构及功能。消化管内分泌细胞的分布、结构及功能。消化管的淋巴组织及功能。

理解分析：

（1）消化管的淋巴组织的分布，分泌性免疫球蛋白（sIgA）的产生过程与功能意义。

（2）消化管内分泌细胞（嗜银细胞）的分布和结构。

综合应用：光镜下区分消化管各段。

掌握英文：interstinal villus，parietal cell.

第十四章 消化腺 5分值

1. 考试内容

（1）唾液腺：唾液腺的一般结构。浆液、黏液及混合腺泡的结构特点及功能。各级导管的结构。腮腺、颌下腺及舌下腺的结构特点。

（2）胰腺：胰腺腺泡的结构特点及功能。胰岛的分布及细胞组成。A 细胞、B 细胞及 D 细胞的的数量及功能。

（3）肝脏：肝脏的一般结构及功能。肝小叶及门管区的立体关系。肝板（肝索）、肝血窦及胆小管的结构及三者之间的相互位置关系。肝细胞的光镜结构、超微结构及功能。肝血窦的光镜及电镜结构。窦周隙的结构。肝巨噬细胞、贮脂细胞的结构及功能。门管区的组成及结构。肝血循环与肝功能的关系。肝内胆汁的排泄途径。

2. 考试要求

重点掌握：肝脏的一般结构及功能，肝小叶的组成和结构及其相互位置关系。肝细胞的光镜结构、超微结构及功能，肝血窦的光镜及电镜结构，窦周隙的结构，肝巨噬细胞、贮脂细胞的结构及功能。门管区的位置及结构，肝血循环及其与肝功能的关系。胰腺腺泡的结构特点及功能。胰岛的分布及细胞组成。A 细胞、B 细胞及 D 细胞的数量及功能。

一般掌握：唾液腺的一般结构。浆液性、黏液性及混合性腺泡的结构特点及功能，各级导管的结构。

腮腺、颌下腺及舌下腺的结构特点。肝内胆汁的排泄途径。胰岛的其他内分泌细胞。

理解分析：肝小叶及门管区的立体关系。肝板（肝索）、肝血窦及胆小管三者之间的相互位置关系。

综合应用：

（1）正确区分腮腺和胰腺。

（2）肝血循环途径及与肝功能的关系。

（3）肝内胆汁的排泄途径。

掌握英文：pancreas islet，partal area.

第十五章 呼吸系统 4分值

1. 考试内容

（1）气管及支气管的3层结构。呼吸上皮的光镜和超微结构及功能。黏膜下层的结构。外膜的结构。

（2）肺的一般结构：导气部和呼吸部的组成，肺小叶的构成，支气管树管壁的三层结构变化，细支气管和终末细纸气管的结构特点、克拉拉细胞的结构及功能。呼吸性细支气管、肺泡管和肺泡囊的结构特点。肺泡上皮（Ⅰ型肺泡细胞和Ⅱ型肺泡细胞的超微结构，表面活性物质的生成，分布及功能）。肺泡隔的组织结构和功能，肺巨噬细胞的分布及功能，肺泡孔的部位及生理意义，气血屏障的超微结构及功能。

2. 考试要求

重点掌握：气管及支气管的结构及功能。肺的一般结构：导气部和呼吸部的组成，支气管树管壁的三层结构变化，细支气管和终末细支气管的结构特点及功能。呼吸性细支气管、肺泡管和肺泡囊的结构特点。肺泡上皮（Ⅰ型肺泡细胞和Ⅱ型肺泡细胞的超微结构，肺表面活性物质的生成、分布及功能）。肺泡隔的组织结构和功能，肺巨噬细胞的分布及功能，气血屏障的结构及功能。

一般掌握：肺小叶的构成，肺泡孔的部位及生理意义。

理解分析：吸烟与慢性支气管炎和肺癌。

综合应用：

（1）从结构上说明呼吸系统的清除、防御及呼吸功能。

（2）肺的血管（血循途径和血循特点）。

掌握英文：blood-air barrier.

第十六章 泌尿系统 4分值

1. 考试内容

（1）肾的基本结构：被膜、皮质、髓质、皮质迷路、髓放线及肾柱的位置和组成。

（2）肾的组织结构：肾单位的组成及各段的分布位置。肾小体的光镜结构、电镜结构和功能。滤过屏障的组成和功能。血管系膜细胞的结构及功能。近端小管、细段及远端小管的光镜结构、电镜结构及功能。集合小管的光镜结构、超微结构及功能。皮质肾单位及髓旁肾单位。近血管球复合体的位置和组成。近血管球细胞和致密斑的光镜、电镜结构和功能。肾的血液循环特点。

（3）排尿管道：输尿管、膀胱的一般结构。

2. 考试要求

重点掌握：肾单位的组成及各段的分布位置。肾小体的光镜结构、电镜结构和功能。滤过屏障的组成和功能。近端小管、细段及远端小管的光镜结构、电镜结构及功能。球旁复合体的位置和组成。近血管球细胞和致密斑的光镜、电镜结构和功能。

一般掌握：肾的基本结构：皮质、髓质、皮质迷路、髓放线的位置和组成。集合小管的光镜结构。

理解分析：泌尿小管的组成，肾小球旁器（球旁复合体）的光电镜结构。

综合应用：肾的血液循环特点及其与肾的泌尿功能的关系。

掌握英文：nephron，renal corpuscle，filtration membrane，juxtaglomerular complex.

第十七章　男性生殖系统　3 分值

1. 考试内容

（1）睾丸：睾丸的一般结构。生精小管内生精上皮的年龄性变化。肌上皮细胞的结构特点，减数分裂的概念及意义。各级生精细胞的结构特点，精子形成的过程。支持细胞的光镜结构、超微结构和功能，血睾屏障及精子发生的内环境。直精小管与睾丸网的结构。睾丸间质细胞的光镜结构、超微结构和功能。

（2）附睾输出小管和附睾管的结构和功能。

（3）输精管的一般结构。

（4）前列腺的结构特点和功能。

2. 考试要求

重点掌握：生精小管的结构，各级生精细胞的结构特点，精子形成的过程。支持细胞的光镜结构、超微结构和功能：血睾屏障及精子发生的内环境。睾丸间质细胞的光镜结构、超微结构和功能。

一般掌握：睾丸的一般结构。减数分裂的概念及意义。直精小管与睾丸网的结构。输出小管和附睾管的结构特点，睾丸功能的内分泌调节，输精管的结构。

理解分析：减数分裂的概念及意义。精子发生过程与精子形成的过程。

综合应用：通过观察附睾尾部的精子运动，理解精子的结构与功能关系。

掌握英文：blood-testis barrier.

第十八章　女性生殖系统　7 分值

1. 考试内容

（1）卵巢的结构。卵泡的发育成熟过程，各期卵泡的结构和内分泌功能；卵细胞的成熟分裂。排卵；黄体的形成、结构与功能。白体的形成；闭锁卵泡与间质腺。卵泡的发育与脑垂体激素的关系。

（2）输卵管的结构与功能。

（3）子宫的结构（内膜，肌层与外膜）。子宫内膜的周期性变化及其与卵巢激素的关系；增生期与分泌期子宫内膜的光镜结构和超微结构特点。月经期子宫内膜脱落的机理。子宫的血管。

（4）乳腺的组织结构，各期乳腺的结构特点与功能。

2. 考试要求

重点掌握：卵巢的结构，卵泡的发育与成熟，各级卵泡的结构，排卵的定义、时间、过程及排出的结构；黄体的形成、结构与功能；卵巢内分泌功能，卵巢门细胞的功能；子宫的组织结构，子宫内膜的周期性变化，卵巢和子宫内膜周期性变化的神经内分泌的调节。

一般掌握：卵细胞成熟分裂，白体，闭锁卵泡的形成和结构特征，输卵管的结构与功能，子宫颈黏膜的结构特点。静止期和活动期乳腺的结构特征。

理解分析：排卵的机制和过程，子宫的血管。各期乳腺的结构特点与功能关系。

综合应用：子宫内膜的周期性变化与卵巢激素的关系。

掌握英文：corpus leteum.

第十九章　胚胎学绪论　0.5 ～ 1 分值

1. 考试内容

（1）胚胎学的研究内容。

（2）胚胎发育的时间和分期。

2. 考试要求

识记掌握：胚胎学研究内容和意义，胚胎发育的时间和分期。

理解分析：胚胎学的几个主要分支学科的研究方法。

第二十章 胚胎发生总论 9分值

1. 考试内容

（1）生殖细胞和受精：精子的获能，受精的概念、地点、过程和意义。

（2）卵裂和胚泡的形成和植入：卵裂过程、胚泡的形成及其结构。植入过程及条件，正常和异位植入。植入时滋养层的变化、子宫蜕膜的变化。

（3）胚层的形成

1）二胚层时期：胚盘的形成，羊膜与卵黄囊的形成，胚外中胚层的形成。

2）三胚层的时期：脊索和胚内中胚层的形成，绒毛膜的形成，体蒂和尿囊的形成。

（4）三胚层的分化

1）外胚层的分化：神经板、神经沟、神经管和神经嵴，外胚层分化的主要器官和组织。

2）中胚层的分化：体节、间介中胚层、体壁中胚层和脏壁中胚层、胚内体腔，间充质，中胚层分化的主要器官和组织。

3）内胚层的分化：原始消化管的形成。内胚层分化的主要器官和组织。

（5）胎膜与胎盘：卵黄囊、尿囊、羊膜、绒毛膜在胚胎发生中的变化及功能。脐带的形成及其在胚胎发生中的功能。胎盘的结构和功能，胎盘膜。

（6）胚胎各期外形特征和胚胎龄的推算。

（7）双胎、多胎和联胎。

2. 考试要求

重点掌握：精子的获能，受精的概念、地点、过程和生物学意义。卵裂过程、胚泡的形成及其结构。植入过程及条件，正常和异位植入。植入时滋养层的变化、子宫蜕膜的变化。外胚层的分化：神经板、神经沟、神经管和神经嵴，外胚层分化的主要器官和组织。中胚层的分化：体节、间介中胚层、体壁中胚层和脏壁中胚层、胚内体腔，间充质，中胚层分化的主要器官和组织。内胚层的分化：原始消化管的形成。内胚层分化的主要器官和组织。卵黄囊、尿囊、羊膜、绒毛膜在胚胎发生中的变化及功能。脐带的形成及其在胚胎发生中的功能。胎盘的结构和功能，胎盘膜。

一般掌握：胚盘的形成，羊膜与卵黄囊的形成，胚外中胚层的形成。脊索和胚内中胚层的形成，绒毛膜的形成，体蒂和尿囊的形成。胚胎各期外形特征和胚胎龄的推算。双胎、多胎和联胎。

理解分析：

（1）受精的过程。

（2）胚胎各期的主要变化、各期外形特征。

（3）柱形胚体的建立。

综合应用：

（1）先天畸形和致畸原因。

（2）胎龄的推算方法。

（3）人工授精及试管婴儿的原理。

掌握英文：fertilization，sperm capacitation，primitive streak，notochord，placental membrane.

第二十一章 颜面和四肢的发生 2分值

1. 考试内容

（1）鳃弓、鳃沟及咽囊的发生。

（2）颜面形成及腭的发生。颜面及腭的先天畸形。

2. 考试要求

重点掌握：颜面形成及腭的发生。颜面及腭的先天畸形。

一般掌握：鳃弓、鳃沟及咽囊的发生。

理解分析：颜面形成过程中额鼻突、上、下颌突的演变。

综合应用：先天畸形的成因。

掌握英文：cleft lip，cleft plate.

第二十二章　消化、呼吸系统的发生　4分值

1. 考试内容

（1）消化系统的发生：咽囊的分化及衍生物。舌与甲状腺的发生。食管和胃的发生。肠的发生及生长。肠袢的形成及转位。生理性脐疝的概念。泄殖腔的分隔。肠袢转位异常、脐瘘、不通肛、先天性无神经节性巨结肠等畸形。

肝、胆道系统及胰的发生：肝憩室的发生与生长。肝的组织发生。胆囊与胆道的形成。背胰与腹胰的发生与融合。主胰管与副胰管。

（2）呼吸系统的发生：喉气管沟的发生。喉、气管与肺的发生。气管食管瘘。新生儿透明膜病。

2. 考试要求

重点掌握：咽囊的分化及衍生物。食管和胃的发生，肠的发生及生长，肠袢的形成及转位，泄殖腔的分隔。肝憩室的发生与生长。肝的组织发生。胆囊与胆道的形成。背胰与腹胰的发生与融合。主胰管与副胰管。

一般掌握：舌与甲状腺的发生，生理性脐疝的概念。肠袢转位异常、脐瘘、不通肛、先天性无神经节性巨结肠等畸形。喉气管沟的发生。喉、气管与肺的发生。气管食管瘘。新生儿透明膜病。

理解分析：肠袢转位、胰腺发生过程中的腹胰与背胰的融合。肝的组织发生。

综合应用：消化、呼吸系统各种先天性畸形发生的成因。

掌握英文：congenital umbilical hernia.

第二十三章　泌尿、生殖系统的发生　4分值

（一）考试内容

1. 泌尿系统的发生

（1）前肾的发生：前肾小管及前肾管的发生。

（2）中肾的发生：中肾小管及中肾管的发生。

（3）后肾的发生：生后肾组织及输尿管芽的组成及演变，后肾位置的改变。

（4）尿生殖窦的演变：尿生殖窦的分段，膀胱及尿道的发生。

（5）泌尿系统的先天性畸形：马蹄肾，多囊肾，异位肾，双输尿管，脐尿瘘。

2. 生殖系统的发生

（1）生殖腺的发生：未分化的生殖腺、原始生殖细胞的来源。生殖腺的分化与SRY抗原。睾丸的下降。

（2）生殖管道的发生：中肾旁管的形成，中肾管及中肾小管在男女性胚胎中的演变，中肾旁管在男、女性胚胎中的演变。

（3）外生殖器的发生：生殖结节，尿生殖褶及阴唇阴囊隆起的形成与分化。

（4）先天性畸形：双子宫，阴道闭锁，隐睾、先天性腹股沟疝，两性畸形，睾丸女性化综合征。

2. 考试要求

重点掌握：后肾的发生：生后肾组织及输尿管芽的组成及演变，后肾位置的改变。尿生殖窦的演变：

尿生殖窦的分段，膀胱及尿道的发生。泌尿系统的先天性畸形：马蹄肾，多囊肾，异位肾，双输尿管，脐尿瘘。未分化的生殖腺、原始生殖细胞的来源。中肾旁管的形成，中肾管及中肾小管在男女性胚胎中的演变，中肾旁管在男、女性胚胎中的演变。

一般掌握：前肾的发生，前肾小管及前肾管的发生。中肾的发生，中肾小管及中肾管的发生。生殖腺的分化与SRY抗原。睾丸的下降。生殖结节，尿生殖褶及阴唇阴囊隆起的形成与分化。先天性畸形，双子宫，阴道闭锁，隐睾、先天性腹股沟疝，两性畸形，睾丸女性化综合征。

理解分析：生殖腺的分化与SRY抗原。生殖腺及生殖管道与外生殖器的分化机制。生殖腺的下降。

综合应用：通过睾丸女性化综合征加深对雄激素调控生殖管道及外生殖器分化机制认识。

掌握英文：metanephros.

第二十四章 心血管系统的发生 4分值

1. 考试内容

（1）血管的形成：胚外及胚内血管的发生及早期血循环的建立。

（2）心脏的发生：生心区、心管及围心腔的建立。心管转位和分段（心球、心室、心房、静脉窦）。

（3）心脏内部分隔：心内膜垫的形成、房间隔与室间隔的形成。动脉干和心动脉球的分隔。静脉窦的演变。

（4）心脏发生的先天性畸形：房间隔缺损、室间隔缺损、法洛四联症、动脉干和心动脉球分隔异常。

（5）胎儿血循环的途径、特点及生后的改变。

2. 考试要求

重点掌握：心脏的发生，生心区、心管及围心腔的建立。心管转位和分段（心球、心室、心房、静脉窦）。心脏内部分隔，心内膜垫的形成、房间隔与室间隔的形成。动脉干和心动脉球的分隔。静脉窦的演变。心脏发生的先天性畸形，房间隔缺损、室间隔缺损、法洛四联症、动脉干和心动脉球分隔异常。

一般掌握：胚外及胚内血管的发生及早期血循环的建立。胎儿血循环的途径、特点及生后的改变。

理解分析：

（1）早期心血管系统的建立。

（2）胚胎早期血循环的建立。

（3）心管转位和心脏外形的演变。

（4）胎儿血循环的途径。

综合应用：心血管系统常见的先天畸形的原因。

掌握英文：atrial septal defect，ventricular septal defect，tetralogy of fallot.

五、考试方式及时间

理论考试在期末以闭卷形式进行，占总分的70%；实验考试占总分的20%；平时成绩占10%。

1. 理论考试

（1）考试方式：闭卷、笔试。

（2）考试所需时间：100min。

（3）记分方式：百分制，满分为100分，占本课程总成绩的70%。

2. 实验考试

闭卷、笔试。满分为20分，占总成绩的20%。实验考试的重点是组织学部分的切片标本。

3. 平时成绩

满分为10分（实验报告、作业、回答问题、考勤等），占总成绩的10%。

六、考试题型结构及分值分布

命题的原则是：题目数量多、分值少，范围广，最基本的知识一般要占 60% 左右，稍微灵活一点的题目要占 20% 左右，较难的题目要占 20% 左右。其中绝大多数是中小题目，即使大题目也不应占分太多，应适当压缩大题目在总的考分中所占的比例。客观性的题目应占比较重的分量。

试题中的知识点覆盖到章，重点知识的覆盖率不小于 70%。

1. 理论考试

理论考试题型及各种题型所占分值

题型	选择题	填空题	判断题	问答题	填图题
百分比	60%	10%	10%	15%	5%

注：各部分所占比例的变动范围在 1% ～ 5%。

理论考试各章节所占分值

章节内容	百分比（%）
上皮组织	4
结缔组织	4
软骨和骨	3
血液	2
肌组织	3
神经组织	5
眼和耳	6
循环系统	4
皮肤	2
免疫系统	5
内分泌系统	5
消化管	5
消化腺	5
呼吸系统	4
泌尿系统	4
男性生殖系统	3
女性生殖系统	7
胚胎学总论	12
颜面的发生	2
消化和呼吸系统的发生	5
泌尿和生殖系统的发生	5
心血管系统的发生	5
合计	100

注：各部分所占比例的变动范围在 1% ～ 5%。

2. 实验考试

实验考试题型及各种题型所占分值

题型	细胞	组织	结构	器官	合计
分值	4	4	4	8	20

实验考试各章节所占分值

章节内容	分值
上皮	1
结缔组织	1
软骨和骨	1
血液	1
肌组织	1
神经组织	1
眼和耳	2
循环系统	1
皮肤	1
免疫系统	1
内分泌	1
消化管	2
消化腺	1
呼吸系统	1
泌尿系统	1
男性生殖系统	1
女性生殖系统	2
合计	20

3. 试卷结构

试卷结构比例（按考试水平分）

考试要求	识记掌握	理解分析	综合运用
百分比	50%	30%	20%

注：各部分所占比例的变动范围在 2% ～ 5%。

试卷结构比例（按难易程度分）

难度	易	较易	较难	难
百分比	22%	35%	28%	15%

注：各部分所占比例的变动范围在 2% ～ 5%。

七、成绩综合评定办法

学生最后总成绩 = 平时成绩（包括作业、实验报告、回答问题、出勤等）10%+ 切片考试成绩 20%+ 期末理论考试成绩 70%

八、教材及主要参考书

1. 选用教材

李美香，屈丽华 . 2017. 显微形态学实验（组织学与胚胎学分册）. 第 2 版 . 北京：科学出版社

邹仲之，李继承 . 2013. 织学与胚胎学 . 第 8 版 . 北京：人民卫生出版社

2. 主要参考书

蔡文琴 . 2003. 现代实用细胞与分子生物学试验技术 . 北京：人民军医出版社

成令忠 . 2003. 现代组织学 . 上海：上海科技文献出版社

成令忠 . 2000. 组织学 . 北京：人民卫生出版社

成令忠 . 2000. 组织学彩色图鉴 . 北京：人民卫生出版社

高英茂 . 2006.Textbook of histology and embryology. 北京：科学出版社

高英茂 . 2006. 组织学与胚胎学（双语版）. 北京：科学出版社

高英茂 . 2004. 组织学与胚胎学 . 北京：人民卫生出版社

屈丽华 . 2010. 显微形态学 - 组织学与胚胎学分册 . 北京：科学出版社

唐军民 . 2003. 组织学与胚胎学彩色图谱 . 北京：北京大学医学出版社

邹仲之 . 2008. 组织学与胚胎学 . 第 7 版 . 北京：人民卫生出版社

Larry R. Cochard. 2004. 奈特人体胚胎学彩色图谱 . 高英茂主译 . 北京：人民卫生出版社

Luiz Carlos Junqueira，et al. 2009. Basic Histology（经典英文原版教材）. 11th ed，Mc-Graw-Hill Companies，Inc